AF411184

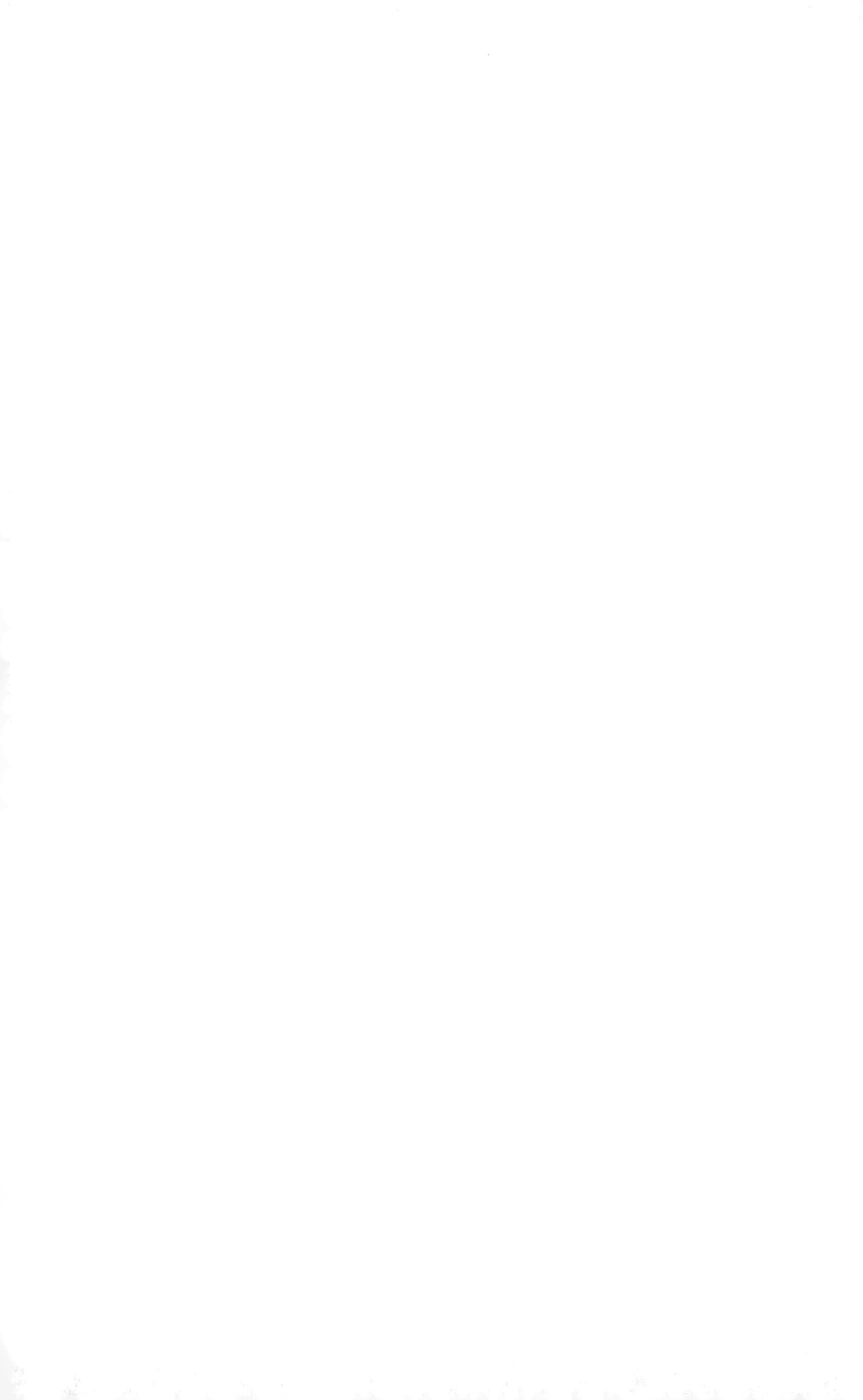

SUPPLÉMENT

A TOUS LES TRAITÉS,

TANT ÉTRANGERS QUE NATIONAUX,

SUR

L'ART DES ACCOUCHEMENS.

SUPPLÉMENT

A TOUS LES TRAITÉS

TANT ÉTRANGERS QUE NATIONAUX,

SUR

L'ART DES ACCOUCHEMENS.

Non minus errorum stirpem devellere prodest,
Quam juvat ignotam veri diffundere lucem.

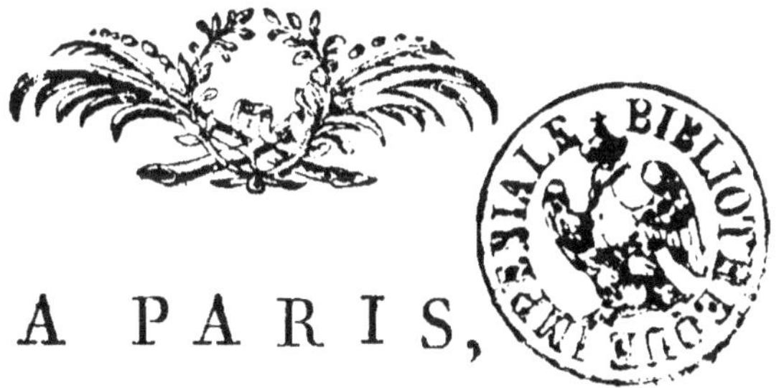

A PARIS,

Chez

Son Auteur MILLOT, rue du Four Saint-Honoré, N.º 455 ;

MIGNERET, Imprimeur, rue du Sépulcre, faubourg Saint-Germain, N.º 28 ;

PERNIER, Libraire, rue de la Harpe, vis-à-vis celle Saint-Severin, N.º 187.

DE L'IMPRIMERIE DE MIGNERET, RUE DU SÉPULCRE,
FAUBOURG SAINT-GERMAIN, N.º 28.

AN XII, ou 1804.

AVERTISSEMENT.

J'AURAIS pu faire, un Traité sur
l'Art des Accouchemens, comme
tant d'autres Auteurs; mais comme
ils se sont tous copiés, ce qui
était inévitable pour beaucoup
d'objets, tels que la description des
os du bassin, sa bonne conformation et ses vices, les diverses positions de l'enfant dans le sein de sa
mère, et une partie des procédés,
pour les aider à naître,

Je me suis dispensé de les imiter
pour ne pas multiplier les volumes,

et aussi parce que je renvoie pour tout ce qui est nécessaire au meilleur de nos Auteurs, LEVRET. En conséquence, je me borne à publier ce Supplément, dans lequel on trouvera des nouveautés et les opinions des plus célèbres Auteurs, sur lesquelles j'ai appuyé les miennes.

Je n'ai pas craint de faire connaître les erreurs de ceux qui m'ont précédé, puisque chaque homme à talent a les siennes, d'après l'axiôme, *errare humanum est*; que d'ailleurs il y a des Auteurs qui, malgré les écarts dans lesquels ils sont tombés, ont fait faire de si grands progrès à la science, que nous leur devons hommage et re- connaissance ; et aussi parce que le moyen de l'instruction, est de faire servir à l'amélioration des sciences, les lumières acquises ; et en dévoilant les fautes des géné- rations antécédentes, et de celles même qui existent, d'empêcher nos neveux d'y tomber.

C'est d'après ce plan que je rap- pelle les opinions et les procédés des meilleurs Auteurs que nous ayons, tant nationaux qu'étrangers, que je relève les fautes de mes contem- porains, et que je démontre que ceux qui ont méconnu les bons Auteurs, sont tombés d'erreurs en erreurs, sans faire faire un pas de plus à la science des Accouchemens.

Cet ouvrage ne contient que peu choses au-delà des connaissances préliminaires et postérieures à l'accouchement ; mais par l'*addition* de ce qui n'a pas été dit, *ce peu* fait le complément actuel de tout ce que l'homme de l'Art doit savoir faire dans cette partie d'être utile aux femmes.

AVANT-PROPOS.

Nous savons tous que la carrière que l'homme doit parcourir, n'est qu'une vie de douleurs ; qu'il souffre dès qu'il respire.

Si nous le suivons dans le cours de cette vie, nous le voyons exposé à une infinité d'accidens, et victime d'un grand nombre de maladies plus dangereuses les unes que les autres.

Pline, liv. viii, de son histoire naturelle, lorsqu'il représente l'homme comme le roi de la terre, le considérant accablé de tous ses maux, observe tristement, qu'on a peine à décider si la nature l'a traité en mère ou en marâtre ; c'est d'après la même réflexion que s'écriait l'orateur des orateurs :

Heu lugenda nimis, generis humani conditio !

Vita hominis, vita laboris.

Mais s'il en est ainsi de l'homme, que ne

dirons-nous pas de la femme ? Ce sexe, d'une complexion si tendre et si délicate, est infiniment plus à plaindre que nous. La nature aurait dû agir à son égard avec moins de rigueur, et le mettre à l'abri de tant d'infirmités qui affligent l'espèce humaine : ne dirait-on pas, au contraire, qu'elle s'est comportée avec les femmes plus en marâtre qu'avec les hommes ? Puisque indépendamment des dangers communs aux deux sexes, elle les a exposées à beaucoup plus d'accidens, et à des causes de mort qui leur sont particulières.

Nous avons besoin d'une saine philosophie, d'une morale épurée, et de toutes les preuves qu'elles nous fournissent, pour croire que l'auteur de la nature a tout fait pour le mieux ; et ne pas l'accuser d'injustice, quand nous nous abandonnons aux réflexions qu'inspire naturellement l'infortuné partage de ce sexe.

Quel autre objet plus propre à éveiller en nous la sollicitude et la sensibilité morale dont nous sommes capables, que ce sexe, à qui nous sommes redevables des douces émotions et du bonheur dont nous sommes susceptibles ?

Il n'y a pas d'occasion où l'intérêt que nous lui portons, prenne autant d'empire sur nos ames, que celle où la femme, après avoir porté péniblement dans son sein, pendant neuf mois, l'être que nous lui avons vivifié, passe à un autre genre de douleurs plus sensibles, et qui s'accroissent jusqu'au dernier degré, pour donner le jour à cet individu.

Quel est l'homme insensible à cette cruelle situation, à cette crise qui nous fait compatir aux maux des femmes que nous ne connaissons pas ; à plus forte raison à ceux auxquels nous avons coopéré ? Combien de maris, qui par complaisance pour la compagne de leur bonheur, témoins de cet effrayant spectacle, ont desiré partager leurs maux, ou posséder le talent qui peut alors soulager ces victimes ?

Quel homme a pu être témoin de cette hor-

rible scène, sans être au désespoir de son inutilité ? N'en doutons pas, c'est le desir de
secourir cette précieuse compagne, qui a fait
passer l'art des accouchemens dans la main
des hommes.

Oui ! les premiers hommes qui ont secouru
les femmes en travail d'enfantement, étaient
des maris sensibles et bien aimans ; ces femmes
les ont fait connaître à d'autres, qui ont enfin
vaincu le préjugé de leur pudeur alarmée, qui
pendant bien des siècles a éloigné les hommes
de cette précieuse fonction : la raison leur a
enfin démontré que l'homme instruit, appelé
en pareille circonstance, est un génie tutélaire
qui est au-dessus de l'empire des sens. Eh !
qui pourrait en avoir dans ce moment ?

L'Accoucheur ne voit que les êtres qui attendent leur salut de sa dextérité , comme de sa
science ; l'amour de l'humanité et la gloire de
la secourir, sont les seules passions qui l'ani-
ment alors.

(xiij)

Sans parler des maladies plus ou moins violentes auxquelles les femmes sont sujettes pendant la grossesse , les accidens et les dangers
qui accompagnent quelquefois l'accouchement,
ne sont-ils pas assez graves pour autoriser mes
réflexions ?

C'est d'une partie de ces accidens, dont je
veux vous entretenir , Messieurs, pour vous
donner la facilité de les éviter, et de nouveaux
moyens pour y remédier, attendu l'insuffi-
sance de ceux connus jusqu'à ce jour.

J'ai long-temps cru qu'après l'excellent traité
sur les accouchemens, pãr Levret, et celui des
pertes utérines par Leroux, il ne restait plus
rien à dire sur ces objets ; mais l'expérience
m'a démontré que les sciences et les arts ne
peuvent acquérir la perfection dont elles sont
susceptibles, qu'autant que nous ajoutons aux
connaisances de nos antécesseurs, comme nos
successeurs ajouteront aux nôtres.

Bien convaincu de cette vérité, je m'estime

très-heureux de ce que mes observations et méditations m'ont procuré quelques découvertes : mais quand même elles ne feraient que confirmer celles de mes prédécesseurs et contemporains, je croirais avoir rempli la tâche que la société m'impose.

JACQUES-ANDRÉ MILLOT, Membre des ci-devant Collége et Académie de Chirurgie; Correspondant de la ci-devant Académie des Sciences, Arts et Belles-Lettres de Dijon, et Accoucheur des ci-devant Princesses de France. A Paris, l'an 12 de la République Française, ou 1804.

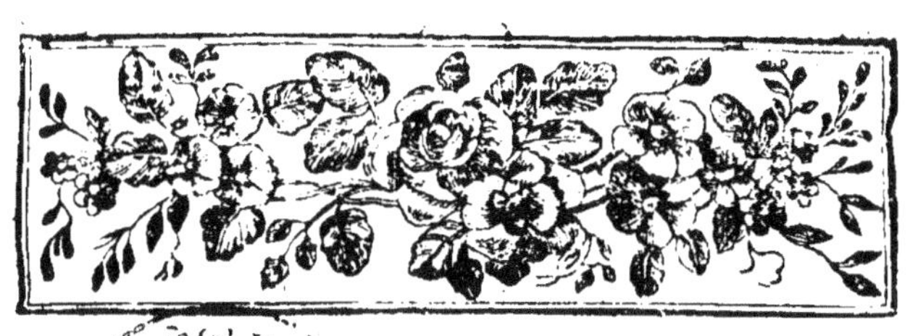

CONNAISSANCES
PRÉLIMINAIRES.

CHAPITRE PREMIER.

De la Nubilité, ou Puberté des Filles.

AVANT qu'une fille puisse devenir mère, il faut ordinairement qu'elle soit nubile ; mais comme il y a des exemples de filles non nubiles qui ont procréé, nous dirons pourquoi.

La nubilité est une opération qui souvent dégénère en une crise qui devient mortelle, si on la contrarie au lieu de l'aider ; c'est par cette opération que la nature établit par la partie sexuelle un flux sanguin auquel diverses nations ont donné des denominations différentes, mais qui nous est connue sous celle de *flux menstruel*, ou *règles*.

L'établissement de ce flux est la période la plus intéressante de la vie des femmes, puisque c'est par elle que les jeunes filles parvenant à leur complément physique, acquièrent une bonne santé, ou qu'elles deviennent valétudi-

A

naires, si ce flux ne s'établit pas heureusement.

Vers la quatorzième année où cette époque s'établit ordinairement dans nos pays tempérés, il survient de grands changemens dans la constitution physique de la fille, ainsi que dans son moral et la manière de se comporter; elle éprouve des sensations nouvelles dont elle ne peut se rendre raison.

Si cette crise doit être heureuse, la jeune fille prend une attitude qui annonce les graces; son air est plus expressif, plus animé, ses joues se colorent de l'incarnat de la rose; sa voix devient plus harmonieuse, toutes ses formes se dessinent, et son sein s'accroît.

Si, au contraire, cette crise ne doit pas être heureuse, la jeune fille, de vive et gaie qu'elle était, devient triste et capricieuse; elle s'ennuie de tout et par-tout, parce qu'elle éprouve des douleurs dans les lombes et les genoux; un mal-aise général s'empare de sa personne; son teint devient pâle, livide et quelquefois verdâtre; elle n'a plus le courage de faire l'exercice qui lui est alors plus nécessaire que jamais; il s'établit par la partie sexuelle un flux blanc, plus ou moins abondant, qui l'épuise; elle végète à peine, et si elle n'a recours à un médecin habile, elle peut succomber à cet état: c'est alors que commencent les affections hysteriques et nerveuses qui continuent ordinairement jusqu'au parfait établissement du flux sanguin.

Cette période de la vie des femmes est le moment, où la nature qui paraissait avoir oublié l'organe de la génération, pour ne s'occuper que de l'accroissement de l'individu et de ses formes, lui porte avec plus d'abondance que jamais les sucs nourriciers pour le développer et achever de le mettre en état de la reproduction.

Les hommes en général croient que la nature ne s'occupe que de l'accroissement des individus ; mais cet accroissement n'étant pas la fin qu'elle se propose, à quoi servirait-il, s'il n'était pas le moyen par lequel elle les conduit à la reproduction, son unique but ? Depuis le moment de la fécondation d'un œuf chez les vivipares, la nature travaille sensiblement et visiblement au développement et accroissement de l'individu qu'il renferme ; mais elle travaille aussi à le mettre en état de se reproduire.

La nature emploie chez les garçons tout le temps de l'enfance et de l'adolescence à étendre et dérouler les vaisseaux et les nerfs qui doivent charier le fluide, d'où sortira un jour la liqueur séminale prolifique ; de même chez les filles, elle emploie ce temps à préparer, à disposer les vaisseaux et les nerfs qui doivent conduire et déposer dans les œufs, les sucs et les atômes nécessaires à la reproduction de la créature.

A...

La nubilité est donc le complément des facultés physiques de la fille. Cette période s'annonce souvent par un écoulement qui n'est que lymphatique pendant plusieurs mois, et quelquefois plus d'une année chez les filles cachectiques; il se convertit plutôt ou plus tard en un flux sanguin qui dure quelques jours seulement, mais qui revient périodiquement chaque mois chez les filles d'une bonne constitution : le sang qu'il produit dans ce cas est d'une belle couleur et d'une bonne consistance.

Quand ce flux commence, la femme est pubère; ce qui nous annonce qu'elle est en état de se reproduire, parce qu'alors l'organisation de l'*uterus* et des ovaires est complète, et qu'une partie des œufs sont pleins de la liqueur albumineuse qui doit être convertie en homme par l'*aura seminalis* qu'ils attendent; car peu de jours après que la fille est nubile, comme peu de jours avant les signes certains de cette nubilité, elle peut être fécondée; les preuves en sont acquises dans l'un et l'autre cas. Ainsi l'écoulement momentané, mais périodique que produit la nubilité, doit être regardé comme la surabondance et le débordement des réservoirs de l'*uterus*.

Dans beaucoup de pays et chez beaucoup d'individus, la nature emploie les dix-huit premières années de la vie des filles à la préparation de cette période qui, dans certains climats, arrive constamment plutôt, et qui dans les nôtres est soumise à une variété de quelques années. On attribue généralement la différence des époques où la menstruation s'opère, à la différence des climats; car dans les pays très-méridionaux les filles commencent à être réglées dès leur huitième, neuvième et dixième année, tandis qu'au nord· elles n'éprouvent cette surabondance qu'à un âge constamment plus avancé : aussi dans les climats chauds les filles parviennent à la perfection de leur beauté bien avant le développement de leurs facultés intellectuelles; ce sont des enfans qui en font d'autres.

Dans nos climats tempérés, la nature, pour être plus tardive, nous traite mieux, parce qu'elle donne au corps et à l'esprit le temps de se perfectionner et de mûrir; voilà pourquoi nous trouvons ordinairement dans nos femmes la réunion des qualités morales et spirituelles avec le développement des beautés physiques. Cependant l'apparition précoce ou tardive de ce flux tient aussi à d'autres causes; car nous avons dans ce climat des filles qui y sont devenues nubiles dès l'âge de douze ans, comme d'autres n'y sont parvenues qu'à dix-neuf et vingt. Toutes ces différences tiennent aussi à la constitution première et à l'éducation physique.

Cette évacuation dure une trentaine d'années, en renouvelant ses périodes tous les vingt, vingt - cinq ou trente jours, plutôt moins que plus; car ce renouvellement d'époques est sujet à une variation de quelques jours chez certains individus, tandis que chez d'autres il revient à jour et heure fixes. La marche la plus heureuse de cette évacuation, est celle qui avance d'un ou de deux jours par mois; en sorte qu'une femme d'une bonne constitution doit avoir treize et quelquefois quatorze époques dans l'année.

La quantité de sang qui s'écoule à chaque période, est presque toujours la même pour la personne, tant qu'elle reste fille, et dépend de sa constitution, du climat, et du genre de vie qu'elle mène. Chez les femmes, cette quantité est sujette à varier, en raison des grossesses qui dilatent plus ou moins les vaisseaux utérins : pour cette raison, les femmes qui ne voudront pas changer leur constitution naturelle, doivent se faire saigner une ou deux fois dans les premières grossesses.

Source des affections hystériques et spasmodiques. La santé des femmes dépend ordinairement de la régularité des périodes de ce flux menstruel et de sa quantité; chez les plus sanguines il est plus abondant, et dure plus long-temps que chez celles qui le sont le moins. Le moral comme le physique est souvent affecté de cette évacuation, mais spécialement de son irrégularité, et plus encore de sa suppression sans grossesse; car la langueur qui règne chez le sexe, n'a souvent pas d'autre cause que la trop grande abondance qui l'épuise, ou le peu de régularité dans son émission, ou enfin, la suppression de cette évacuation : pour l'une et pour l'autre, il faut consulter le Médecin.

La constitution première de *l'uterus* et la structure tortueuse de ses vaisseaux qui rendent ce viscère susceptible de pléthore, rend cette évacuation nécessaire, excepté le temps de la grossesse où les vaisseaux qui se déplient ont besoin d'une plus grande abondance de fluide qui les remplisse et les soutienne (1). La qualité du sang que fournit le flux périodique est la même que celui qu'on tirerait de toute autre partie du corps; il a quelquefois de l'odeur qu'il acquiert par la chaleur du local qu'il traverse lentement; car cette évacuation ne se fait pas par jets, ni par flots, elle ne sort pas immédiatement des artères utérines, mais bien par transudation des sinus de la matrice, à travers les pores de sa membrane interne.

Cependant HUNTER, Accoucheur Anglais, croit que ce sang acquiert dans la matrice une qualité différente de celle de la masse; puisqu'il ne se coagule pas chez une femme en bonne santé, tandis qu'il se coagule, dit il, si elle est malade; mais il ne dit pas de quelle

---

(1) C'est une des raisons pour lesquelles il ne faut jamais tirer beaucoup de sang à-la-fois, dans une grossesse sans accidens.

maladie. Ceci peut être exact en *Angleterre*, mais nous n'avons pas de pareilles observations en *France*. Si une femme malade a ses règles, le sang est fluide en raison de son état; il coule peut-être un peu plus lentement que de coutume, à cause de la situation horizontale qu'elle est obligée de garder alors, et du défaut d'exercice. Je n'ai jamais entendu de femme se plaindre de rendre du sang coagulé, que dans des cas de perte, et on ne peut confondre ces deux espèces d'évacuation, puisque celle des règles arrive à des époques ordinairement fixes, et qu'elle est annoncée par des symptômes connus à la femme qui l'éprouve, car chacune a là-dessus ses variétés ; tandis que la perte arrive, soit par pléthore générale, ou par une violente passion et affection de l'ame, lorsque l'*uterus* est en pleine vacuité.

L'absence totale de cette évacuation prive les femmes de la fécondité; toute femme qui n'est pas réglée, ou très-disposée à l'être, n'est pas apte à la conception, quand même elle éprouverait une évacuation sanguine de toute autre partie. La menstruation est nécessaire à la femme pour la conception; elle seule nous prouve la parfaite organisation et la bonne santé de l'*uterus*, qualités requises pour la conception et sans laquelle elle ne peut avoir lieu : les femmes qui ont déja eu des enfans peuvent devenir grosses sans le retour de cette évacuation et sans qu'il en résulte aucun inconvénient,

parce que ce retour est plus ou moins près à
paraître au moment de la fécondation.

Les femmes ne sont ordinairement pas réglées
pendant la grossesse ; lorsqu'elles le sont, il
faut en prévenir le retour, parce que l'enfant
est d'autant plus faible, que la période se renouvelle plus souvent ; il faut en chercher la cause.
Si elle vient de pléthore, il faut prescrire la
saignée et un grand repos qui mettent ordinairement fin à cet accident : si cette évacuation vient du vagin, il faudra éviter son retour
par l'abstinence de tout acte qui pourrait procurer chaleur ou irritation dans ce local.

Quoi qu'en dise le cit. BAUDELOCQUE, dans
son art des accouchemens, p. 103, §. 279, on
n'ignore pas plus la cause du retour périodique
de cette évacuation, que son origine. Puisque
c'est la pléthore des vaisseaux et sinus utérins
qui a produit la première éruption des règles,
ce doit être également cette pléthore qui renais-
sant chaque mois, fournit aussi chaque mois
cette évacuation surabondante quand la nature
ne cesse pas de porter du sang à l'*uterus*
toujours en même quantité.

Tant que ce viscère ne contient aucun corps,
le sang versé dans ses réservoirs, pour fournir
à l'extension de ses vaisseaux utérins, doit
nécessairement produire pléthore, qui force
les porosités de la membrane interne de l'*uterus*, pour s'échapper par eux : la pléthore
générale du système vasculaire, n'est que la

cause antécédente , et peut être regardée comme la cause prochaine de cet écoulement ; mais celle particulière de l'*uterus* , (qui par sa substance spongieuse, réticulaire , et les plis et replis de ses vaisseaux , admet facilement cette pléthore sanguine), est reconnue par tous les Physiologistes, pour la cause immédiate de cette évacuation périodique : conséquemment nous pouvons sans témérité affirmer au cit. BAUDELOCQUE, que la cause de cette évacuation et celle de son retour périodique sont connues.

Nous sommes d'autant plus certains de sa cause , que sa cessation naturelle et totale nous la démontre encore ; puisqu'elle n'a lieu que quand la nature ne peut plus y fournir, sans achever de s'épuiser et de se détruire : la cessation de cet écoulement pendant la gestation, sa cessation presque générale pendant l'allaitement, et son retour pendant l'une (1) , et après l'autre de ces opérations, nous donnent une preuve certaine, que cette évacuation n'est établie que par une surabondance utérine et quand la nature n'en a besoin pour aucune opération.

---

(1) Car la nourrice forte, robuste et bien nourrie est très-fréquemment réglée pendant l'allaitement ; il y en a cependant qui le sont quelquefois par faiblesse de l'*uterus* ; mais les périodes ne sont pas exactes et le sang n'est pas aussi riche en couleur.

Une autre preuve que le flux menstruel est décidé par la pléthore utérine, est le bien-être que procurent quelques gouttes de sang échapées de ce viscère, pendant une suppression morbifique ; tandis qu'une beaucoup plus grande quantité de ce fluide, tirée par les jambes ou les bras, n'a souvent pas produit le plus léger soulagement à la malade.

On croyait anciennement, et c'est encore l'opinion générale des gens qui n'ont point de connaissances physiologiques, que ce sang destiné pendant l'état de vacuité de *l'uterus*, à fournir le flux menstruel ou les règles, était pendant la grossesse employé à la nourriture de l'embryon ; on n'avait pas encore fait attention, que cette évacuation, dont la quantité est, à peu de choses près, toujours la même, doit être trop abondante dans le premier moment et beaucoup trop insuffisante par la suite : mais aujourd'hui qu'il est bien reconnu qu'il ne passe pas une goutte de sang de la mère à l'enfant, il faut bien trouver l'emploi que la nature fait de ce sang retenu pendant la gestation. Je me flatte d'avoir bien prouvé ces faits dans *l'Art de procréer les Sexes à volonté*, chap. *de la Sanguification*, etc.

La nature marchant toujours d'un pas égal, et non par secousses, amène lentement les filles au point d'organisation capable de les faire concevoir, parce qu'elle élabore chez elles les premiers élémens de la créature, en même temps qu'elle étend et perfectionne l'organe qui doit la procréer; mais une fois qu'elle les a mises en état de se reproduire, elle les y entretient pendant un temps plus ou moins long, suivant les différentes constitutions, suivant aussi l'intervalle qu'elles mettent entre chaque reproduction, et presque aussi long-temps que dure périodiquement l'évacuation qui a annoncé leur puberté.

La cessation totale des règles après un espace de vingt-cinq à trente années, comme nous l'avons dit, arrive de différentes manières, et avec des symptômes variés chez les différens individus, suivant leur constitution primitive, et les événemens de leur vie qui ont pu apporter quelque changement à cette constitution et à leur organisation; souvent elle arrive sans occasionner d'accidens; mais souvent aussi elle en entraîne de si grands, qu'elle met les femmes qui en sont atteintes, à deux doigts du tombeau; et lorsqu'elles en échappent, elles restent dans une langueur qui, souvent, dure plusieurs années, et les conduit quelquefois à l'hydropisie, ou à d'autres infirmités; ce qui a fait donner à cette période de leur vie, la dénomination de *temps critique*, pour lequel il est nécessaire que les femmes se laissent diriger par un médecin.

La manière dont se passe cette période de la vie des femmes, est sujette à une infinité de variations; chez les unes, elle commence par une suppression de plusieurs époques , qui , si on n'y remédie pas par une légère saignée, ramène cette évacuation avec une si grande abondance, qu'elle dégénère en perte rouge , et ensuite en perte blanche, plus ou moins abondante, suivant le tempérament, ce qui affaiblit considérablement toutes les facultés de la femme.

On conçoit facilement que les sinus utérins ayant été dilatés et forcés par l'abord continuel du sang, doivent se dégorger un jour, ou autre, avec une abondance d'autant plus forte, qu'ils en auront retenu une plus grande quantité pendant un plus, ou moins long-temps, et aussi en raison de ce que l'*uterus* aura perdu plus ou moins de son ressort.

CHAPITRE II.

Des Parties externes de la Femme, qui servent à la génération et à l'accouchement.

CES parties sont, le mont de Vénus, les grandes lèvres, le clitoris, les nymphes, la fente appelée vulve, la membrane dite membrane de l'hymen , la fosse naviculaire, la fourchette , et le périnée.

Du mont de Vénus.

Le mont de Vénus aussi, nommé *pénil,* est cette région couverte de poils , située au bas du ventre, d'où partent les grandes lèvres qui sont formées par cette solution de continuité naturelle à la femme, qui s'étend à trois pouces à-peu-près de longueur, pour se réunir à la partie inférieure dite périnée.

Des grandes Lèvres.

Les grandes lèvres sont formées extérieurement par la division des tégumens communs, soutenues par plus ou moins de graisse ; intérieurement par un muscle ovale qui forme l'entrée d'une gaîne, ou canal, que l'on appelle vagin.

Du Clitoris.

A la partie supérieure des grandes lèvres que nous venons de décrire, nous voyons un corps charnu et spongieux, ayant en miniature quelques ressemblances et même quelques attributs du membre viril ; puisque, comme lui, il est susceptible d'érection chez les femmes qui l'ont assez volumineux pour être pris pour tel ; ce qui leur a fait donner faussement le nom d'*hermaphrodites*, c'est le clitoris ; mais à quelque degré de grosseur et de grandeur qu'il soit, il porte toujours ses caractères distinctifs ; savoir, sa courbure opposée à celle de la verge de l'homme, le défaut de couronne à la base du gland, qui n'est pas percé, auquel on ne trouve pas de prépuce pendant son érection, et auquel on n'a jamais trouvé la réunion de l'*urètre*. D'ailleurs, vous devez cesser de croire à ces prétendus *hermaphrodites*, si vous

avez lu *l'Art de procréer les sexes à volonté* (1) ;
vous devez être bien convaincus, maintenant,
qu'il n'en a pas existé ; qu'il n'en existera jamais chez les humains et les quadrupèdes. Des
recherches depuis onze cent , prouvent qu'on
n'a jamais trouvé les deux sexes réunis sur un
même individu ; et que ce qui a été pris pour
un membre viril chez les femmes, n'est autre
chose qu'un clitoris monstrueux.

Le volume le plus ordinaire d'un clitoris naturel , lors même qu'il est irrité, n'excède pas
celui de la luette ; il varie en longueur et en
grosseur, chez une infinité de sujets, au point
qu'on est quelquefois obligé d'en supprimer
une portion, ce qui s'effectue sans danger ;
mais il ne faut jamais le supprimer en entier,
car il a son utilité au dernier moment de l'accouchement, puisqu'il contribue à l'ampliation
de la partie supérieure des grandes lèvres ,
ainsi que les replis dans lesquels il est ordinairement caché.

Des Nymphes.

Les nymphes sont deux parties musculo-
membraneuses de couleur vermeille , chez les
femmes qui n'ont pas encore beaucoup joui
des douceurs du mariage ; elles prennent naissance de chaque côté du clitoris, et descendent,

---

(1) *Voyez* troisième édition, seconde partie , ch. VI,
des Ovaires et de leurs fonctions.

en s'écartant de droite et de gauche , pour se
terminer et se perdre de chaque côté de la partie inférieure de la vulve ; souvent elles débor-
dent les grandes lèvres, auxquelles elles semblent appartenir ; souvent elles sont frangées,
ce qui les a fait comparer aux crêtes que le *coq*
porte sous son gosier : quoique ces nymphes
soient sensibles, en raison des fibriles nerveuses
qui s'y répandent , on peut, sans inconvénient,
les accourcir, lorsqu'elles sont assez pendantes
pour incommoder , ou s'ulcérer , comme cela
arrive à quelques femmes âgées , et sur-tout
après beaucoup d'accouchemens : on ne doit
jamais opérer ce raccourcissement, tant que
les femmes sont encore aptes à la génération,
parce que ces parties sont d'une nécessité absolue à l'ampliation de la vulve dans l'accouchement.

Du *Méat urinaire*.

Quoique la nature ait placé le méat urinaire
parmi les parties de la génération, ce canal lui
est entièrement étranger , ainsi qu'à l'accouchement ; puisqu'il est la fin du col de la vessie
de la femme , il court de très-grands dangers
dans les accouchemens laborieux. Cet urètre
de la femme est fort court, et terminé par un
bourrelet musculeux qui fait l'office d'un second sphincter.

De *la Vulve*.

La vulve, cette partie si essentielle aux deux

précieuses fonctions de la génération et de l'accouchement, est cette ouverture ovale qui commence au-dessous du méat urinaire, pour se terminer à la fosse naviculaire et à la fourchette, chez les femmes, et qui est étrécie de moitié chez les filles pucelles, par la présence de la membrane, ou petit muscle, qui nous est connu sous la dénomination de *membrane de l'hymen*.

La vulve est d'autant plus grande chez les femmes, qu'elles ont eu plus d'enfans ; mais comme elle est formée par un muscle constricteur, cette ouverture se resserre naturellement après chaque accouchement, et encore par l'érétisme nerveux que les approches de l'homme lui occasionnent ; ensorte qu'elle n'est jamais d'une ampleur désagréable, que lorsqu'il lui est arrivé déchirure pendant l'accouchement.

On a quelquefois trouvé la vulve entièrement close au moment de la nubilité, lorsque la menstruation a voulu paraître, au point que le sang n'a pu s'écouler au-dehors, et qu'il a formé une espèce d'abcès qu'il a fallu ouvrir. Mais ce qui est beaucoup plus rare que ce fait, (car je n'en ai jamais entendu parler, et je ne l'ai rencontré qu'une fois pendant plus de quarante ans d'exercice), est un trousseau perpendiculaire de fibres charnues, qui formaient un montant presqu'au milieu de cet orifice ; et le partageant, donnait à cette vulve deux entrées, dont l'une était si étroite, que le mari ne put jamais la forcer, et qu'il renonçait à son entreprise lorsqu'il la rencontrait. Après que j'eus fait cette découverte, pendant la durée du travail d'enfantement, j'en conférai avec le mari, qui me dit que je lui expliquais une énigme, et que cet objet avait non-seulement ralenti ses soins auprès de sa femme, mais qu'il l'avait souvent accusée de mauvaise volonté, et il me pria de la lui rendre toujours accessible. Ce petit muscle, qui avait une forme pyramidale, partait du côté gauche du méat urinaire, pour se terminer à la fosse naviculaire : je profitai de deux fortes douleurs expulsives pour en faire la soustraction ; dans la première, je le détachai de la partie supérieure avec mes doigts seulement ; et dans une plus forte, je le coupai à sa partie inférieure.

De la Membrane dite Hymen, et des Caroncules myrtiformes.

L'hymen est cette cloison qui ferme la vulve à sa partie inférieure, et que je crois autant musculeuse que membraneuse, si elle n'est pas uniquement musculeuse ; elle part de la partie inférieure de la vulve que nous appelons fosse naviculaire, et monte de chaque côté, en formant une espèce de croissant qui ferme presque la moitié de cette entrée, tantôt plus, tantôt moins : ce petit muscle apporte obstacle à l'agrément de la première union physique de l'homme avec la femme, au point qu'il en coûte ordinairement autant à l'un qu'à l'autre pour le vaincre. Ce muscle une fois déchiré ne se réunit plus, chaque portion se contracte sur elle-même, et forme de chaque côté ces petites éminences, que nous appelons *caroncules myrtiformes* : c'est ce qui me fait croire que cette cloison est au moins membrano-musculeuse, si elle n'est pas un muscle.

Cette cloison est quelquefois si ferme, qu'elle empêche l'union conjugale ; mais malgré la privation du complément de cette union, quelques femmes conçoivent cependant ; parce que chez certaines, le museau de tanche ou orifice de la matrice s'avance jusqu'au bord intérieur de la vulve pendant cet acte, et vient chercher et recevoir la liqueur de l'homme. Je certifie avoir accouché une femme chez laquelle je fus obligé de détruire cette membrane pendant le travail d'enfantement, en faisant une incision longitudinale seulement, et non une *cruciale*, comme le recommande Denman (1). Cette incision cruciale est de toute inutilité, encore plus celles radiées, qu'il dit très-importantes à faire dans cette opération, pour prévenir la réunion de l'hymen : un petit

______

(1) Thomas Denman, Médec. Accoucheur Anglais, a donné à Londres, en 1793, un Traité d'Accouchemens qui a été traduit en français, en l'an X de la République Française, par J. Fréd. Kluyskens, Professeur d'anatomie et de chirurgie à Gand.

B..

linge trempé dans l'eau végéto-minérale, suffit pour s'opposer à cette réunion, en supposant que la contraction naturelle à la fibre musculaire ne suffise pas.

Ce que personne n'a encore dit, et qui cependant est bien nécessaire à faire connaître pour la tranquillité des Epoux.

Cette membrane est souvent si faible et si mince, que le mari ne se doute pas même de sa présence, et qu'elle ne fournit pas, de son existence, cette preuve, que dans l'ancienne loi des *Juifs*, les parens étalaient avec tant d'ostentation, le lendemain des noces ; et la fille n'en est pas moins pucelle.

Quelquefois cette membrane se trouve entièrement détruite, dès l'enfance, chez des filles sujettes à un écoulement acrimonieux, qui leur occasionne un *prurit ;* une démangeaison à laquelle elles ne peuvent résister, et qui les force à porter plusieurs doigts pour se gratter, souvent jusqu'au sang, ce qui détruit cette membrane, si faible dans l'enfance ; aussi chez ces individus, on ne trouve pas, ou presque pas de caroncules myrtiformes : ce sont toutes ces variétés et accidens inconnus à la généralité des hommes, qui leur ont fait douter de l'existence de cette membrane ; il est de fait qu'après cet évènement, elle n'existe pas chez toutes les filles.

Moyens très-efficaces pour éviter le prurit de la vulve

Ayant été consulté plusieurs fois sur des démangeaisons de cette espèce qui devenaient insupportables, entr'autre pour une jeune fille de six à sept ans, qui dépérissait à vue d'œil, et qui était tellement dans l'innocence, que

dans le paroxisme des démangeaisons, elle se
plaignait journellement à sa mère du mal chez les jeunes filles.
qu'elle éprouvait, en la priant de la guérir ,
je me décidai à lui établir un exutoire à la
cuisse ; peu après cet établissement, les démangeaisons cessèrent, l'enfant reprit sa bonne
santé et de l'embonpoint ; la nubilité s'est
parfaitement établie chez elle. Depuis ce temps,
j'ai eu recours plusieurs fois à ce moyen qui m'a
toujours parfaitement bien réussi ; je crois que
si on l'employait assez tôt, on guériroit beaucoup d'innocentes créatures, à qui on soupçonne des connaissances qu'elles n'ont pas
encore, mais qu'elles acquièrent dans la suite,
par l'habitude de porter les doigts dans cette
partie.

De la Fosse naviculaire et de la Fourchette.

La fosse naviculaire et le pli de la fourchette
disparaissent au premier accouchement, quoiqu'il ne survienne pas de déchirure, et cette
fourchette est la fin et la réunion naturelle de
la solution de continuité qui forme la vulve ou
l'entrée du vagin ; par conséquent, c'est la
terminaison du muscle ovale de cette vulve et
des grandes lèvres.

Du Périnée.

Le périnée est l'espace compris entre la fourchette et l'anus, ou muscle constricteur de

l'intestin *rectum.* Chez les femmes très-grasses, cet espace, ce périnée, ne laisse pas que d'avoir de l'étendue ; mais il se déchire plus facilement que chez les femmes maigres, sur-tout lorsque l'accouchement s'opère rapidement, par des contractions si souvent répétées et si énergiques, qu'on les prendrait plutôt pour des fureurs utérines, que pour des contractions ; c'est le cas de recommander beaucoup de patience à la femme, et où l'Accoucheur doit employer tous les moyens qui peuvent ralentir l'accouchement ; il vaut mieux que les femmes supportent quelques douleurs de plus, que de courir le hasard de cette déchirure, qui n'est pas toujours sans danger pour elles, outre le désagrément qu'elle occasionne.

J'ai vu de grands délabremens survenus dans ces parties, parce que la Sage-Femme, par ses propos, avait provoqué la colère des accouchantes qui employèrent toutes les forces que l'accouchement donne ordinairement, lorsqu'il n'y avait plus que le périnée qui faisait obstacle à la sortie de l'enfant ; l'une de ces femmes courut le danger de perdre la vie par l'hémorragie des vaisseaux hémorroïdaux qui ne résistèrent pas à la déchirure du périnée.

Moyen de réunir la déchirure du périnée.

Cette déchirure a plus souvent lieu sur le côté que perpendiculairement, ce qui la rend moins fâcheuse, et ce qui fait que sa réunion s'opère plus facilement, en faisant coucher la femme sur le côté opposé, pour que l'écoulement des lochies, qui est toujours âcre, ne s'oppose pas à cette réunion. Il est bien essentiel que les Accoucheurs s'appliquent à éviter cette déchirure, et à conserver la vulve dans toute son intégrité, car souvent la bonne union des époux, conséquemment le bonheur des familles en dépend : j'ai connu un homme auquel cet accident a servi de prétexte pour abandonner sa femme, et se livrer à ses goûts et caprices licencieux.

SECTION PREMIÈRE.

Des signes de la Virginité.

LA virginité est un être plus moral que physique, puisque nous ne reconnaissons pour vierges que les filles qui ne se sont permis aucun attouchement voluptueux ; on conçoit d'après cela, combien les signes de la virginité sont équivoques ; mais il n'en est pas de même des signes du pucelage.

SECTION II.

Des signes du Viol.

LE pucelage, quoique regardé comme chimérique par beaucoup d'hommes, n'en est pas moins un être réel chez les filles auxquelles il n'est arrivé aucun accident, et le signe certain de son existence, est l'intégrité de cette membrane , que nous venons de faire connaître sous la dénomination de membrane ou muscle de l'hymen.

Pour que l'on puisse regarder une fille encore comme pucelle, il faut que cette membrane soit intacte, qu'elle n'ait souffert aucun froissement par l'introduction d'un corps quelconque dans la vulve ; ainsi toutefois qu'on reconnaîtra chez une fille cette membrane meurtrie, ou en totalité déchirée , et formant sur les côtés inférieurs de la vulve les éminences dites caroncules, on pourra certifier qu'elle n'est plus pucelle, qu'elle ait eu affaire ou non à un homme : mais si on ne trouve ni membrane, ni caroncules, et que toute la partie soit de l'incarnat de la rose, on peut juger que la fille est sage, et que l'absence du pucelage vient de la destruction de cette membrane pendant l'enfance, par le flux âcre dont j'ai parlé plus haut.

Tout ce que je viens de faire connaître sur cette membrane, doit rendre très-circonspects les Médecins-Accoucheurs qui sont appelés pour prononcer sur une plainte en viol, car une fille peut-être violée sans l'introduction du membre viril : les meurtrissures, déchirures, et le gonflement des parties sexuelles prouvent bien que l'on a attenté à cette partie ; mais encore faut-il bien s'assurer que ces symptômes ne sont pas l'effet de la méchanceté, de l'imposture et de la cupidité ; car plus d'une fille a crié au viol, sans avoir été touchée par l'homme qu'elles accusaient : pour ne pas se compromettre et condamner l'innocent, il ne faut reconnaître pour certitude du viol, quoique les symptômes ci-dessus décrits paraissent frais et récens, que le jeune âge de la fille, sa faiblesse, et la force, ou le nombre des violateurs auxquels elle n'aura pu résister.

CHAPITRE III.

Des Parties internes nécessaires à la Génération et à l'Accouchement.

CES parties sont l'*uterus*, les *ovaires* avec les *œufs* qu'ils contiennent, et les *trompes* de FALLOPE. Ces pièces sont aussi nécessaires à la génération que la liqueur prolifique de l'homme ; car sans le concours de ces objets, il ne peut y avoir de fécondation, et sans fécondation, point de conception, ni de grossesse : une seule de ces pièces, l'*uterus* est nécessaire à l'accouchement, tandis qu'elles le sont toutes pour la génération.

SECTION PREMIÈRE.

*Description de la forme de l'*Uterus.

DANS l'état naturel, la forme de l'*uterus* vue dans le petit bassin où il est situé, la femme couchée sur le dos, ressemble assez à une petite poire de bon chrétien, un peu déprimée à ses parties supérieures et inférieures ; sa longueur la plus ordinaire est d'environ sept centimètres, ou deux pouces, sept ou huit lignes d'ancienne mesure ; elle varie de quatre jusqu'à sept centimètres, c'est-à-dire, depuis dix-huit jusqu'à vingt-quatre lignes ; son épaisseur est à-peu-près de trois à quatre centimètres, c'est-à-dire, de dix à quinze lignes; toutes ces dimensions varient du plus au moins suivant les individus, et sur-tout au moment de la nubilité où ce viscère prend plus de volume, et aussi chaque mois après ; car à l'approche des règles l'*uterus* augmente beaucoup chez certaines femmes.

Section II.

*Définition de l'*Uterus.

L'*uterus* est un viscère creux, musculeux et membraneux ; sa substance est spongieuse et m'a paru être de la nature des corps caverneux du membre viril. Ce corps qui est situé dans le petit bassin, entre l'intestin *rectum* et la vessie urinaire avec lesquels il a des connexions que nous ferons connaître par la suite, ne dépasse pas dans son état naturel de vacuité complète, la hauteur de l'os *sacrum*, et se trouve à égale distance des *ilium*, dans un bassin bien conformé ; il est recouvert du péritoine qui forme sur lui plusieurs plis ; il a en outre une membrane externe et une interne qui lui sont propres.

Tous les bons auteurs conviennent que ce viscère est composé d'une infinité de fibres charnues qui se croisent et s'enlacent en différens sens, soutenues et réunies par un tissu cellulaire qui les lie toutes ensemble et facilite leur écartement lorsque ce viscère contient un corps quelconque qui le dilate et l'étend ; car vous n'ignorez pas que sa destination et son usage naturels sont de recevoir le produit de la fécondation ; conséquemment de servir de premier domicile à l'homme pendant neuf mois que dure ordinairement son développement et accroissement dans le sein de la femme ; lequel développement vous est connu sous la dénomination de *grossesse*, ou *gestation*. Je vais vous faire connaître l'opinion des plus célèbres Anatomistes, tant anciens que modernes, sur la structure de l'*uterus*, et qu'aucun Accoucheur n'a encore bien décrit, ni enseigné, à l'exception de *Roederer*.

*Opinions des différens auteurs sur la structure de l'*Uterus.

Santorini appelle l'*uterus*, un muscle dont les fibres sont en petits faisceaux fort apparens dans les femmes en couche, et dont les uns sont circulaires, et les autres ont leur direction de bas en haut.

Roederer dit, l'*uterus* est composé de deux sortes de fibres ; les unes forment son étendue, et les autres son épaisseur. Les premières sont rouges, rangées par couches et en divers sens, elles sont vraiment musculaires; les secondes sont placées en travers, servent de liens aux premières, elles sont pâles et courtes (1).

Dans ses élémens de l'art des accouchemens, il dit, p. 49, S. 96 : il y a des couches longitudinales qui s'étendent depuis le fond jusqu'au col de la matrice, lesquelles venant à se contracter raccourcissent l'axe longitudinal et poussent vers l'orifice les parties contenues dans l'*uterus*; elles embrassent presque les autres couches répandues sur les surfaces extérieure et intérieure de la matrice, se mêlent et se confondent avec elles. Quelquefois ces fibres sont alternativement disposées en long et en travers, et entremêlées de fibres obliques irrégulièrement disposées.

Les fibres transverses sont souvent plus nombreuses et plus épaisses; quelques-unes d'entre elles coupent presque à angle droit les longitudinales et peuvent passer pour orbiculaires; d'autres plus obliques, sans communication avec les autres, ne sont qu'une continuation des longitudinales qui s'écartent de leur direction. Les fibres orbiculaires du fond venant à se contracter, abaissent en partie le sommet de la matrice, et font en agissant avec les longitudinales, que ce qui est enfermé dans la matrice, suit, en s'abaissant, la direction de l'axe longitudinal.

____

(1) *Vide icones uteri humani*, p. 9.

Les fibres orbiculaires qui embrassent le corps de la matrice, produisent le même effet, elles diminuent l'axe transversal, et la force de leur action, dirigée également de toutes parts vers l'axe longitudinal, tend à y pousser ce qui est contenu dans la matrice. Si les fibres orbiculaires disposées autour de l'orifice de la matrice viennent à vaincre l'action des fibres longitudinales, elles ferment en se contractant l'orifice de la matrice ; sinon tirées en haut par les longitudinales, elles passent sur la partie de l'œuf, et s'écartant, elles dilatent l'orifice.

Haller dit avoir eu trois fois occasion de voir ces fibres dans des femmes nouvellement accouchées, dans lesquelles elles sont très-apparentes ; elles sont plates, réticulaires, unies ensemble, et séparées par des intervalles et des vaisseaux.

J'en ai vu, dit-il, qui descendaient du fond de l'*uterus* vers son orifice ; d'autres étaient transversales, entouraient son corps en traversant des longitudinales, et alternativement, les recouvraient et en étaient recouvertes ; il y en a d'autres entre les trompes, à l'endroit de l'attache du *placenta*, qui forment plusieurs plans les uns sur les autres ; elles sont tranverses, et quelquefois sans ordre.

Je ne veux pas disputer sur le mot, dit-il encore ; qu'on nomme muscle, ou non, les fibres de l'*uterus*, il suffit qu'il n'est pas dou-

teux qu'il y ait des fibres musculaires irritables, dont les unes sont transverses, et rapprochent les parois latérales l'une de l'autre, les
autres, le col du fond, et rendent l'*uterus*
plus court : il est très-difficile de déterminer
leur direction ; c'est à-peu-près comme dans le
cœur, puisqu'il n'est pas possible d'en développer une couche, sans détruire l'autre ; mais
il n'y a aucun doute que ce ne soient de vraies
fibres, comme celle de la vessie et de l'estomac.

Ruysch a dit qu'il y avait des fibres musculaires dans le fond de l'*uterus*, disposées à-peu-
près en cercles concentriques ; il a dit qu'en
général, elles étaient circulaires, et propres à
expulser le *placenta*, sans avoir besoin de la
main de l'accoucheur (1).

Smellie doute de l'existence de ces muscles,
car il dit, p. 96, trad. de Préville : la matrice
est formée premièrement de la membrane interne qui vient du vagin, et qui tapisse toute la
surface intérieure de la matrice ; immédiatement au-dessus de cette membrane, on trouve
la substance épaisse de l'*uterus*, composée d'un
plexus d'artères de vaisseaux lymphatiques, de
veines et de nerfs ; elle paraît être d'un tissu
glanduleux, semblable à celui des mamelles,
mais pas si compacte, *sans aucune fibre mus-*

---

(1) Cette assertion nous prouve qu'il ne faut pas délivrer la femme par art, sans une nécessité absolue.

culaire, excepté celles qui font partie des membranes de ses vaisseaux : il n'est donc pas du tout besoin de ce muscle, que RUYSCH disait appercevoir dans le fond, pour servir à l'expulsion du *placenta ;* puisqu'il s'attache aussi souvent aux autres parties de la matrice, comme dans son fond.

La substance de la matrice paraît plus compacte et plus pâle que celle des muscles ; ou si elle est musculaire, au moins ses fibres sont plus serrées et plus étroitement tissues les unes dans les autres, que dans les autres parties musculaires (1).

MALPIGHI, DE GRAAF et BURTON, recon‑naissent ces fibres ; ce dernier dit expressé‑ment, p. 23, de la traduction de LEMOINE,

____

(1) Il est bien surprenant qu'un homme qui a eu une réputation aussi étendue que SMELLIE, ait pu méconnaître la structure de l'*uterus* au point de nier l'existence de ses muscles ; cependant il admet la contraction de ce viscère, car plus loin il dit : il est vrai que dans le temps de l'accouchement la matrice se contracte et devient plus épaisse, à mesure que les eaux s'écoulent. Plus loin il dit encore : à mesure que la matrice se contracte, le sang artériel ne peut plus y couler en aussi grande quantité qu'il faisait lorsque ses vaisseaux étaient distendus. D'après son opinion, qui, quoi, peut donc opérer cette contraction, si ce ne sont des fibres musculaires ? Vrai‑semblablement il n'a disséqué des matrices qu'après des accouchemens fâcheux, accompagnés de pertes sanguines, où les contractions n'ayant pu avoir lieu, les fibres mus‑culaires ne sont pas devenues visibles.

en parlant de la matrice , sa substance est composée de paquets réticulaires de fibres charnues , dont a parlé MALPIGHI , la face interne du fond , ou le fond est composé de fibres disposées en petits cercles , et découverts par RUYSCH. Je n'ai pas seulement trouvé dans cette partie , ces fibres dont il a parlé , en observant celle d'une femme grosse qui a été ouverte devant moi , et qui était morte sans être délivrée ; mais encore plusieurs autres fibres musculaires , qui paraissaient partir d'un centre , comme autant de rayons , et qui étaient placées entre ces orifices qui sont au fond de la matrice , tout-à-fait à l'endroit où les trompes de *Fallope* entrent dans cet organe (1). Par la disposition circulaire de ces fibres , nous pouvons rendre raison de plusieurs phénomènes différens qui s'observent dans l'accouchement.

PUZOS a dit : il y a des fibres longitudinales du fond de l'*uterus* , jusqu'à son col ; dans le fond , il y a des fibres circulaires plus courtes et plus fortes que celles des côtés , celles du col le sont davantage.

LEVRET a dit , p. 27, section 11 de la matrice , §. 149 : la matrice est un viscère creux , mus-

---

(1) Notez bien l'avis de *Burton* sur les fibres qu'il a remarquées aux orifices des trompes de *Fallope ;* nous expliquerons leur usage au chap. V *de l'examen de l'intérieur de l'uterus.*

culo - vasculeux, destiné à recevoir les premiers rudimens du fœtus, à servir au développement successif, et à l'accroissement de toutes ses
parties, pendant l'espace de temps déterminé
par l'auteur de la nature. Il dit encore, §. 163 :
tous les Physiologistes conviennent unanime-
ment de l'existence des fibres charnues de l'*uterus*; mais ils ne sont pas d'accord entre eux sur la
situation et la direction de ces fibres motrices.
Il y a une observation qui leur a échappé, c'est
que, hors la grossesse, on remarque presque
toujours à l'extérieur de la matrice, une bande
large, qu'on apperçoit aisément, quoique
peu saillante, qui embrasse verticalement le
fond et le corps de ce viscère, jusqu'à son col;
où elle se termine sur la zône; il est vrai que
cette bande s'aplatit dans la grossesse, jusqu'au point de s'effacer; mais elle ne tarde pas
à reparaître peu de temps après l'accouchement;
elle devient souvent même plus considérable
qu'auparavant, et sur-tout en largeur.

Plus loin il dit encore : la matrice, qui est
ordinairement unique dans les femmes, et qui
n'a qu'une cavité, est toujours composée des
mêmes parties depuis l'âge le plus tendre, jusqu'au plus avancé. Ailleurs il dit encore : l'*uterus* est comme parsemé de lignes courbes charnues, qui ont pour centre de leurs tourbillons,
l'ouverture des trompes (1). Dans la suite de

---

(1) LEVRET a aussi, comme *Burton*, observé les trous-

ses observations sur les causes et les accidens de plusieurs accouchemens laborieux, il dit, p. 148 : la matrice est un muscle creux, conséquemment susceptible de souffrir dilatation, et de se contracter spontanément.

J. Joseph Sue, père, dit dans un Mémoire qu'il a donné à l'Académie des Sciences, t. V, *des Savans Étrangers*, p. 247, qui est accompagné de trois planches qui représentent des matrices de différens âges, avant et après la nubilité, que l'*uterus* a des fibres externes et internes qui forment des muscles très-apparens. Écoutons le parler :

Ceux que j'ai apperçus les premiers, partent de la partie antérieure, moyenne et inférieure de ce viscère : à mesure que ces fibres s'avancent vers le fond, elles s'approchent les unes des autres, et deviennent plus apparentes, se distribuent sur la partie postérieure, comme sur l'antérieure, en s'épanouissant vers la partie moyenne et inférieure (1).

Sous ce premier plan, on en trouve un second disposé à-peu-près de même ; ces deux plans font un entrelacement de fibres qui a beaucoup de ressemblance avec celui qui se trouve au cœur.

---

seaux de fibres qui entourent les orifices des trompes de *Fallope*.

(1) Cet Auteur a oublié de dire *moyenne et inférieure de son corps* ; car par le mot partie inférieure, il n'entend pas le col de l'*uterus*, les planches en font preuve.

Sur l'*uterus* d'une femme morte le neuvième jour de couche, j'ai vu que les fibres charnues de la surface externe de l'*uterus*, près son fond, ont une direction presque transversale ; elles s'entrelacent néanmoins les unes les autres ; on voit encore que ces fibres sont traversées par d'autres, dont une partie se porte obliquement de bas en haut, et l'autre, de haut en bas : de ces différentes directions, il en résulte une espèce de corps réticulaire qui est apparent dans les *uterus* de femmes nouvellement accouchées.

J'ai cherché le muscle utérin de Ruysch, mais en vain ; au lieu de ce muscle, j'en ai trouvé deux autres, qui diffèrent beaucoup de celui dont parle cet auteur, non-seulement par leur situation, mais encore par leur volume : ces muscles sont situés aux parties latérales du fond de l'*uterus*, et composés de quantité de fibres concentriques, qui partent des orifices des trompes de *Fallope* (1), et augmentent à mesure qu'elles s'en éloignent, pour s'approcher de plus en plus du centre de l'*uterus* ; et les autres se confondent avec celles qui sont vers la partie moyenne inférieure.

J'ai observé encore, que les trousseaux charnus qui composent la partie moyenne et inférieure de ce viscère, intérieurement, ont leur

---

(1) Qu'il a nommées quadri-jumeaux, et qui sont les mêmes que *Levret* et *Burton* ont observées dans ce local.

direction en partie transversale, et en partie oblique. Les parois du col de l'*uterus*, sont une fois plus épaisses que celles du fond ; les fibres qui se trouvent à l'orifice interne , sont entièrement orbiculaires.

Deux autres *uterus* de femmes mortes en travail d'enfantement, et chez l'une desquelles l'enfant n'était pas encore sorti , m'ont confirmé ce que j'ai déja vu , et m'ont prouvé que les adhérences du *placenta*, quoique d'une substance mollasse et cellulaire , étaient plus fortes que Norwich ne l'a pensé.

Antoine Petit nous dit dans son Mémoire sur *la Cause et le Mécanisme de l'Accouchement* : « Il est assez difficile , pour ne pas dire presqu'impossible, hors l'état de grossesse, de développer la structure de la matrice; son tissu est si serré , qu'on ne saurait y suivre la disposition et l'arrangement des fibres; on a même peine à déterminer leur nature , et à décider si elles sont musculaires , ou non; mais tout change dans le temps de grossesse, le tissu semble se relâcher, les fibres se développent, s'élèvent et s'expriment d'une manière sensible: on les voit alors disposées par trousseaux, à la surface interne de la matrice ; tandis qu'à l'extérieur, elles sont rangées d'une manière uniforme, et font un plan égal qui rend cette surface parfaitement unie.

Soit qu'on les considère à l'une, ou à l'autre de ses surfaces, on les reconnaît sans peine pour être de vraies fibres musculaires , et les faisceaux qu'elles forment au-dedans de la matrice , ne ressemblent pas mal à ceux qu'on distingue en examinant l'intérieur de la vessie urinaire : on ne saurait dire qu'en général elles gardent un ordre constant, ou qu'elles suivent une direction regulière et déterminée ; la plus grande partie se porte en ligne droite , du fond de la matrice vers son col ; les autres vont obliquement. Il s'en trouve aussi qui s'avancent presqu'horizontalement d'un côté de la matrice à l'autre.

En un mot, à l'exception de l'épaisseur qui n'est pas tout-à-fait si marquée dans les faisceaux fibreux de la matrice , il n'y a rien qui se ressemble aussi parfaitement, quand la vessie urinaire se contracte , et que le diaphragme et les muscles de l'abdomen coopèrent avec elle ; l'urine pressée de toutes parts, s'échappe par le côté qui offre le moins de résistance, surmonte les obstacles qui quelquefois s'opposent à sa sortie, et quand elle n'en rencontre point, elle s'élance en faisant un jet proportionné à la force qui le presse : tout se passe de la même manière de la part de la matrice , quand elle se met en action de concert avec les muscles susdits.

Sabatier dit : la substance de l'*uterus* est assez ferme dans les femmes qui ne sont point enceintes ; on n'y distingue qu'un tissu serré , garni d'un grand nombre de vaisseaux tortueux

et de grosseur médiocre ; elle est couverte extérieurement par le péritoine , et paraît tapissée intérieurement par une membrane mince ,
glaireuse (1), et percée d'un grand nombre
d'ouvertures qui laissent échapper dans sa cavité une humeur mucilagineuse.

L'*uterus* est tout autrement disposé dans les
femmes qui sont enceintes ; il présente une organisation différente , en ce que la membrane
dont elle est garnie intérieurement , se sépare
du reste de sa substance avec beaucoup plus
de facilité , et laisse appercevoir dans la face
interne de ce viscère , beaucoup plus de fibres
musculaires fort distinctes , qui s'étendent depuis son col, du côté opposé ; ces fibres sont
croisées par d'autres qui sont moins nombreuses et moins grosses, et qui se rencontrent
vers le fond de l'*uterus*, ce qui forme en cet
endroit un entrelacement très-difficile à dé-
mêler : c'est sans doute l'entrelacement dont
il s'agit, que Ruysch a regardé comme un muscle particulier au fond de l'*uterus* , destiné à
faciliter la séparation de l'arrière-faix , après
la sortie du fœtus , et qu'il a nommé *muscle*

______

(1) Lorsque dans un accouchement laborieux , ou dans
un naturel, on porte la main dans l'*uterus*, on trouve
cette membrane lisse et plus ferme que ne la décrit le
cit. *Sabatier;* le glaireux qu'il a pu observer dans le
cadavre , n'est pas l'état naturel de la membrane interne
de l'*uterus*.

utérin : la difficulté de le rencontrer a fait douter de son existence.

De Leury dit, p. 33, §. 102 : un nombre in-
fini de fibres charnues et de vaisseaux de tous
genres, entrent dans la composition de la matrice; §. 106, Ruysch a placé au fond de la matrice un muscle ; il attribue la puissance con-
tractive de ce viscère à ce muscle. Il n'y a pas
de muscle au fond de la matrice ; et ce qu'il a
pris pour tel, n'est que la réunion de fibres
musculaires qui composent la matrice, qui se
rassemblent dans cet endroit, comme dans un
centre.

Baudelocque admet aussi des fibres musculaires à l'*uterus*, puisqu'il dit, section 11,
§. 156 : on ne peut absolument déterminer ,
hors le temps de la grossesse, quel est l'ordre
et l'arrangement des fibres utérines, à cause
de leur entrelacement inextricable. Il serait
alors tout aussi difficile d'en connaître la nature, si leur propriété commune avec les muscles, ne l'eussent souvent décelée dans le moment de l'accouchement ; ces fibres sont plus
pâles, et beaucoup plus rapprochées dans le
col de la matrice, que dans les autres parties
de cet organe, où elles paraissent plus molles,
plus rougeâtres et moins serrées.

Denman, cet auteur anglais, postérieur à
tous ceux dont nous venons de parler, et de
14 années à Baudelocque, qui, par conséquent, devrait en savoir plus que les autres,

dit , chap. 111 , sect. 1.re des parties génitales internes , p. 100 : les fibres musculaires de la matrice ont été décrites de plusieurs manières par des Anatomistes ; quelques uns ont prétendu que sa substance était principalement musculaire , tandis que d'autres soutiennent que l'on n'en trouve pas dans ce viscère. En soumettant à l'ébulition , la matrice dans son état de vacuité , afin de la mieux examiner , l'opinion des premiers semble prévaloir ; lorsqu'elle est tuméfiée vers la fin de la grossesse , ces fibres sont très clair-semées ; mais on les découvre dans une direction orbiculaire vers le col , et environnant , dans le même ordre , l'entrée de chaque trompe de *Fallope* (1) ; cependant s'il faut juger de la force d'un muscle d'après le nombre des fibres dont il est composé , il ne semble pas raisonnable d'attribuer l'action extraordinaire de la matrice , dans le temps de l'accouchement , uniquement à des fibres musculaires , à moins qu'on ne présume que celles de la matrice sont d'un tissu plus fort que celles des muscles ordinaires (2).

(1) DENMAN a aussi observé les fibres musculaires des orifices des trompes.

(2) Sans doute, puisque celles-ci n'agissent que lorsqu'elles sont irritées, et que c'est de cette irritation qu'elles tirent leur force extraordinaire ; tandis que les autres fibres musculaires ne peuvent agir que lorsqu'il n'y a pas d'irritation.

La variété des opinions sur les muscles de *l'uterus*, vient du temps et des circonstances où ces auteurs ont examiné ce viscère, puisqu'ils conviennent tous, que dans tous les temps elle n'est pas au même état; les uns l'ont vu dans un temps, les autres dans un autre. De plus, au même terme de grossesse, ou d'accouchement, il doit nécessairement y avoir de la différence chez la brune et la blonde; la fibre est ordinairement plus forte et plus rouge chez la brune, toutes choses égales d'ailleurs: la fibre est nécessairement moins visible chez la femme qui a subi une perte en accouchant, ou chez laquelle il y aura eu infiltration séreuse pendant la grossesse, ou infiltration laiteuse depuis l'accouchement. Dans ces cas, il faudra nécessairement avoir recours à l'eau salpétrée pour faire ressortir la couleur de ces fibres.

Les Anatomistes seuls (1) peuvent faire cesser l'incertitude sur la structure de *l'uterus*, qu'il serait satisfaisant de connaître parfaitement. Mais quelque diverses que soient les opinions des auteurs, sur la composition de *l'uterus*, la majeure partie s'accorde sur le point capital et essentiel; ils conviennent tous, qu'il y a des fibres longitudinales qui vont de

____

(1) Je dis les Anatomistes seuls, parce qu'il y aura moins de prévention parmi eux que parmi les Accoucheurs qui ne verront, chacun, qu'après leur opinion.

son col vers son fond, ou qui viennent du
fond vers le col; ils les ont vues, et ils s'accordent tous à dire que ces fibres sont susceptibles d'une très-grande irritabilité ; *j'ajoute
qu'avant tout elles sont douées d'une prodi-
gieuse faculté extensible ;* car nous avons vu
des matrices contenir un volume énorme, soit
par une accumulation extraordinaire d'eau,
soit par la présence de trois, quatre et cinq
enfans. Nous reviendrons sur l'irritabilité
de ces muscles et sur leur action, et nous
détaillerons mieux la composition de l'*uterus,*
lorsque nous parlerons du mécanisme de l'accouchement.

Les vaisseaux dont ce viscère est parsemé,
sont des branches des artères spermatiques et
des hypogastriques, qui lui arrivent par les côtés
d'où elles se répandent dans toute sa substance
en formant des zig-zags multipliés ; on reconnaît facilement par les injections les anastomoses de différentes branches d'artères, dans
la propre substance de l'*uterus,* et celles qui
viennent se dégorger dans les réservoirs que
l'on a nommés *sinus utérins,* d'où partent les
veines qui reportent ce sang dans les spermatiques et les hypogastriques, pour le reporter
encore dans quelques sinus qui fournissent à
l'évacuation périodique à laquelle la femme est
assujettie depuis sa nubilité, jusqu'au temps où
elle cesse d'être apte à la génération : les nerfs
sont des filets fournis par les plexus reinaux.

Section III.

Division de l'Uterus.

On divise l'*uterus* en trois parties ; savoir, en *fonds*, *corps* et *col* ; je ne puis reconnaître Nouveauté. pour col la même portion de ce viscère, que nos antécesseurs ont démontré sous cette dénomination, parce qu'il me semble que l'on aurait dû reconnaître pour col de l'*uterus* le vagin, puisque c'est la seule voie par laquelle entre et sort tout ce qu'on fait contenir à ce viscère, et tout ce qu'on en fait sortir. Ainsi je dis, le *fond de l'uterus* est cette portion arrondie qui est au-dessus des trompes de *Fallope* ; le *corps* qui est la partie la plus large, commence au-dessous de ces trompes, et s'étend jusqu'à la partie la plus étroite, qui forme, par un muscle orbiculaire, une espèce de gland, qui chez les femmes non encore fécondées, est uni, lice et poli, très-ovale, ressemblant un peu au gland du membre viril, et faisant une proéminence d'environ un pouce dans la troisième partie de ce viscère, qui est le vagin.

Puisqu'il est bien reconnu par le plus grand nombre des Anatomistes et Accoucheurs, que la membrane interne de l'*uterus* est la continuité de celle interne du vagin ; je dis que la membrane externe de ce viscère, est aussi la continuité de celle externe du vagin, ce qui me fait comparer ce viscère à un sac composé de différentes étoffes, dont les tissus et la solidité diffèrent encore entr'eux.

Plusieurs Accoucheurs, en parlant du vagin, semblent faire la description d'un corps qui est seulement adjacent et contigu à l'*uterus*; tandis qu'il fait partie intégrante de ce viscère, car le vagin n'est que le *col* ou entonnoir de l'*uterus*. La portion désignée jusqu'à présent sous la dénomination de col de la matrice, n'étant que la fin de son corps resserrée par le muscle orbiculaire sur lequel se réfléchit le vagin, en formant ce gland dont nous venons de parler, doit porter, selon moi, la dénomination *d'orifice spécial* du corps de l'*utérus*.

*Du Vagin, troisième partie de l'*Uterus.

Le vagin est une gaîne membrano-musculeuse, qui conduit de la vulve à l'orifice spécial de l'*uterus*, à ce gland dénommé par les anciens, et à cause de sa conformation, *os tincae*, museau de tanche, formé par le muscle orbiculaire qui resserre l'*uterus* dans cet endroit, et donne tant de force à cet orifice, et sur lequel cette gaîne se réfléchit pour se terminer derrière ce gland. Le vagin est adhérent par sa partie supérieure au col de la vessie urinaire, et par son inférieure à l'intestin *rectum* sur lequel il se propage ; il est composé de deux membranes et d'un feuillet musculeux, réunis par un tissu cellulaire très-rare : la membrane interne est parsemée d'une grande quantité de filets nerveux.

Ce canal forme des rides longitudinales ; mais plus particulièrement de transverses, qui le rendent rugueux, et au moyen desquelles il se dilate assez pour permettre à l'enfant de le traverser pendant l'accouchement, sans qu'il lui occasionne accident.

Le tissu cellulaire et la partie fibreuse de cette gaîne, contiennent des vaisseaux sanguins, qui fournissent quelquefois, mais rarement, aux évacuations sanguines qui ont lieu pendant la grossesse ; ces vaisseaux sont des ramifications des artères et des veines honteuses ; ses nerfs sont aussi des filets de ceux qui se distribuent à l'*uterus* : il renferme aussi des vaisseaux sécrétoires lymphatiques, qui contribuent, avec l'humeur qui descend de la matrice, à lubréfier cette partie.

Son orifice est cette ouverture ovale que nous connaissons sous la dénomination de vulve, fortifiée d'un muscle, ou trousseau ovalaire de fibres charnues, qui font les fonctions d'un muscle constricteur, et qui se perd en partie dans les nymphes et les grandes lèvres, comme nous l'avons déja dit. Dans son état naturel, cette gaîne décrit une légère courbure dans toute sa longueur, qui est ordinairement de 8 à 9 centimètres, ou de trois à quatre pouces ; ce qui donne à l'*os tincae*, ou orifice spécial de l'*uterus*, une direction un peu oblique d'arrière en avant, quand la femme est couchée sur le dos, et qui lui fait faire un coude au fond de cette gaîne.

Les Anatomistes ne sont pas tous d'accord sur la composition de cette gaîne ; quelques-uns refusent de croire au feuillet musculeux, et prétendent qu'elle est formée, seulement, de deux membranes unies par un tissu cellulaire ; mais son rétrécissement et le rétablissement de ses rides, après chaque accouchement, doivent convaincre de la portion musculaire, et faire cesser l'incertitude qu'il y a sur cet objet. Quelquefois on a trouvé cette gaîne double, il en sera parlé à l'article du double *uterus*.

De l'Orifice spécial de l'Uterus.

Le gland qui fait saillie dans le vagin, et auquel on a donné jusqu'à présent la dénomination d'orifice interne et externe de la matrice, doit porter le nom d'*orifice spécial* du corps de l'*uterus*, ce qui évitera beaucoup de *quiproquo*, tant en parlant, qu'en écrivant ; car plusieurs auteurs se sont servis du mot *orifice externe de la matrice*, pour désigner l'ouverture de la vulve. Nous reconnaîtrons à cet orifice spécial deux ouvertures, l'une utérine, et l'autre vaginale ; ce gland s'ouvre dans le vagin, par une fente transversale, dont le bord supérieur recouvre l'inférieur en manière de croissant renversé (1) ; c'est cette conformation

---

(1) J'emploie la dénomination de bord supérieur et de bord inférieur, quoique plusieurs Accoucheurs se soient

de l'ouverture vaginale de ce gland, qui lui a fait donner la dénomination d'*os tincae*, museau de tanche, qui est la seule partie de l'*uterus* saillante dans le vagin, et que l'on touche facilement par cette voie.

Ce museau de tanche est long de trois centimètres, à-peu-près un pouce; il forme un ovale mince et alongé pendant l'enfance; à la nubilité il prend plus de volume; il varie encore de forme dans différentes circonstances; il s'accourcit pendant la grossesse : chaque mois, après les trois premiers, y apporte une différence sensible, au point qu'il finit par s'effacer environ la fin du huitième mois.

Cet accourcissement a lieu en raison du développement et de la progression de chaque grossesse ; c'est le degré d'accourcissement de ce museau de tanche, qui en indique à-peuprès le terme : pendant ce développement, les deux lèvres de ce museau parviennent d'abord au même niveau, et au lieu de rester fermé, comme il l'est pendant le temps de la vacuité de l'*uterus*, son ouverture vaginale devient béante vers la fin du cinquième mois environ, tandis que son ouverture utérine reste fermée,

---

servis de celle de bord antérieur et de bord postérieur, parce que ces dénominations ne conviennent que lorsque la femme est debout; et que pour la majeure partie des recherches qu'on doit faire dans le vagin, notamment pendant la grossesse, il faut que la femme soit couchée sur ses reins, les genoux pliés.

pour ne s'entr'ouvrir souvent qu'à la fin du neuvième mois de la gestation.

L'anatomie de cet orifice spécial nous démontre des plis ou replis enfractueux, formés par le froncement du muscle orbiculaire, et auxquels on a donné le nom de palmes, qui sont au nombre de quatre; savoir, une supérieure, une inférieure, et deux latérales : ces palmes sont un des moyens que la nature s'est ménagés pour pourvoir facilement à l'ampliation et au développement de cette partie si nécessaire à l'accouchement, qui opère quelquefois de si grands changemens à cet orifice spécial, à ce museau de tanche, que souvent on n'y retrouve plus aucune des qualités que nous venons de décrire, et qu'il devient inégal, rugueux, et comme frangé, au lieu de lisse et poli qu'il était : j'ai quelquefois trouvé sur un des côtés une déchirure profonde ; tous ces changemens et accidens tirent leur origine, 1.º de la manière dont l'enfant s'est présenté à cet orifice, et aussi de la manière dont sa dilatation s'est opérée; 2.º de la rigidité du muscle rond qui le forme, laquelle on ne peut faire cesser que par le bain, ou la saignée, et quelquefois par ces deux moyens.

SECTION IV.

Des faces de l'Uterus.

On reconnaît deux faces à l'*uterus*, toutes

deux un peu bombées et convexes, la face supérieure ou antérieure est sous la vessie, l'inférieure ou postérieure porte sur l'intestin rectum. Pendant la vacuité de l'*uterus*, on remarque sur ses faces plusieurs bandes musculaires qui sont assez sensibles chez certains sujets, et qui s'étendent depuis le fond jusqu'au col de ce viscère; le dévelopement de cet organe pendant la gestation étend et fait disparaître ces bandes; ainsi on ne peut les voir facilement que quelques jours après l'accouchement, lorsque le dégorgement de ce viscère s'est bien opéré, et qu'il est presque entièrement contracté.

Nous reconnaissons aussi à l'*uterus* deux bords, l'un à droite et l'autre à gauche; c'est de ces bords que partent quatre ligamens principaux, deux de chaque côté; savoir un large et un rond.

Des Ligamens ronds.

Les ligamens ronds sont des espèces de cordons vasculaires, qui prennent leur origine au-dessous des trompes, et descendent de droite et de gauche, en formant un angle qui s'élargit d'autant plus, qu'il s'approche du pubis; et dont la partie nerveuse, seulement, s'échappe de l'*abdomen* par-dessus chaque pubis (1), pour s'épanouir dans le pli de l'aine. Avant les gros-

____

(1) Ce qui leur a fait donner récemment le nom de ligamens sus-pubiens, par le Professeur CHAUSSIER.

*D

(5o)

sesses, ces ligamens partent toujours latérale-
ment du dessous des trompes ; mais quand une
femme a eu des enfans, on les trouve plus ou
moins antérieurement, suivant le nombre des
grossesses et le volume dont elles ont été; ce
qui nous prouve que la partie supérieure ou
antérieure de l'*uterus* prend plus d'extension
que sa partie inférieure ou postérieure (1). Pendant la vacuité de l'*uterus*, ces cordons décrivent une ligne courbe dans le trajet qu'ils par-
courent pour se rendre au pubis.

Ces cordons sont composés d'artères, de
veines, de nerfs entrelacés et soutenus par un
tissu cellulaire et revêtus du péritoine : les
artères viennent des spermatiques et des hypogastriques; elles entrent dans la substance de
l'*uterus* par les côtés d'où partent ces cordons,
elles se distribuent dans l'épaisseur de tout le
corps de ce viscère, en formant des zig - zags
sans nombre; elles versent le sang dans les
sinus utérins, d'où les veines les reprennent
pour les reporter aux spermatiques et hypogastriques. Les nerfs viennent des plexus reinaux, ce sont eux seulement qui se subdivisent
en sortant du bassin pour former cette patte
d'oie, qui s'étend dans le pli de l'aine, et se
perd dans le tissu cellulaire et les tégumens
de la partie supérieure et presque inférieure
de la cuisse jusqu'aux grandes lèvres.

(1) Je dis inférieure ou postérieure, suivant la position de la femme.

Ces ligamens sont sujets à engorgement, en raison du tissu cellulaire qui lie toutes leurs parties. Levret observe qu'ordinairement on n'en trouve qu'un d'engorgé à la fois, et que la cause de cet engorgement dépend souvent de l'attache du *placenta* sur les racines de ce ligament ; la preuve qu'il en apporte, est que cette masse vasculeuse ne peut être implantée en même temps des deux côtés de l'*uterus*, si ce n'est dans le cas de jumeaux ; j'ajoute, et dans des cas de superfétation, parce qu'alors les *placenta* sont non-seulement doubles, mais ils sont séparés ; tandis qu'ils ne le sont pas dans les jumeaux conçus simultanément (1).

Des Ligamens larges.

Les ligamens larges ne sont autre chose que des plis du péritoine qui enveloppe l'*uterus* et une partie de ses dépendances ; la nature les a ainsi formés, pour que ce viscère ne fût pas gêné dans son expansion, et que le péritoine ne fût pas tiraillé ; ces replis sont parallèles de chaque côté, et ressemblent assez à des ailes de chauve-souris dépliées.

Il y a encore quatre autres ligamens distingués par les épithètes d'antérieurs et postérieurs, que je désigne en raison de la situation

(1) Voyez pour plus grande intelligence de ce fait, le chapitre de la superfétation, dans l'*Art de procréer les Sexes à volonté*, troisième édition.

D..

horizontale, en supérieurs et en inférieurs; on apperçoit les deux supérieurs en renversant la vessie sur les pubis, et les deux inférieurs en soulevant l'*uterus* de dessus le *rectum :* ces ligamens sont encore des replis du péritoine qui se réfléchit dans cet endroit, et qui fixent l'*uterus* après le col de la vessie et le rectum; ils ont une forme semi-lunaire, parce qu'ils embrassent la moitié du rectum.

CHAPITRE IV.

*Des dépendances de l'*Uterus.

Les dépendances de l'*uterus*, nécessaires à la génération, aussi bien que lui, sont les *ovaires*, avec leurs *œufs*, et les *trompes* de *Fallope*.

Section première.

Des Ovaires.

Les ovaires, que nos anciens ont appelé les testicules des femmes, sont des corps bien différens de nos testicules; ils sont un de chaque côté du bord extérieur de l'*uterus*, près son fond; ces corps sont blanchâtres, oblongs, un peu déprimés d'arrière en avant; leur épaisseur varie suivant le tempérament et l'âge de la femme, et aussi suivant le nombre d'enfans qu'elle a eus.

L'origine des ovaires part du fond de l'*uterus*, par une espèce de cordon formé de vaisseaux et de nerfs qu'il leur envoie; les ovaires sont composés, comme le dit HALLER, et quelques autres Anatomistes, d'un tissu feuilleté, assez ferme, rempli de vésicules plus grosses et plus saillantes les unes que les autres (1), retenues par une membrane particulière à chacune, qui fait le couvercle du calice dans lequel elle est logée : ces vésicules sont remplies d'une liqueur albumineuse à toute épreuve, parfaitement ressemblante à du blanc d'œuf, et en ayant toutes les qualités, ce qui leur a fait donner la dénomination d'œufs, par *Stenon, de Graaf, Valisnieri*, et les Anatomistes et Naturalistes qui les ont suivis.

Les vaisseaux sanguins qui se portent dans la substance des ovaires, et aux œufs même, tirent leur origine des vaisseaux qui se distribuent à l'*uterus*; c'est-à-dire, qu'ils sont des ramifications des spermatiques et des hypogastriques. Les nerfs sont, 1.º un filet hypogastrique, 2.º un intercostal, qui se joignent à quelques autres filets du plexus mésocolique; ils sont plus nombreux que les vaisseaux sanguins; ils vont tous, à la faveur du ligament large qui les enveloppe jusque dans leur entrée, dans l'ovaire; là ils se subdivisent, et se terminent à la base de chaque œuf, dans lequel ils laissent échapper le fluide dont ils sont les conducteurs.

---

(1) *Voyez* planche 1.re, figure 1.re, N.º 8.

Le citoyen *Baudelocque* prétend , §. 188 et 189, qu'on ne connaît pas parfaitement la structure des ovaires , ni leur usage. On sait seulement, dit-il , qu'ils sont absolument nécessaires à la génération , et qu'il suffit d'en priver les animaux pour leur ôter la faculté de se reproduire; le développement du fœtus s'y fait quelquefois, et l'espèce de rocher osseux garni de dents , que j'ai trouvé , quoique l'exemple n'en soit pas unique , n'offre point un phénomène moins surprenant. Les anciens donnaient à ces organes le nom de testicules , parce qu'ils croyaient qu'ils filtraient une liqueur prolifique comme celle de l'homme. Les modernes y ayant trouvé constamment un certain nombre de petites vésicules , qu'ils ont regardées comme autant d'œufs , ont cru que ces corps n'en étaient que les réservoirs , et les ont nommés *ovaires*.

Il est surprenant d'après ces paragraphes que j'ai transcrits littéralement, que ce Professeur dise qu'on ne connaît pas parfaitement l'usage des ovaires ; mais puisqu'il les dit nécessaires à la génération , *il connaît donc leur utilité ;* puisqu'ils contiennent les œufs , *il doit voir leur usage ;* puisqu'il a trouvé dans l'un d'eux , une espèce de rocher garni de dents , il est évident qu'ils contiennent les principes de la créature, puisqu'elle s'y est , quelquefois, développée jusqu'à un certain point , et que la génération s'opère dans les œufs qu'ils contiennent : ces œufs sont donc le berceau de la créature humaine , comme les œufs de la poule sont ceux des poulets ; leur utilité et leur usage sont d'autant mieux connus, qu'ils ne peuvent servir à autre chose qu'à procurer les élémens de la créature , et à en recevoir leur génération ; il y a donc inconséquence dans le raisonnement de notre professeur. Quant à leur structure , le célèbre *Haller* l'a définie comme je l'ai dit il n'y a qu'un moment.

Section deuxième.

Des Trompes de Fallope.

Ces corps, auxquels on a ajouté le nom de l'Anatomiste qui , le premier , les a reconnus , sont deux canaux, ou tubes d'une forme conique très-alongée , d'une substance musculeuse ; ils partent de chaque côté de l'*uterus*, au-dessous de l'espèce de cordon que forment les vaisseaux et nerfs qui se portent aux ovaires ; on les divise en corps et en pavillon.

Leur corps qui est soutenu par la duplicature du ligament large qui l'embrasse, n'a rien de remarquable que quelques inégalités en forme de ventricules (1) ; mais leur pavillon est une chose unique et très-remarquable par la quantité de découpures en manière de crêtes qui le terminent ; il est libre et flottant dans l'hypogastre, à l'exception d'une frange par laquelle

____

(1) *Voyez* p. 1.re, fig. 1.re, N.º 9.

il tient à l'ovaire sur lequel il se recourbe, en vertu de l'érétisme que lui occasionne le coït, pour conduire sur les œufs la seule portion spiritueuse de la liqueur séminale de l'homme (1).

Ces tubes, qui partent obliquement de l'*uterus*, ont une ouverture dans l'intérieur de ce viscère (2), et une autre à la racine du pavillon ; leurs fonctions sont, non-seulement de conduire la portion spiritueuse de la liqueur séminale sur les œufs contenus dans les ovaires pour opérer la fécondation, mais la nature les a aussi chargés de rapporter à l'*uterus* ces œufs fécondés, comme vous pouvez le voir dans l'art de procréer les sexes à volonté.

CHAPITRE V.

*Examen de l'intérieur de l'*Uterus.

L'UTERUS est ordinairement un organe unique chez chaque femme, et n'a qu'une cavité, cependant on l'a trouvé quelquefois double ; ce fait est rare, et nous n'en connaissons que peu d'exemples. On trouve dans les mémoires de l'Académie des Sciences, année 1705, une observation de M. *Littre*, qui a disséqué une petite fille qui avait la matrice double, ainsi

(1) *Voyez* la dernière planche de l'*Art de procréer les Sexes à volonté*, troisième édition.
(2) *Voyez* p. 1.re, fig. 2, N.° 2 et 3.

que le vagin, tous deux réunis et aboutissant à la même vulve ; j'en connais une double, dont les orifices répondent au fond du même vagin : on en trouve encore quelques observations dans le *Journal de Médecine,* notamment dans le cahier d'avril 1757.

M. GRAVEL, docteur en médecine de *Stras-bourg*, a avancé dans une thèse, qu'il a soutenue pour son doctorat, que la superfétation ne peut avoir lieu que chez les femmes qui ont une double matrice ; c'est une grande erreur que le citoyen *Baudelocque* partage, puisqu'il dit pag. 68, §. 165, il arrive quelquefois que la matrice est double, ou que sa cavité est partagée par une cloison longitudinale. Les exemples d'une pareille conformation, assez rares, à la vérité, peuvent faire admettre la possibilité de la superfétation, *mais seulement chez les femmes ainsi constituées.*

Vous ne pourrez plus croire à l'assertion de ces docteurs, quand vous aurez lu le chapitre de la superfétation dans l'art de procréer les sexes à volonté, où je relève encore une autre erreur du citoyen *Baudelocque* à ce sujet, et où je cite quatre exemples de superfétation sans double matrice, dont trois me sont connus pour en avoir reçu les produits, et le quatrième du fait de mon collègue *Bousquet.* Après la lecture de ce chapitre, vous resterez convaincus que la double matrice n'est pas toujours nécessaire pour la superfétation ; qu'elle a lieu

dans le même *uterus*, et qu'elle est plus fré-
quente qu'on ne le croit : vous y trouverez
aussi le moyen de reconnaître ces productions
et de les distinguer des conceptions simulta-
nées de plusieurs enfans.

La cavité de l'*uterus* offre un triangle qui
aurait sa base un peu avant le fond , et dont
chaque angle latéral aboutit à l'orifice des
trompes de *Fallope*, sa pointe à l'ouverture
interne du gland ou orifice spécial du corps de
ce viscère : cette cavité est naturellement divisée
dans sa longueur par un petit muscle ou trousseau de fibre musculaire (1), ensorte qu'on
peut y reconnaître un côté droit et un gauche ;
chaque côté forme depuis l'orifice spécial un
canal qui conduit à l'orifice de chaque trompe,
quand ce faisceau musculaire est gonflé de
manière que celui de la partie supérieure touche celui de l'inférieure : je ne suis pas le
seul qui aie vu cette conformation ; *Dulaurent*
la décrit et la démontre, figure 3 de son anatomie, *in-folio*, p. 158 ; *Burton* et *Levret* en
parlent et la décrivent.

Burton, traduction du docteur *Lemoine*,
dit expressément, pag. 20, la cavité de la matrice, dans les vierges, peut contenir une
petite amande ; il y a deux lignes musculaires,
qui s'étendent depuis le museau de tanche jusqu'à son fond, dont l'une est au côté supé-

---

(1) *Voyez* la 2.ᵉ et 3.ᵉ fig. de la 1.ʳᵉ planche, N.º 2.

rieur et l'autre au côté inférieur (1), qui s'approchent tellem nt, si elles ne sont pas contiguës l'une à l'autre, qu'elles divisent la matrice en deux ventricules, dont l'extrémité qui regarde les cornes (2) est plus ample : très-peu d'Anatomistes font mention de cette ligne, parce que souvent on ne la retrouve plus.

LEVRET en parle, section 2 de la matrice, pag. 30, §. 166; quelques-uns des observateurs ont cru remarquer que la cavité de la matrice est comme partagée dans son milieu, tant antérieurement que postérieurement, en deux parties égales, par une ligne grêle et légèrement saillante ; mais le plus souvent il est difficile de constater cette ligne.

Quand on aura bien réfléchi sur l'existence de cette ligne musculaire, et qu'on sera bien persuadé que la nature ne fait rien en vain, on reconnaîtra que cette ligne a pour objet la division de la liqueur prolifique en deux portions, lorsqu'elle est abondante, pour conduire l'*aura* à chaque trompe, si la femme est d'à plomb sur ses reins, et par ce moyen fournir à la fécondation des deux ovaires en même temps, et féconder les deux sexes

____

(1) *Burton* dit ici côtés pour exprimer portion supérieure et inférieure lorsque la femme est couchée, ou partie antérieure et postérieure, comme le dit *Levret*, lorsque la femme est debout.

(2) Par ce mot *cornes*, BURTON désigne les trompes de FALLOPE.

au même moment, ou le conduire tout d'un seul côté, lorsque la femme est inclinée sur l'un plus que sur l'autre, et produire ainsi des jumeaux du même sexe, comme je l'ai démontré.

On voit aux deux angles du fond l'*uterus* des trousseaux circulaires fibreux bien observés et décrits par la majeure partie des Anatomistes et Accoucheurs que nous avons cités à l'article de la structure de ce viscère, au centre desquels nous découvrons les orifices des trompes de *Fallope*, par lesquelles l'*aura seminalis*, le spiritueux de la liqueur séminale se porte à l'ovaire. Personne n'a encore soupçonné leur usage ; je crois que ces trousseaux fibreux n'ont d'utilité qu'au moment de la fécondation, et qu'après qu'ils ont laissé passer l'*aura seminalis* dans la trompe; stimulés par ce spiritueux, ils se contractent pour un moment, et resserrent l'orifice de chacune d'elles, afin que la liqueur matérielle, celle qui doit former le *placenta*, ne puisse y pénétrer.

Tout mouvement spasmodique et contractile venant à cesser après le coït, ces muscles se détendent et laissent passer l'œuf chassé par le mouvement vermiculaire et de contraction des trompes, après qu'il a été fécondé; car ces trousseaux fibreux ne nous paraissent d'aucune utilité dans l'accouchement, à moins que nous ne leur accordions la faculté d'être congénéres de ce muscle que *Ruysch* croit propre à détacher le *placenta* après l'accouchement, quand il a pris ces adhérences au fond de l'*uterus* ; ce qui n'est pas hors de vraisemblance, puisqu'il occupe la place entre ces deux trousseaux, et que la nature emploie souvent le même objet à différens effets.

Cette cavité est tapissée d'une membrane mince, très-adhérente à la substance musculo-spongieuse, dont est composé l'*uterus* ; elle est la continuité de la membrane interne du vagin, mais criblée de trous innombrables, qui sont les orifices des vaisseaux lymphatiques, qui laissent échapper pendant sa vacuité l'humeur lymphatico - muqueuse qui la lubréfie continuellement : on en remarque quelques-uns plus grands que les autres ; ce sont ceux qui laissent passer le flux menstruel, et qui, ainsi que les autres, reçoivent peu après la conception les radicules tomenteuses du *placenta*, qui vont puiser dans les réservoirs de ce viscère, la portion lymphatique que ce sang contient, pour développer et accroître l'animal qu'elle renferme.

L'épaisseur de ses parois, dans un état de vacuité et sain, est de trois, quatre, cinq lignes, et quelquefois plus ; sa substance est spongieuse et réticulaire ; on y remarque un assez grand nombre d'ouvertures de différentes formes et grandeurs, qui sont les sinus, ou réservoirs dont nous venons de parler ; ces sinus sont moins abondans et moins amples, en approchant de l'orifice spécial de ce viscère, où les fibres charnues sont plus fermes et plus rapprochées.

Maintenant que vous connaissez anatomiquement l'etat naturel de *l'uterus* et de ses dépendances, il faut apprendre à connaître les changemens qui arrivent à cet organe, tant par les grossesses, que par les maladies qui lui surviennent : cette connaissance ne peut bien s'acquérir que par le toucher.

CHAPITRE VI.

Du Toucher en terme d'Accoucheur.

Le toucher est l'acte par lequel les Médecins cherchent à connaître l'état des différentes parties de *l'uterus*, soit pour juger si la femme peut concevoir; soit pour s'assurer, lorsqu'elle a conçu, à quel terme de grossesse elle peut être; soit, enfin, pour reconnaître si son orifice spécial, le museau de tanche, est sain, s'il n'est pas descendu trop bas, ou s'il est dévié; soit encore pour reconnaître si le vagin est malade, ou non.

Cet acte étant de nécessité absolue dans beaucoup d'occasions, malgré l'observation du docteur Roussel, dans son *Systême physique et moral de la Femme*, les Médecins et Accoucheurs doivent savoir le pratiquer le plus décemment possible, et de la manière la moins fâcheuse pour la femme ; car ils n'ont souvent pas d'autres guides pour décider de l'honneur des filles, et de leur santé, ainsi que de celle des femmes : *Deventer*, *Puzos* et *Levret* ont donné des préceptes essentiels sur cet objet.

Toucher une femme, ou une fille, en terme d'accoucheur, dit *Levret*, c'est lui introduire un, ou deux doigts dans le vagin, à dessein de découvrir, soit une grossesse, soit une maladie de l'*uterus*, ou du vagin; mais cette introduction d'un, ou de deux doigts, ne suffit pas toujours; pendant l'exploration du vagin, et sur-tout de l'orifice spécial de l'*uterus*, il faut appliquer la main sur le bas-ventre, pour contenir ce viscère, juger de son volume et de son étendue.

Pour bien opérer cet acte, il faut savoir qu'il y a plus de cas où la femme doit être couchée sur le dos, que de ceux où on peut la laisser debout; il faut qu'elle ait les genoux pliés, écartés, les pieds un peu rapprochés des fesses qui doivent être soulevées. Dans cette position, après avoir graissé le doigt indicateur de l'une ou l'autre main, on l'introduit par la partie inférieure de la vulve, et on l'enfonce doucement, en faisant un demi-tour dans le vagin, jusqu'à ce qu'on rencontre le museau de tanche, que l'on trouve ordinairement à la hauteur du *coccix*; alors on peut juger s'il y a grossesse, ou non, et en appliquant la main sur la région hypogastrique, on juge de l'étendue de ce viscère : cette connaissance, jointe à celle que l'on acquiert par le développement que l'on trouve à l'orifice spécial de l'*uterus*, donne un apperçu, une approximation du terme de la grossesse.

La position que nous venons d'indiquer est encore nécessaire pour connaître une infinité de maladies de la matrice; on est quelquefois obligé de faire mettre la femme sur un côté, ou sur un autre, et alternativement sur l'un et sur l'autre; c'est généralement dans cette position que l'on découvre la partie engorgée et malade.

Pour juger des *semi-prolapsus*, ou relâchement de la matrice, ou du vagin, la femme doit se mettre sur ses genoux, si elle est au lit, ou debout. Si on soupçonne quelque maladie dans le tissu cellulaire qui lie le *rectum* avec le vagin, il faut employer les doigts indicateurs de chaque main, dont l'un sera introduit dans le *rectum*, et l'autre dans le vagin. Souvent on peut juger par le toucher de la difformité du bassin, et reconnaître si une femme accouchera facilement, ou non; si l'obstacle sera invincible, ou s'il faudra en venir à l'accouchement contre-nature.

Le toucher est encore très-nécessaire dans le travail d'enfantement, car sans lui, on ne peut porter un jugement certain sur cette opération; il faut toucher la femme, avant, pendant et après la douleur, pour pouvoir juger du temps, à-peu-près, que durera ce travail, s'assurer si

l'enfant se présente dans une position favorable à l'accouchement, et reconnaître si le
travail fait du progrès. Il faut bien se garder
de toucher fréquemment dans un accouchement naturel et qui ne présente aucun accident; on nuirait à la femme, par la sensibilité
et l'irritation que l'on pourrait exciter; on retarderait l'accouchement par la chaleur et la
sécheresse que ce toucher trop fréquent occasionnerait nécessairement dans le vagin, et à
l'orifice spécial de l'*uterus*.

CHAPITRE VII.

*Des changemens qui surviennent à l'*Uterus.

L'*uterus*, ce viscère composé de différentes
espèces de muscles, peut être comparé à un
sac formé de différentes étoffes, dont les unes
seraient plus solides que les autres; il est sujet
à de grandes variétés par la grossesse, ou par
des maladies qui y apportent de grands changemens dans sa forme, son volume, sa situation, et dans sa consistance même : nous ne
parlerons ici que des changemens qu'apporte
ordinairement la grossesse.

Le volume que ce viscère prend ordinairement pendant la grossesse, est tellement gra-
dué par la nature, qu'il est insensible dans le
commencement; mais avec le temps, il devient
visible, et quelquefois si considérable vers la
fin de certaines grossesses, qu'on a peine à le
concevoir, sur-tout quand on sait que cette

expansion n'a lieu que par l'extension du corps de la matrice, et le développement de son orifice spécial; car le vagin n'y contribue que par la portion qui se réfléchit sur le muscle orbiculaire qui forme cet orifice spécial. La vertu expansible des fibres musculaires de ces deux parties de l'*uterus*, son corps et son orifice, sans irritation, est faite pour exciter notre étonnement et notre admiration.

L'expansion de la matrice se fait si lentement pendant les trois premiers mois d'une grossesse ordinaire, que ce viscère ne déborde pas le détroit supérieur du petit bassin, et que ce n'est qu'environ le quatrième mois, que son fond devient sensible au niveau, à-peu-près, des pubis; mais après ce terme, elle augmente assez visiblement, car pendant le quatrième et le cinquième, elle monte jusqu'au nombril, qu'elle repousse; dès le sixième, elle se porte jusqu'à la région épigastrique; et pendant le septième et le huitième, elle occupe presque toute cette région; tandis qu'au neuvième, elle commence à descendre, et le ventre paraît diminuer.

Cette diminution apparente étonne beaucoup de gens, et a fait soupçonner que non-seulement l'enfant cesse de croître dans ce neuvième mois, mais encore qu'il maigrit par le besoin de nourriture, et que c'est ce besoin qui le détermine à venir au monde. Rien de plus contraire à la vérité : comment croire que la nature, cette mère en tout si prévoyante, soit obligée d'affamer les êtres pour les produire au jour? C'est bien méconnaître ses ressources et son industrie. Si cet événement était possible, il retarderait la naissance de l'enfant, au lieu de la provoquer : 1.º parce que tout ce qui peut suspendre ou diminuer l'extension et le développement complet de l'*uterus*, retarde nécessairement l'irritation qu'ils doivent occasionner dans la fibre musculaire, laquelle irritation détermine ce viscère à expulser ce qu'il contient; 2.º c'est que l'enfant ne cherche jamais à sortir, c'est l'*uterus* qui, irrité par la trop grande extension, le chasse, et produit ce que nous appelons l'accouchement. Mais le vulgaire est ainsi organisé, que du moment où il ne voit plus évidemment la marche de la nature, il aime mieux l'accuser d'erreur, que de reconnaître les bornes de son intelligence.

L'enfant continue donc de croître, quoique le ventre de la mère s'accourcisse en apparence, et que la région épigastrique soit plus libre qu'au huitième mois, parce qu'alors l'orifice spécial de l'*uterus* étant pour l'ordinaire entièrement développé, et continuant de s'étendre et de s'amincir, la grossesse fait proéminence au fond du vagin par le détroit inférieur du petit bassin ; en sorte que l'*uterus* trouve dans cette partie inférieure, l'espace qu'il a abandonné à la supérieure.

Pourquoi le ventre d'une femme grosse paraît diminuer au neuvième mois.

Tous ces différens degrés d'extension sont sujets à des variétés, non-seulement chez les

E..

différens individus , mais chez le même dans les différentes grossesses; car , chez certaines femmes , l'enfant parcourt ses différens degrés de développement et accroissement plus ou moins lentement , plus ou moins rapidement , indépendamment des événemens qui peuvent compliquer une grossesse : de toutes , la première est celle qui marque le moins promptement.

Section première.

*Comment s'opère l'ampliation de l'*Uterus*, qu'il faut regarder comme le mécanisme de la grossesse.*

Nous ne pouvons douter que le volume de l'*uterus* ne s'accroisse en tout sens par la grossesse ; la chose est trop manifeste. Plusieurs auteurs ont cru que cet accroissement, cette ampliation se faisaient aux dépens de son épaisseur; cela est vrai, car une fibre, comme une membrane , ne peut s'étendre sans s'amincir; cependant ce viscère reste pour le moins aussi épais qu'avant son extension , et quelquefois même il acquiert plus d'épaisseur , ce qui paraît invraisemblable; cette invraisemblance est facile à expliquer.

Comment l'*uterus* prend de l'épaisseur en s'alongeant.

L'*uterus* est composé , outre ses fibres musculaires, d'une substance spongieuse réticulaire et tortueuse, dont les cellules et les vaisseaux se remplissent de sang et de lymphe pendant la gestation plus qu'avant , puisqu'ils retiennent celui qu'ils laissaient échapper tous

les mois, et qui n'est pas employé à nourrir
l'enfant, comme on le croyait anciennement :
les fibres musculaires qui recouvrent cette substance spongieuse, forment un entrelacement
lié par un tissu cellulaire qui leur permet de
s'écarter les unes des autres, et qui est d'une
nature à recevoir des sucs qui remplissent les
porosités de sa substance, et le vide que l'écartement des fibres occasionne entre elles ; c'est
par l'accumulation de ces sucs qui acquièrent
de la consistance, que l'*uterus* conserve son
épaisseur, tout en s'alongeant en tous sens.

Le développement de ces fibres, quoique
successif, n'a pas la même gradation, car les
fibres du corps de ce viscère fournissent seules
à son ampliation pendant les cinq premiers
mois, celle du fond y étant pour peu de choses
dans le commencement ; c'est-à-dire, ne four-
nissant qu'à l'extension nécessaire au *placenta* ;
mais à ce terme, à-peu-près, le gland formé
par l'orifice spécial de l'*uterus* commence à
s'étendre, à se déplier, au point que de mois
en mois, on reconnaît la diminution de sa
longueur, et qu'il est presque entièrement
effacé au commencement du neuvième, où
cependant il reste encore quelquefois un léger
bourrelet : voilà la marche naturelle et la plus.
ordinaire de cette ampliation, susceptible,
néanmoins, de variation en plus comme en
moins de promptitude, en raison des différens
tempéramens, du genre de vie que l'on mène ,

de la nourriture que l'on prend, du climat que l'on habite, et des différentes espèces de grossesses ; ce qui empêche que leur durée ne soit la même, et que la gestation soit immuable, comme l'ont avancé quelques auteurs.

L'*uterus* garde toujours sa forme ovoïde, son axe longitudinal augmente plus du troisième au sixième mois, que de celui-ci au neuvième ; car pendant ces trois derniers, il s'arrondit manifestement, même du côté de son orifice spécial, parce qu'alors toutes ses fibres se déplient dans la même proportion. Pendant ces trois derniers mois, la majeure partie de l'ampliation de l'*uterus* se fait aux dépens de son orifice spécial.

Section II.

Des changemens que produit la grossesse dans la substance même de l'Uterus.

Par la comparaison de ce viscère plein du produit de la fécondation, et parvenu à son dernier degré d'expansion, avec celui qui est en vacuité, on reconnaît que sa substance est plus molle et plus spongieuse ; que sa compacité a beaucoup diminué, car son expansion n'est pas seulement l'effet d'un simple alongement en tous sens ; mais il est encore un genre d'accroissement, comme je l'ai dit ; puisque ses parois, tout en s'alongeant, conservent leur épaisseur, et selon quelques auteurs, en

acquièrent un peu plus ; ce qui arrive effectivement chez certains individus , par l'abondance plus ou moins grande de ces sucs qui
s'y attachent , et parce que chaque vaisseau ,
chaque lacune de sa substance spongieuse
devient d'autant plus ample , que le produit
de la conception fait plus de progrès , sur-tout
chez les femmes à qui on ne tire jamais de
sang pendant la grossesse.

Section III.

Des déviations ou obliquités de l'Uterus *pendant la gestation.*

Ce viscère change de position pendant la
grossesse , au point qu'environ le sixième mois
on ne trouve que difficilement ce qui reste du
museau de tanche ou de son orifice spécial ,
en explorant le vagin par le toucher ; et que
vers le neuvième , on ne peut le rencontrer ;
que souvent aux premières douleurs , il est
encore si près du *sacrum,* qu'on ne peut l'atteindre.

On a toujours reconnu quatre obliquités de
l'*uterus*, qui raisonnablement peuvent se réduire à trois ; car celle de droite et de gauche
ne doivent compter que pour une , puisqu'elles
ne peuvent exister ensemble , et que l'une
n'offre rien de plus particulier que l'autre :
mais pour ne rien changer ici, suivons la rou-
tine , puisqu'elle n'a pas d'inconvéniens.

Une des causes la plus commune de ces obliquités ou déviations, est l'attache ou l'adhérence du *placenta* dans ce viscère; chose très-essentielle à connaître pour la facilité de la délivrance lorsqu'on l'opère par art : on conçoit facilement que lorsque le *placenta* a pris racine dans un des côtés de la matrice, au-dessous d'une des trompes, et que dans la suite cette masse s'étendant plus au-dessous de cette trompe qu'au-dessus, doit nécessairement entraîner l'*uterus* de ce côté, et par conséquent donner une direction opposée au museau de tanche ou orifice spécial de ce viscère ; ainsi lorsque vous le trouverez à gauche dans le vagin, vous devez trouver le *placenta* plus du côté droit de l'*uterus*, et *vice versâ*.

Lorsque l'une ou l'autre de ces déviations a lieu, la dilatation de l'orifice spécial se fait long-temps sur le côté de la tête de l'enfant, qui alors présente à cet orifice un des pariétaux ; si, au contraire, par une position non-naturelle pour les humains, le *placenta* est enraciné à la partie antérieure ou supérieure de l'*uterus*, comme je l'ai rencontré quelquefois, son orifice spécial est porté plus postérieurement dans cette grossesse que dans d'autres où il n'occuperait pas cette place, et devient plus difficile à rencontrer : ce cas est rare, mais il n'est pas sans exemple.

Si la réunion de l'*os sacrum* avec la dernière vertèbre lombaire est très-saillante, elle devient aussi une cause de cette déviation, parce que le corps de l'*uterus*, dont l'axe aura été très-direct jusqu'au quatrième mois, environ, se portera par suite plus d'un côté que de l'autre, et sera dévié à droite ou à gauche, suivant l'obstacle ou la facilité qu'il aura trouvé d'un côté plus que d'un autre.

On ne trouve jamais au terme complet de la grossesse la déviation d'arrière en avant, celle qui porte l'orifice spécial sous les pubis ; ou il faudrait qu'il existât une cavité considérable dans la colonne lombaire, tandis qu'on y trouve le plus ordinairement une saillie plus ou moins forte ; ainsi cette déviation ou ce renversement ne peut avoir lieu que dans le commencement d'une grossesse. Je ne l'ai rencontrée qu'une seule fois chez une femme bien conformée, et qui ne se croyait grosse que de deux mois : je ne sais si les convulsions dans lesquelles je la trouvai avaient occasionné ce renversement, ou si ce fut lui qui occasionna les convulsions, que je calmai par des saignées répétées, des potions anti-spasmodiques, et des bains ; tous ces moyens furent employés pendant trois jours que durèrent les paroxismes de ces convulsions, et au bout desquels la femme fit une fausse-couche.

On a cru jadis que les différentes obliquités, ou déviations de l'*uterus*, que l'on trouve au moment de l'accouchement, venaient de la mauvaise conformation de ce viscère ; mais on

Nouvelle découverte de l'Auteur.

ne savoit pas encore que toute mauvaise conformation de *l'uterus* et de ses dépendances , comme toute obliquité naturelle ou déviation existantes avant la possibilité de fécondation , sont un obstacle à cette opération , puisqu'il faut , pour qu'elle ait lieu , une direction du museau de tanche ou orifice , parallèle à celle de la vulve (1).

Une tumeur dans le bassin ou dans une des parties qui y sont contenues , est une cause de l'une ou de l'autre de ces obliquités , conséquemment un obstacle à la fécondation ; mais la cause la plus ordinaire d'une de ces obliquités , est la rondeur que ce viscère acquiert par son développement, pendant la gestation ; rondeur qui l'empêche de rester sur la colonne vertébrale, et qui jette son fond et son corps en avant; ce qui fait qu'on ne rencontre son orifice que fort en arrière , et au-dessus du *coccix*. Cette situation de *l'uterus* fait long-temps languir le commencement du travail d'enfantement, spécialement si la femme ne se décide pas à rester couchée.

Roedérer, l'un des plus habiles Accoucheurs de son temps, a cru que les obliquités latérales de *l'uterus* étaient déterminées par la connexité de ce viscère avec le *rectum* et l'*S* romaine du colon, parce que les excrémens

____

(1) *Voyez* pour plus grands éclaircissemens à ce sujet , les corollaires de l'*Art de procréer les Sexes à volonté.*

qui descendent dans le *rectum*, où ils séjour-
nent quelquefois pendant plusieurs jours chez
certains individus, et la solidité qu'ils y acquièrent, favorisent ces obliquités, en poussant
plus ou moins ce viscère par un des côtés; ce
qui l'oblige à se détourner et à se porter où il
trouve le moins d'embarras. Cela est plus que
vraisemblable; car j'ai observé que la déviation de l'orifice se trouve plus souvent du côté
droit que du gauche : le foie peut aussi y être
pour quelque chose.

Toutes ces différentes obliquités, quelle qu'en
soit la cause, rendent l'accouchement plus
long et plus lent dans le premier et le second
temps du travail, si on l'abandonne entièrement à la nature ; mais si l'Accoucheur est
intelligent, et qu'il connaisse bien le mécanisme de l'*uterus* dans cette fonction, il fait
prendre à la femme une position (1) qui rec-
tifie beaucoup cette déviation, et la lui fait
garder jusqu'à ce que l'orifice spécial de l'*uterus*, soit revenu direct à la vulve ou orifice du
vagin : ce qui facilite beaucoup la dilatation
de cet orifice spécial, et abrège la durée du
travail.

---

(1) Cette position consiste à faire coucher la femme
sur le côté opposé à la déviation, il faut aussi qu'il soutienne pendant les douleurs le bord de cet orifice qui descend ordinairement avec la tête au lieu de se dilater : la
saignée est souvent nécessaire dans ce cas.

CHAPITRE VIII.

Des corps qui établissent la communication de la mère avec l'enfant, autrement dit, des Secondines.

Sous cette dénomination, on comprend le *placenta*, le *cordon ombilical*, et les *membranes* qui contiennent les eaux et l'enfant. Je ne puis être de l'avis du Professeur *Baudelocque*, « *qui prétend*, sect. V des secondines, p. 155, S. 444, *qu'on pourrait y ajouter les eaux ;* » elles ne peuvent être mises au rang des secondines, puisqu'elles précèdent toujours l'enfant, et qu'elles viennent au plus tard avec lui. Ce Professeur a donné dans l'erreur de croire que ces substances sont nommées *secondines* en raison de leur origine ; car il dit : « *c'est improprement qu'on a désigné ces substances sous le nom générique de secondines, puisqu'elles sont formées avant le fœtus.* » Un pareil raisonnement n'est pardonnable qu'à une sage-femme de village.

Quoi ! un Professeur d'Accouchemens dans le xviii.e siècle ; un Professeur aux Écoles de Médecine de Paris, ignore que ces corps n'ont reçu la dénomination de secondines, que parce qu'ils viennent toujours après l'enfant, et qu'on regarde leur expulsion comme un second accouchement ; puisqu'après la naissance de l'enfant, l'*uterus* reste ordinairement en repos pendant un plus ou moins long-temps, et

qu'elle entre de nouveau en activité et en contraction , pour les expulser de son sein.

Notre Professeur dit encore , *sect. V des secondines* , p. 156 , §. 447 , que ce n'est qu'après
un certain temps, que le sang de la mère peut
arroser ces parties, *les secondines.* P. 157 ,
§. 452. Ce que j'ai vu de plus remarquable sur
la surface interne de ce corps spongieux, *le
placenta,* sont des cavités contiguës, au moyen
d'un tissu cellulaire très-fin , aux orifices des
sinus utérins , etc. §. 453, c'est par ce rapport
que le sang utérin passe dans les cellules du
placenta , etc. P. 174 , §. 505 , on ne peut raisonnablement nier le passage du sang des sinus
utérins dans les cellules du *placenta.* P. 174 ,
§. 508 , les artères utérines y versent le sang de
leur côté, comme les artères ombilicales le
font du côté du *placenta* , et les veines du
même nom viennent l'y reprendre , les unes
pour le porter dans la masse générale des humeurs de la mère , et les autres pour le conduire au fœtus. »

Voilà la doctrine de notre Professeur, que
j'ai démontrée *raisonnablement* fausse et impossible. *Voyez l'Art de procréer les sexes
à volonté, chap. III de la seconde partie,* où
il s'est glissé une erreur d'indication, car il y
a p. 144 , au lieu de 174 ; voyez ce chapitre où
vous trouverez toutes les preuves de son erreur,
avec celles de l'origine et de l'organisation du
placenta.

Voyons maintenant ce que les nouveaux Auteurs nous disent sur le mode de circulation de l'enfant dans le sein de la mère.

DENMAN est de l'avis de tous les Physiologistes modernes, car il est convaincu par toutes les expériences qui ont été faites sur le *placenta*, que le sang de la mère ne passe pas plus à l'enfant, que le sang de l'enfant ne passe à la mère, et que ces deux systêmes de circulation sont indépendans l'un de l'autre : il nous donne d'abord l'opinion de ses antécesseurs, et voici ce qu'il dit à ce sujet, chapitre VI, sect. VIII, page 255 :

« Le *placenta* est un corps vasculeux de figure circulaire, aplati, et apparemment de substance charnue, variant en diamètre chez différens sujets (1); mais qui monte ordinairement à environ six pouces, ou à plus d'un quart de la coque, ou partie externe de l'œuf; il a plus d'un pouce d'épaisseur au milieu, et devient par gradation plus mince vers la circonférence, d'où les membranes se continuent. Le *placenta* est le principal moyen de communication entre la mère et l'enfant; mais quoique tous les Auteurs reconnaissent l'importance de ses fonctions, les opinions ont été partagées sur leur nature, et sur la manière dont ses fonctions s'exécutent.

---

(1) *In quibusdam, placenta reperitur crassior, amplior, et sanguine abundantior.* HARVEY.

» La surface du *placenta*, qui adhère à l'*uterus*, au moyen de la membrane de connexion (1), est lobée et convexe; mais l'autre, qui est couverte du *chorion* et de l'*amnios*, est concave et unie, si l'on en excepte les petites éminences faites par des vaisseaux sanguins. On le trouve rarement attaché dans le même endroit dans deux accouchemens successifs; et quoiqu'il adhère le plus fréquemment à la partie antérieure (2), il s'attache sur un point différent, même sur l'orifice de la matrice : dans ces cas, il cause à l'époque de l'accouchement une hémorragie dangereuse.

Le *placenta* est composé d'artères et de veines, avec un mélange de substance pulpeuse et cellulaire. Il y a deux ordres de celles-ci, très-curieusement enlacées; le premier, est une continuation de celles provenantes du cordon, lesquelles se ramifient à la surface interne du *placenta*, dans la substance duquel elles s'enfoncent, en s'anastomosant et se divisant en un très-grand nombre de petites branches. Les artères sont situées au-dessus des veines, ce qui est une circonstance particulière au *placenta*. Le second ordre provient de l'*uterus*, et celles-ci se ramifient de la même manière avec celles du cordon, ce qui se conste en in-

____

(1) Celle que Hunter a nommée *decidua*.

(2) En France le *placenta* est plus souvent greffé à la partie postérieure qu'à l'antérieure de l'*uterus*.

jectant le *placenta* par les vaisseaux du cordon et par ceux de la mère : les veines dans leurs ramifications accompagnent les artères, comme dans d'autres parties.

§ On a cru que le sang qui vraisemblablement a subi quelques altérations préparatoires dans son trajet de l'*uterus*, est conduit par les artères utérines ou maternelles du *placenta* dans des cellules, ou petites cavités, où il est déposé, et qu'une partie qui s'en est séparée, en est absorbée par les veines du fœtus du *placenta*, lesquelles l'envoient au fœtus pour le nourrir.

» Lorsque le sang qui circule dans le fœtus exige quelque changement de qualité, ou lorsqu'il a passé dans le torrent de la circulation, il est conduit par les artères du cordon au *placenta*, dans les cellules où il est déposé, et après, changé et absorbé par les veines maternelles du *placenta*, et porté à l'*uterus*, d'où il rentre dans la circulation commune de la mère. »

Vous voyez par ces passages que j'ai rapportés littéralement, que les anciens Médecins Anglais ne raisonnaient pas mieux que les anciens Français, sur le mode de circulation du sang chez l'enfant dans le sein de sa mère, et sur la structure intime du *placenta*, puisqu'ils admettaient des *artères maternelles du placenta*, qui portaient dans ses cellules du sang qui était changé et absorbé par des veines maternelles ; tandis.que *Harvey* a dit depuis long-temps : *« abundè me demonstraturum arbitror, viviparorum quoque fœtum , dum adhuc in utero continetur, non matris sanguine nutriri, spirituque ejus vegetari; sed animo, viribusque suis frui , ut pullus in ovo , solet proprioque sanguine gaudere. »*

Par ce passage de *Harvey*, il est évident qu'il ne croyait pas à la communication du sang de la mère à l'enfant, ni au retour du sang de l'enfant à la mère ; mais ce qui est bien connu aujourd'hui par les Physiologistes et Naturalistes , c'est que les artères maternelles ou utérines versent le sang qu'elles portent, dans les lacunes, ou cellules de la substance spongieuse de *l'uterus*, dans lesquelles les flocons villeux , tomenteux, qui terminent les molécules auxquelles se sont adaptées les ramifications veineuses de l'enfant, viennent absorber la portion lymphatique que contient ce sang de la mère, pour le porter à *l'homocule*, seul moyen de subsistance de cet individu, jusqu'à ce qu'il soit plus fortement organisé.

DENMAN dit encore : « on regarde les veines du *placenta* comme des canaux absorbans, parce que jusqu'à présent on n'a pas encore découvert des vaisseaux lymphatiques au *placenta*, ou au cordon : il n'y a pas non plus de nerfs ici ; de sorte que la seule communication entre la mère et l'enfant , jusqu'à présent découverte, existe par le système vasculaire.

F

» Les expériences sur la circulation du sang entre l'enfant et la mère, ont principalement été faites sur le cordon. Du temps où l'on croyait que l'enfant recevait du sang directement de la mère, on soutenait que par la section du cordon ombilical, si la partie du côté du *placenta* n'était pas soignée par une ligature, la mère courait le danger de l'hémorragie qui en suivait indispensablement; mais il est prouvé que ce sentiment, sur lequel sont fondées plusieurs particularités dans le ménagement du cordon et du *placenta*, est dénué de fondement; car si immédiatement après la naissance, et pendant que la circulation se continue encore, on comprime le cordon ombilical, les artères entre la partie comprimée et l'enfant, battent fortement; mais celles entre la pression et le *placenta*, n'éprouvent aucune pulsation : la veine entre la partie comprimée et le *placenta* se gonfle, et la partie du côté du fœtus devient flasque.

Toutes ces expériences prouvent que le cit. Baudelocque s'est trompé.

» Si cependant dans les mêmes circonstances, on coupe le cordon, et que la partie qui regarde le fœtus ne soit pas liée, l'enfant périt d'hémorragie, quoique la mère ne souffre aucun inconvénient par l'abandon de l'autre partie. Il est plus que prouvé qu'une femme peut mourir d'hémorragie occasionnée par une séparation du *placenta*, et que nonobstant après sa mort, l'enfant peut naître parfaitement sain; mais si le *placenta* est lésé, sans être séparé, soit par rupture des vaisseaux qui passent à sa surface interne, soit de toute autre manière; privé de son sang, l'enfant périt, quoique la mère puisse en échapper sans danger.

» Il y a eu plusieurs opinions sur la manière dont la circulation du sang se fait entre la mère et l'enfant pendant son séjour dans l'*uterus*. On a cru long-temps que la communication entre eux était non-interrompue, et que le sang, poussé par la force de la mère, parcourait le systême vasculaire de l'enfant; mais des tentatives réitérées ont été faites sans succès, pour injecter par les vaisseaux de la mère, tout le *placenta*, le cordon et le fœtus, et par les vaisseaux du cordon ombilical, une partie de l'*uterus*. On convient maintenant en général, que les deux systêmes vasculaires du *placenta* sont distincts; on est d'accord aussi que le sang du fœtus, relativement à sa *formation*, son *augmentation* et sa *circulation*, n'a pas de connexion avec la mère, et en est totalement indépendant ; excepté qu'elle fournit la matière dont le sang du fœtus est formé. »

Cette dernière opinion de la majorité des Accoucheurs Anglais, transmise par *Denman*, détruit entièrement celle de notre Professeur **Baudelocque**. *On peut voir dans le ch.* I.er *et* II.e *de la seconde partie de l'Art de procréer les sexes à volonté*, troisième édition, comme je lui explique tous ces faits.

Depuis cette troisième édition, je me suis

F..

procuré un ouvrage publié en 1802 , ou an X ,
par *J. Fréd. Lobstein* , Docteur en Médecine,
et Professeur de l'Ecole de Médecine à *Stras-
bourg* , membre de la Société des Sciences,
des Arts, etc. , qui a pour titre : *Essai sur la
Nutrition du Fœtus* , au moyen duquel je vais
vous faire connaître son opinion , et celle des
plus célèbres Anatomistes et Accoucheurs de
l'Europe, sur le *placenta* , et sa connexion
avec l'*uterus*.

Cet Auteur dit , 1.re partie, p. 57, $.$ 51 :
« Je ne m'arrêterai pas à décrire la conformation extérieure du *placenta* , parce qu'elle a
été suffisamment indiquée par les Anatomistes
et Accoucheurs ; cependant, pour pouvoir
m'étendre sur la structure intime de cette
partie , je dirai seulement deux mots sur les
différences qu'elle présente dans les diverses
périodes de la grossesse.

« Le *placenta* n'existe pas les premiers jours
que l'œuf commence à être apparent ; c'est-à-
dire, jusque vers la fin du premier mois , on
ne rencontre alors que des flocons qui sortent
uniformément de la surface utérine du CHO-
RION (1). »

---

(1) J'en demande pardon au docteur *Lobstein* , je ne
puis être ici de son avis ; car je crains qu'il ne soit dans
l'erreur , quand il dit que « *le placenta n'existe pas
dans le commencement de la grossesse, mais seulement à la fin du premier mois.* » Il existe alors très-visi-
blement ; mais il est de toute nécessité que ce corps se

Plus loin il dit, la structure du *placenta* est, comme l'on sait, vasculeuse ; comme jusqu'à

---

forme et s'organise sitôt après l'arrivée de l'œuf dans l'*uterus*, non-seulement parce que tous les matériaux nécessaires pour cette formation l'y attendent, mais aussi parce que dès le premier moment il devient nécessaire à l'œuf, puisque c'est lui qui l'arrête et le fixe dans ce viscère par l'implantation et les ramifications des vaisseaux ombilicaux de *l'homocule* qui y est contenu ; mais encore parce qu'il est de toute nécessité à cet *homocule*, car sans lui, qui lui fournirait les sucs de son premier développement, puisqu'à ce terme il ne peut encore s'accroître par les eaux de *l'amnios* qui, loin de pouvoir lui fournir sa subsistance alors, doivent augmenter, pour distendre le domicile de cet individu ?

Il est bien difficile de croire que les premières ramifications de la veine ombilicale sortant de l'œuf, et qui absorbent dans le premier moment la sérosité de la lymphe versée dans *l'uterus* au moment de la fécondation, ne s'accroissent pas, et n'augmentent pas en force et en nombre avant la fin du premier mois. Disons qu'elles ne deviennent bien visibles qu'alors ; mais la formation et l'organisation du *placenta* qui n'est autre chose que l'expansion, et ramification de cette veine, et l'insertion de ses ramifications dans les molécules organiques des liqueurs séminales, (*comme je l'ai démontré dans l'Art de procréer les Sexes à volonté*), doit suivre immédiatement la descente de l'œuf dans *l'uterus*, sans quoi il ne pourrait y avoir de conception ; et *l'homocule* ne pouvant être arrêté, ni se développer, l'œuf sortirait peu-après de la matrice ; ce qui arrive plus souvent qu'on ne le croit, car le nombre des cicatrices que l'on observe sur les ovaires, et qui sont autant de preuves de fécondation, ne répondent que bien rarement au nombre des enfans procréés par les femmes, tandis qu'ils répon-

présent on n'y a pas trouvé de nerfs, ni de veines lymphatiques, on peut dire que les ramifications des vaisseaux sanguins consti-

---

dent toujours chez les femelles au nombre de leurs productions.

Les molécules organiques qui composent la base du *placenta*, leurs filamens, et le prolongement des ramifications de la veine ombilicale, sont si fins et si courts les premiers jours où l'œuf est apparent, qu'ils ne peuvent être distingués du mucilage dans lequel ils existent, et ils ne deviennent visibles qu'environ vingt jours après la fécondation, autant que j'ai pu en juger par un œuf fécondé depuis vingt-sept à trente jours, sur lequel j'ai distinctement reconnu à l'œil-nud le *placenta* composé de petits corps, presque sphériques, terminés par un duvet qui ressemblait à de la moisissure de viande gâtée, et que je n'ai bien vu, qu'en plongeant cet œuf dans de l'esprit-de-vin.

Tous les corps sphéroïdes étaient liés par des filamens plus fins que des capillaires; ils étaient encore blancs, ainsi que leur *tomentum*, et je n'ai apperçu qu'un seul point rouge qui correspondait au cordon ombilical, qui à travers les membranes et les eaux, paraissait bleu, tandis que l'homocule était très-blanc.

Les flocons filamenteux que le docteur *Lobstein* a vus à la fin du premier mois de grossesse, étaient le *placenta* même, existant depuis le commencement de la gestation; et il a dû observer que les principaux troncs partaient du *chorion*, tandis que les flocons filamenteux étaient ceux sortis des porosités de la membrane de *Hunter* et de l'uterus ; ceux enfin, par lesquels le *placenta* et l'œuf adhéraient à ce viscère avant son expulsion.

Voilà comme j'ai vu et conçu l'organisation du *placenta*, nécessaire dès les premiers momens au développement de l'œuf fécondé et de son *homocule*.

tuent presque entièrement la masse spongieuse de cet organe. Outre les vaisseaux, on y
remarque encore un tissu cellulaire très-fin ,
qui les lie les uns aux autres , ainsi que des
filets blancs très-forts, qui ont l'aspect tendineux, sans direction constante , et dont le
nombre n'est pas égal dans tous les *placenta.*

» Les artères et la veine ombilicale, parvenues
à la surface fœtale du *placenta,* se divisent en
plusieurs grosses branches qui sont situées ,
non-seulement sous l'*amnios,* mais aussi sous
le *chorion,* auquel elles sont intimement attachées. Ces branches gagnent les différens *cotylédons* dont le *placenta* est composé , de sorte
que chaque reçoit au moins une branche principale de chaque ordre de vaisseaux ; car quoiqu'il y ait deux artères contre une veine dans
le cordon ombilical, il faut savoir que cette
disposition se borne aux seuls troncs , et que
dans toutes les divisions, il n'y a qu'une veine
et une artère qui s'accompagnent : il est aisé
de s'en convaincre par une seule partie du *placenta* injecté (1). »

Plus loin il dit encore, « quoique le *placenta* soit un organe spongieux, on ne trouve
en lui d'autre substance celluleuse, ni d'autres

----

(1) Ceci prouve bien évidemment que la veine ombilicale se propage et se ramifie à elle seule, au moins autant que les deux artères ensemble, comme nous le ver-
rons par la suite.

cavités que celles qui appartiennent aux sinus veineux, et on n'y découvre d'autres intervalles, que ceux qui sont formés par l'écartement des vaisseaux qui le composent : ce sont ces écartemens naturels des branches et des rameaux des vaisseaux, ensemble avec les cellules qui appartiennent aux sinus veineux, que je nommerai par la suite *parenchime du placenta*. »

« Voilà ce qu'on découvre relativement à la disposition des vaisseaux du *placenta*, lorsque celui-ci a été macéré et considéré à l'œil nud. Les injections et le microscope nous font connaître ensuite des particularités qui sont dignes d'être remarquées. »

« Lorsqu'on injecte de l'eau, une résine liquéfiée, du mercure, etc. dans une des artères ombilicales, toutes ces substances reviennent dans l'instant par l'autre artère : ce retour facile de la matière injectée est dû à des branches de communication très-évidentes ; mais lorsque la matière ne peut pas sortir par l'autre artère, elle passe dans les ramifications veineuses, et parvient après dans ce dernier vaisseau ; de sorte que tout le *placenta* se trouve injecté. »

« La même chose a lieu lorsqu'on a poussé l'injection par la veine ombilicale ; alors la matière revient par les artères. Ceçi prouve donc qu'il existe un passage libre entre les artères et les veines, et on a fréquemment observé dans ces cas, que la matière injectée ne se faisait pas jour avant que les vaisseaux ne soient complètement remplis, et qu'alors l'épanchement se fait par suite de rupture de ces vaisseaux (1).

« Si on fait macérer un pareil *placenta* pendant quelque temps, les vaisseaux se désunissent et constituent des flocons. Lorsqu'on examine ces derniers par le moyen du microscope, on découvre une infinité de branches, qui par leur finesse, leur direction et leur manière de se diviser, peuvent être comparés à l'édredon (2). »

Ailleurs il nous dit, « je dois parler maintenant des filets blancs et tendineux dont j'ai fait mention, quoique j'aie fort peu de choses à ajouter à la description qu'en a donnée *Wrisberg*. Comme lui, j'ai remarqué qu'ils tiennent la plupart au *chorion*, à l'endroit où ils tapis-

---

(1) Tout ceci prouve manifestement qu'il n'y a nulle communication sanguine de la mère à l'enfant, ni de l'enfant à la mère, comme je le soutiens, et qu'il n'y a pas même, comme le prétend le cit. *Baudelocque*, des cellules de communication sanguine de la mère au *placenta*; ces injections prouvent encore que les filamens des molécules organiques, base du *placenta*, ne sont pas des vaisseaux lymphatiques, mais des corps villeux qui absorbent la partie la plus fluide de la lymphe versée avec le sang dans les lacunes de la substance spongieuse de l'*uterus*, puisqu'il ne peut y passer une seule goutte d'injection.

(2) Voilà bien mes flocons tomenteux des molécules organiques, premier moyen de nutrition de l'*homocule*.

sent la surface fœtale du *placenta*, qu'ils s'enfoncent avec les vaisseaux , dans la substance de cette partie ; mais qu'ils peuvent être très-facilement distingués de ces derniers par leur blancheur et leur densité.

» Ayant eu occasion d'examiner des *placenta* dans toutes les époques de la gestation , je crois avoir découvert que ces filets tendineux ne sont que des vaisseaux lymphatiques oblitérés et changés en ligamens. J'ai observé qu'ils ressemblent assez à ceux qu'on rencontre entre les membranes d'un œuf prématurément expulsé, et qui résultent des flocons oblitérés qui n'ont pas été employés à la formation du *placenta* ; j'ai trouvé de ces filets qui étaient à moitié ouverts, qui avaient reçu de l'injection, et qui donnaient des branches; j'ai remarqué, enfin, qu'ils sont d'autant plus nombreux, que le *placenta* est plus près du terme de l'accouchement. »

Qu'il me soit permis d'émettre ici mon opinion, d'après la description et les observations du Docteur *Lobstein*, sur ces *filets blancs* ayant un aspect tendineux. Comme lui, je les avais vus, et je soupçonnais ce qu'il confirme aujourd'hui, qu'ils sont des vaisseaux lymphatiques oblitérés, puisque, dès l'an 8, j'ai dit dans la première édition de *l'Art de procréer les sexes à volonté*, article du *placenta* : *Je veux bien croire que le chorion jette des filets membraneux qui fortifient son adhérence avec le placenta ; mais qui m'assurera que ce que nous prenons pour des adhérences, ne sont pas des vaisseaux lymphatiques qui vont à travers le* placenta *chercher dans l'uterus le fluide qui doit sans cesse augmenter son extension, comme il en fournit dans toute la portion qui n'est pas occupée par le* placenta?

D'après les expériences et l'observation du Docteur *Lobstein,* que ces corps blancs sont d'autant plus nombreux, que le *placenta* est plus près du terme de l'accouchement, et qu'il a trouvé quelques branches qui avaient reçu de l'injection, nous ne pouvons douter que ce que j'ai soupçonné ne soit une réalité ; nous ne pouvons plus nous empêcher de croire que ces corps ne soient des vaisseaux lymphatiques, qui, après avoir fourni une portion de l'eau de l'amnios, s'oblitèrent insensiblement vers la fin de la gestation, et que c'est à l'oblitéra- tion d'un moins grand nombre de ces vaisseaux, que nous devons la plus grande quantité d'eau qui se trouve dans l'amnios au moment de l'accouchement.

Nous ne pouvons nous empêcher d'admirer encore ici la prévoyante nature qui se sert de l'oblitération de ces vaisseaux lymphatiques devenus inutiles à leur première destination, pour fortifier les adhérences de l'œuf avec le *placenta*, en raison de l'augmentation de son volume et de son poids, au moment sur-tout où *l'uterus* le soutient d'autant moins, que l'amincissement de son orifice spécial augmente chaque jour.

Le Docteur *Lobstein* nous dit ailleurs : « je me suis borné jusqu'à présent à exposer ce que mes recherches m'ont appris sur la structure du *placenta*, mon intention n'étant pas d'entrer dans des détails historiques, et de citer les opinions que les auteurs ont émises à ce sujet ; cependant je ne saurais passer sous silence les observations que quelques Anatomistes nous ont consignées, et qui servent à nous confirmer mes propres expériences. »

Ruysch est le premier qui, par ses injections, ait poussé la matière jusque dans les dernières ramifications du *placenta*; il a fait voir que cet organe n'est formé que d'un assemblage de vaisseaux diversement repliés et conglomérés ; qu'on n'y rencontre point de corps glanduleux, ni de *cellules*, ni de fibres particulières. Il a remarqué que les divisions des vaisseaux sont plus multipliées que dans aucun autre viscère du corps; et que les derniers rameaux deviennent si fins, qu'ils ressemblent à un *tomentum*. Il a prouvé l'anastomose directe des artères ombilicales avec les veines du même nom ; il n'a pas reconnu celles que l'on suppose exister entre les vaisseaux ombilicaux et l'*uterus* (1).

____

(1) Voilà encore une autorité bien ancienne, contre le cit. *Baudelocque.*

Plus loin encore , le Docteur *Lobstein* dit aussi : « après avoir examiné tout ce qui est relatif à la structure interne du *placenta* , il me reste à discuter une question très-importante, et sur laquelle les auteurs ont produit des opinions diverses ; c'est celle de savoir quel est le rapport du *placenta* à la matrice ; quel est le mode de communication établi entre ces deux organes. »

L'expérience journalière nous apprend que dans un accouchement à terme , le *placenta* se détache facilement de la matrice; que lorsqu'on l'examine à sa surface utérine , on n'y découvre aucune déchirure, et qu'après sa sortie , il y a un écoulement de sang de la matrice , qui dure pendant quelques jours ; il est encore connu que , lorsque dans le cours de la grossesse , le *placenta* se détache de la matrice , il en résulte une hémorragie grave qui met dans le plus grand danger la vie de la mère et celle de l'enfant, mais plus particulièrement celle de la mère. Tout ceci nous prouve déja suffisamment qu'il y a une circulation sanguine de la matrice dans le *placenta* , qui alors est interceptée par le décollement de ce dernier organe. Mais comment se fait cette circulation , et dans quel rapport se trouve-t-elle avec la circulation du fœtus ?

Les opinions des Physiologistes sur ce point de doctrine, peuvent être réduites à deux principales. Par la première , on établit qu'il existe une continuation, ou une anastomose immédiate des vaisseaux de la matrice dans ceux du *placenta*. Par la seconde, on soutient que cette communication directe n'existe pas ; mais que le passage des sucs de la mère à l'enfant, et réciproquement de l'enfant à la mère, a lieu par voie d'absorption.

Pour pouvoir porter de ces opinions un jugement assuré, et pour mieux comprendre ce que nous aurons à dire par la suite, il faut que nous connaissions les argumens qu'on a produits en leur faveur. Examinons d'abord comment on a été induit à admettre l'anastomose directe des artères de la matrice avec les veines du *placenta*.

1.º On a observé par des injections cadavériques de femmes enceintes, mortes d'hémorragie, que les fœtus étaient également privés de sang. Des exemples de cas pareils sont consignés dans la Physiologie de *Haller*.

2.º On nous rapporte l'observation d'une hémorragie devenue mortelle, par la section du cordon ombilical d'un *placenta* qu'on avait négligé d'extraire de la matrice.

3.º On a fait des injections par lesquelles la matière a passé des vaisseaux de la mère dans ceux de l'enfant, et réciproquement : *Haller* cite ces expériences.

4.º On a regardé les hémorragies qui arrivent après tout détachement partiel, ou total du *placenta*, les lochies dans les cas ordinaires, les pertes dans les cas contre-nature, comme une preuve de la continuité des vaisseaux.

5.º On a expliqué par cette même continuité des vaisseaux, les fortes adhérences qui ont lieu quelquefois entre le *placenta* et la matrice, ainsi que les cas où le *placenta*, en restant attaché à la surface de l'*uterus*, a résisté à la putréfaction.

6.º Il y a des exemples de fœtus parfaits, auxquels le cœur manquait ; dans ces cas, dit-on, la circulation n'a pu se faire que par la force du cœur et du système artériel de la mère.

Cependant quelque nombreux que soient ces argumens en faveur de l'anastomose directe des vaisseaux utérins avec ceux du *placenta*, l'expérience et les recherches modernes les détruisent entièrement, au point qu'aujourd'hui cette théorie ne compte presque plus de défenseurs. En effet, s'il y a des exemples qui prouvent qu'à la suite d'une hémorragie par la matrice, les vaisseaux du *placenta* et du fœtus ont été également trouvés vides de sang, il y en a d'autres, et en plus grand nombre, qui font voir le contraire ; on les trouve consignés dans la Dissertation de *Balthazard* (1), et dans celle de *Reus* (2). Ce dernier a vu le cadavre

______

(1) *De commercio uterum inter et placentam fœtisque nutritione.* §. XII.

(2) *Observationes novæ, circa structuram vasorum in placentá humaná.* p. 7.

d'une femme grosse , morte après une hémorragie utérine par le décollement du *placenta;*
tous les vaisseaux de la matrice étaient si vides
de sang , qu'il ne s'en écoula pas une goutte
lorsqu'on fit la section de ce viscère ; cependant les vaisseaux du *placenta* , ceux du cordon , et ceux du fœtus étaient parfaitement
remplis.

Wrsberg a trouvé dans une femme grosse
de sept mois, qui était morte d'hémorragie à
la suite d'une plaie d'arme à feu, le cœur et
les vaisseaux du fœtus gorgés de sang , tandis
que ceux de la mère étaient totalement vides.
Le même Anatomiste a fait périr un grand
nombre de femelles pleines , en leur ouvrant
les artères carotides ; il a disséqué les matrices
de vaches mortes à la suite d'une plaie faite au
cœur ; mais jamais il n'a remarqué que les
petits fussent privés de sang.

« Quant aux hémorragies qui ont lieu par le
cordon ombilical d'un *placenta* laissé dans la
matrice, ces cas sont excessivement rares ;
il n'est guères d'Accoucheurs , ni de Sages-
Femmes, qui aujourd'hui appliquent une ligature à la portion du cordon tenante au *pla-*
centa : la seule circonstance où ce procédé
devient nécessaire, c'est lorsqu'il y a des jumeaux , dont les *placenta* peuvent communiquer ensemble par l'anastomose de leurs vaisseaux ; mais ce cas est aussi très-rare. »

Qu'il me soit permis d'observer ici que non-
seulement

seulement ces cas sont excessivement rares ;
mais que je ne crois pas qu'on ait jamais constaté que l'hémorragie, devenue mortelle, ait eu
lieu par le cordon laissé au *placenta*. D'après
cela, il me paraît évident que dans ce cas
une grande portion de *placenta* décollée a
donné lieu à la perte dans un moment d'inertie
de la matrice, et que cette inertie a été augmentée par la perte même qui a été entretenue
par la présence de ce corps ; car s'il était une
fois constaté que tout le sang perdu dans une
hémorragie devenue mortelle, se fût écoulé
par le cordon ombilical, il serait bien prouvé
que quelquefois les artères utérines communiquent avec le *placenta;* ce qui serait un fait
contre - nature. Mais une fois cette possibilité
admise, l'Accoucheur ou la Sage-Femme ne
pourrait se dispenser de toujours laisser une
ligature à la portion du cordon ombilical qui
doit rester au *placenta*, parce qu'il vaudrait
mieux toujours prendre une précaution inutile, que d'exposer une seule femme à perdre la
vie, faute de cette précaution.

Le docteur *Lobstein* dit encore, les injections dont on a tant parlé, ont été tant de fois
répétées, qu'elles ont fourni un argument
contraire. *Ruysch, Monro, Roedérer, Haller,
Walter, Wrisbourg, Meckel fils, Schreger*, etc.
ont tous trouvé qu'il ne passe pas la moindre
parcelle de matières, des vaisseaux de la mère
dans ceux du fœtus, et *vice versâ*. Ils ont injecté

G

toutes les espèces de liqueurs depuis la plus grossière jusqu'à la plus fine. On s'est servi même de liqueurs spiritueuses pour essayer de faire coaguler le sang du fœtus ; mais on n'a pas réussi. *Guil. Hunter*, qui est celui qui a le plus injecté de matrices de femmes grosses , n'a jamais pu remplir un seul vaisseau du *placenta* et du fœtus.

J'ose ajouter à ces expériences celles que j'ai faites ; je n'ai jamais eu l'occasion d'injecter la matrice d'une femme grosse , mais j'ai choisi celle des animaux, et j'ai toujours eu le même résultat que les Anatomistes que je viens de citer. D'ailleurs, la plupart de ceux qui parlent de communication de vaisseaux, tels qu'*Albinus, Noorwyck* disent seulement qu'ils en ont vu, qui de la matrice se rendaient, soit dans le *chorion* velouté, *la caduque*, soit dans le *placenta*, et qui s'y terminaient ; ils n'ajoutent pas qu'ils se fussent anastomosés avec ceux qui viennent du fœtus. Il n'y a que les observations de *Cowper*, de *Vieussens*, de *Meckel père*, qui constatent que la matière injectée a passé dans les vaisseaux du fœtus. Mais connaît-on bien les circonstances qui ont accompagné ces expériences ? Sait-on, par exemple, s'il n'est pas arrivé rupture aux vaisseaux et épanchement de la matière, et qu'à la suite de celui-ci seulement les vaisseaux se soient remplis ? Combien de fois n'ai-je pas remarqué qu'à la suite d'une extravasation de

la matière qui avait été injectée dans un vaisseau sanguin, les veines lymphatiques des
environs, les glandes conglobées en ont reçu
jusque dans le canal thorachique.

La même chose ne peut-elle pas avoir eu
lieu dans le cas qui nous occupe, sur-tout
dans les premiers temps de la grossesse, où la
disposition des vaisseaux favorise plus particulièrement ce phénomène ? L'exemple le plus
moderne, et sans doute le plus concluant en
faveur de la continuation des vaisseaux de la
matrice dans ceux du fœtus, est celui de
Meckel père, par lequel il est constaté que
l'enfant a été injecté par les vaisseaux de la
mère. Cependant son fils qui rapporte ce fait
dans la traduction allemande de l'ouvrage du
cit. *Baudelocque,* n'a pas encore jugé à propos
de donner les détails nécessaires qu'il avait
promis à cet égard ; il dit, au contraire, qu'il
y a beaucoup de doutes sur les anastomoses des
vaisseaux utérins avec ceux du *placenta,* etc.

« L'hémorragie qui arrive après le décollement du *placenta,* les *placenta* laissés dans la
matrice, et qui sont devenus adhérens à celle-
ci, démontrent seulement que les vaisseaux
s'enfoncent dans le *placenta,* mais sans communiquer avec les vaisseaux de cet organe ; ce
qui fait une grande différence. »

Je demande pardon, encore une fois, au
docteur *Lobstein,* dont j'admire la savante
dissertation et les lumières qu'il répand sur

G..

cette partie de la physiologie ; mais je le prie de ne pas trouver mauvais que je ne croie pas, 1.º que des *placenta* restés dans la matrice y sont devenus adhérens ; car ils n'y sont restés que parce qu'ils y adhéraient encore après l'accouchement, ce que je confirme par plusieurs faits que l'on trouvera dans le cours de cet ouvrage ; 2º. que je ne croie pas aussi *qu'il y ait des vaisseaux utérins qui s'enfoncent dans le* placenta, *même sans communiquer avec ceux de cet organe*, 1.º parce qu'il ne dit pas les avoir vus ; 2.º parce qu'on n'en trouve pas de vestiges, même à l'ouverture des cadavres de femmes mortes pendant la grossesse où ces vaisseaux seraient aisément apperçus au moment du décollement du *placenta* ; 3.º c'est que nous n'avons pas besoin de vaisseaux utérins, prolongés dans la substance du *placenta*, pour expliquer la cause de l'écoulement sanguin qui a naturellement lieu après le décollement du *placenta*.

Je demande maintenant où irait ce sang, puisque l'enfant n'en reçoit pas ? Comment reviendrait-il ? Quel désordre n'occasionnerait-il pas, s'il y séjournait ? Et, enfin à quoi bon ? Je demande aussi ce que deviendrait ce prolongement de vaisseaux, après le décollement du *placenta* et les contractions utérines ?

A toutes les recherches du Docteur *Lobstein* et à celles des autres Anatomistes, qui constatent positivement, et d'une manière à n'y plus revenir, que la communication des vaisseaux sanguins de *l'uterus* n'a pas, et ne peut avoir lieu avec le *placenta* ; à ce que *Rœderer* a vu, pendant vingt minutes, la circulation de l'enfant s'effectuer avec le *placenta*, après que ce corps eut abandonné spontanément *l'uterus*, sans qu'il se soit échappé une seule goutte de sang par ce *placenta*. A tontes les preuves péremptoires que le Docteur *Lobstein* a fournies, et par lesquelles il combat si efficacement la communication sanguine médiate, ou immédiate de la mère à l'enfant ; nous pouvons ajouter les raisons physiologiques qui émanent de la constitution organique de *l'uterus*, qui font que l'écoulement sanguin doit nécessairement suivre le décollement du *placenta*, *quoiqu'il n'y ait pas d'anastomoses, ni aucune communication sanguine entre les vaisseaux de l'uterus et ceux du* placenta, *pas même de vaisseaux prolongés de l'uterus jusque dans le* placenta, *sans communication avec ce corps.*

Ainsi nous dirons : l'écoulement sanguin de *l'uterus,* après le décollement et l'extraction du *placenta*, ne provient de la rupture d'aucun vaisseau de *l'uterus* ; mais il a lieu qu'ot s'opère par les orifices des lacunes, ou cellules de la substance spongieuse de *l'uterus*, qui avaient reçu les flocons tomenteux, que le Docteur *Lobstein* a observés et si bien décrits, aux extrémités radicales de la veine ombilicale, qui

puisaient la lymphe que le sang versé dans
ces cellules contenait, et qui, par leur présence, fermaient et obstruaient les orifices de
ces lacunes, qui s'ouvrent à la superficie
de la membrane interne de l'*uterus*, qui est
si criblée. C'est donc l'absence de ces flocons qui sont la première cause de cet écoulement, ainsi que des lochies, qui durent plus
ou moins de temps, suivant que ce viscère est
plus ou moins prompt, plus ou moins lent à
reprendre son ressort et son volume naturel;
ce qui dépend du degré d'affaiblissement où
l'ont jeté la grossesse et l'accouchement; car
plus l'*uterus* a conservé de ressort, plutôt cet
écoulement finit.

Cet écoulement sanguin, puis sanguinolent,
puis lymphatico-laiteux, qui décroît de jour
en jour, prouve que les lacunes, ou cellules
de l'*uterus*, ne s'oblitèrent que peu-à-peu, et
par des contractions successives; mais d'autant
plus éloignées que l'on s'éloigne plus du moment de l'accouchement : quand même les cellules de l'*uterus* ne recevraient plus de sang
après le décollement du *placenta*, ce qui ne
peut pas être, il y aurait toujours nécessairement un écoulement sanguin après le décollement du *placenta*, qui, à la vérité, serait moins
abondant et moins long, parce que l'organisation de l'*uterus* veut qu'il se contracte et se
rappetisse après sa vacuité. En conséquence,
ce rappetissement ou ses contractions chasse-

raient toujours hors de ces cellules le sang qu'elles contenaient : c'est donc comme on le voit, 1.º *l'absence des flocons tomenteux des molécules organiques*, *base du* placenta, et 2.º *l'organisation de l'*uterus, qui produisent ce que nous appelons les lochies, les suites de couches, si nécessaires à la bonne santé des accouchées, pourvu qu'elles ne soient ni trop abondantes, ni continuées pendant un laps de temps trop long ; car, très-souvent, cette trop grande continuité les affaiblit, et nuit à leurs digestions, spécialement chez celles qui allaitent.

La perte qui survient pendant une grossesse par le décollement partiel, ou total du *placenta*, n'a pas d'autre cause, et ne prouve certainement pas plus la continuité des vaisseaux utérins jusqu'au *placenta*, que l'autre. Cette hémorragie que rien ne peut arrêter que l'accouchement, n'a lieu que parce que les flocons tomenteux des molécules organiques, ceux même que le Docteur *Lobstein* compare à l'édredon, ont quitté, ont abandonné les cellules et lacunes de l'*uterus*, dans lesquelles ils étaient plongés ; et cette hémorragie ne devient dangereuse et mortelle, que parce que les corps contenus dans l'*uterus*, empêchent ses contractions, et s'opposent non-seulement à l'oblitération des cellules de ce viscère, mais même à leur rétrécissement ; ce qui fait qu'ils laissent échapper tout le sang qui leur est apporté par les vaisseaux.

Une des plus grandes convictions que nous ayons pu apporter contre la circulation sanguine de la mère au *placenta*, et du *placenta* à la mère, est que l'enfant ne perd pas une goutte de son sang, quand il n'y a que décollement du *placenta*, ce qui aurait immanquablement lieu s'il y avait communication sanguine entre eux : c'est ce que j'ai prouvé par nombre de faits rapportés de divers climats, dans mon *Art de procréer les sexes à volonté*, et par l'événement arrivé à Mme *Rouillard* pendant une grossesse, dont le fait est aussi rapporté dans l'ouvrage précité, p. 235. Il y a certainement absorption de la partie chyleuse contenue dans le sang utérin, par les flocons filamenteux des molécules organiques qui se plongent dans les cellules de l'*uterus*, et auxquelles sont adaptées les ramifications veineuses ; mais il n'y a nulle restitution, nulle *résorption*, si je puis m'exprimer ainsi de la part du *placenta* à l'*uterus*, qui fournit la matière lymphatico-laiteuse nécessaire au développement et accroissement de la créature, et dont elle compose son sang. Voilà, je crois, le principe le plus certain auquel on puisse s'attacher, puisqu'il explique tous les événemens.

Section IV.

Des différentes places que le Placenta *peut occuper dans l'*Uterus.

Tous les auteurs conviennent maintenant que le *placenta* peut se greffer , prendre ses adhérences dans les différentes parties de l'*uterus* , sans excepter même la circonférence de l'orifice interne de son col , cette partie que j'appelle l'extrémité utérine de son orifice spécial.

La diversité des places où s'attache le *placenta*, rend quelques accouchemens plus longs, et quelquefois fâcheux ; car lorsqu'il est adhérent à une des parois de ce viscère , il arrête la contraction de cette place , ou s'il ne l'arrête pas , le *placenta* se détache en partie ; ce détachement partiel occasionne une hémorragie qui nuit toujours beaucoup au rétablissement de la femme , lorsqu'elle ne devient pas mortelle : cette position du *placenta,* quand il ne se détache pas , empêche que la dilatation de son orifice spécial soit franche et uniforme, conséquemment empêche que l'accouchement soit aussi prompt qu'il pourrait l'être , et qu'il l'est effectivement, quand ce corps est implanté au fond de l'*uterus ;* car toutes les fois que le *placenta* a pris ses adhérences au fond de ce viscère , chez une femme bien conformée , l'orifice spécial de l'*uterus* redevient facilement direct à la vulve , et la dilatation s'opère régulièrement, ce qui abrège beaucoup la durée du travail d'enfantement, et ce qui fait que souvent les femmes accouchent sans aucun secours, lorsque l'enfant est aussi dans une bonne direction, et dans des proportions analogues au détroit inférieur du bassin.

De toutes les parties de l'*uterus* où le *placenta* puisse prendre racine, il n'y en a pas d'aussi dangereuse que son orifice spécial, parce que la dilatation de son sphincter produit dès le commencement du travail d'enfantement, et souvent bien avant les douleurs, une hémorragie qui, le plus ordinairement, devient mortelle, même en pratiquant l'accouchement forcé, comme le conseille *Levret*.

Dans ces circonstances, heureusement très-rares, je n'ai pu être de l'avis de cet auteur célèbre, quoique je le regarde comme le père et l'instituteur de tous les gens instruits en Accouchemens ; parce que l'évacuation trop rapide de l'*uterus*, laisse et jette souvent ce viscère dans une atonie qui entretient la perte; et souvent on n'a pas le temps, ou on ne peut parvenir à exciter *par agacement*, comme le conseille le C. *Baudelocque*, les contractions nécessaires pour faire froncer et replier les vaisseaux utérins, seul moyen efficace pour éviter les dangers dont on est menacé dans les accouchemens de ce genre.

Loin d'opérer une prompte évacuation de

l'*uterus* par l'accouchement forcé , et de renoncer au moyen indiqué par *Puzos*, qui,
selon *Baudelocque*, est inutile en pareil cas ;
je soutiens, et je vais démontrer qu'il faut y avoir
recours, comme seul capable de sauver la mère
du danger imminent où elle est; mais avec
la modification nécessaire en cette circonstance.

Il est bien surprenant que notre Professeur
qui soupçonne, p. 337, de son *Art des Accouchemens*, « *qu'il serait peut-être plus avantageux de donner issue aux eaux de l'amnios
avec un trocart, que de percer le* placenta *avec
le doigt*, n'ait pas senti toute l'utilité de ce
moyen, et la nécessité de le recommander
comme le seul efficace dans cette circonstance,
au lieu de se contenter de dire que le moyen
de *Puzos* est inutile dans ce cas. C'est cependant ce moyen qui devient la base et le principe du seul capable de mettre en sûreté les
jours de la femme, puisque c'est *Puzos* qui,
le premier, a fait connaître l'efficacité de
l'évacuation des eaux de l'amnios ; c'est donc
à cette évacuation qu'il faut avoir recours ,
mais avec les soins et précautions nécessaires
pour la modifier et l'opérer le plus lentement
possible.

Pour parvenir à la lenteur de l'écoulement
des eaux de l'amnios, si nécessaire dans pareil
danger , et d'où dépend le succès de cet accouchement , il faut que dès le premier moment

Seul moyen de sauver la femme dans cette dangereuse circonstance

de la dilatation de l'*uterus*, on porte dans la portion du *placenta* qui se présente à l'orifice, une canule d'argent faite exprès, et qu'à travers cette canule on introduise un trocart (1), avec le soin et l'attention, 1.º de ne pas le pousser assez avant pour toucher l'enfant, 2.º de le retirer avec sa canule sitôt qu'on sera certain d'avoir percé les membranes, dans la crainte de favoriser un écoulement trop rapide, lequel occasionnerait atonie momentanée qui pourrait entretenir l'hémorragie au lieu de la diminuer, et afin de ne faire opérer cet écoulement que par les contractions utérines qui surviendront et qui emploieront peut-être vingt à vingt-quatre heures à cette évacuation, comme je l'ai vu arriver. Par ce procédé simple, l'eau s'écoule avec la lenteur nécessaire pour amener graduellement des contractions utérines, qui, chassant elles-mêmes le reste des eaux, opèrent en même temps le froncement de l'*uterus*, la tortuosité de ses vaisseaux, ainsi que le rétrécissement de ses cellules, lesquelles reçoivent déja d'autant moins de sang, que le cours en est ralenti par les zigzags que ses premières contractions ont opérés dans les vaisseaux de ce viscère.

L'hémorragie se ralentit, et donne à l'*uterus* le temps d'effectuer la dilatation de son orifice ; après l'entier écoulement des eaux, l'Ac-

---

(1) *Voyez* la p. 2.ᵉ, fig. 3 et 4.

coucheur doit avoir soin de graduer l'ouverture faite au *placenta*, en raison des contractions utérines, et en proportion de la dilatation de l'orifice, pour éviter le décollement des bords du *placenta*, et pour faire passer l'enfant à travers ce corps : c'est par tous ces soins qu'on parvient à diminuer le danger de l'hémorragie.

Si les eaux ont été abondantes, que les contractions soient d'une bonne nature, et que la tête de l'enfant soit dans une bonne position, on pourra sans témérité confier l'accouchement aux seules forces de la nature ; parce qu'alors la compression de cette tête sur le *placenta*, s'oppose encore à l'affluence du sang, et le passage de la tête à travers cette déchirure du *placenta*, en augmentant graduellement sa dilacération, opère sur les débris de ce corps, une compression qui s'oppose à la perte totale du sang de l'enfant.

Si, au contraire, les eaux ont été rares, il faudra retourner l'enfant par gradation, si les contractions ne sont pas fréquentes, et lorsqu'on l'aura amené jusqu'aux fesses et tourné sur le côté, on le laissera dans cette situation, pour attendre les contractions utérines qui détermineront avec un peu d'aide sa sortie entière ; cette position comprimant le *placenta*, empêche son décollement complet, et donne à la nature le temps d'opérer la dimotion sanguine des vaisseaux utérins dans les gros troncs, en faisant l'effet d'un tampon (1).

On ne sauve pas toujours l'enfant par ce procédé, mais on met les jours de la mère à l'abri du danger dont elle est menacée, et où la plonge encore l'accouchement forcé que j'ai toujours vu pratiquer sans succès ; parce que pendant le temps qu'il fallut attendre pour que la nature opérât une dilatation suffisante à l'introduction de la main, les femmes furent épuisées par la continuité de l'hémorragie.

Le moyen que j'indique ici, a l'avantage sur ceux de *Puzos* et de *Leroux*, d'augmenter le ressort de l'*uterus*, et de provoquer des contractions par le long écoulement des eaux, tandis que cet écoulement subit, lorsqu'on déchire les membranes pour prendre les pieds de l'enfant, et sur-tout si on l'amène de suite,

<hr>

(1) Si le cit. *Baudelocque* eût cherché à s'instruire suffisamment avant que de vouloir instruire les autres, il eût lu les observations sur les pertes de sang par *Leroux*; il aurait connu tous les avantages que cet Auteur a retirés de cette position d'enfant, par laquelle il avait déja amélioré la méthode de *Puzos*, que je porte aujourd'hui à sa perfection; et ne pouvant rien ajouter de son chef, il eût au moins fait connaître à ses Élèves, qu'il y a quelque chose de mieux à faire que l'accouchement forcé, qu'il faut bien défendre maintenant; et il no les eût pas laissés dans l'indécision du choix sur le moyen de sauver la mère, en condamnant la méthode de *Puzos*, sans la remplacer par un moyen décidé. Ce n'est pas ainsi que les sciences peuvent parvenir à la perfection dont elles sont susceptibles.

jette, par cette prompte vacuité, l'*uterus* dans une atonie d'autant plus dangereuse, que la femme a déja plus perdu de sang; il ne faut pas oublier que ce sont les seules contractions qui peuvent sauver la mère.

Je sais qu'en déchirant le *placenta*, on expose la vie de l'enfant, par la rupture de quelques gros vaisseaux; mais sa vie n'est-elle pas en aussi grand danger que celle de sa mère par l'accouchement forcé? *C'est ici* le cas de dire avec le cit. *Baudelocque*, que de deux écueils, il faut éviter le plus fâcheux.

Dans une circonstance où je me refusai aux conseils de *Levret*, que j'avais fait appeler, je réussis par la lente évacuation des eaux, à donner un enfant assez vivant pour être porté à l'église, et ce qui est encore plus précieux, à conserver la mère. Les variétés dans le lieu où les *placenta* peuvent s'attacher, viennent des positions où se trouvent les femmes au moment de la fécondation, ou de celles qu'elles prennent l'instant après.

SECTION V.

Du Cordon ombilical.

AUCUN Auteur n'a encore connu complète- ment la véritable origine du cordon ombilical. Tous s'accordent à dire que les deux artères partent des iliaques de l'enfant, ce qui est exactement vrai; mais tous prétendent aussi que *la veine est formée des radicules du placenta*, qui en se réunissant, forment les branches, puis le tronc de cette veine, pour aller s'insinuer dans le sinus de la veine-porte au foie de l'enfant.

Avant que d'entrer en discussion sur la fausseté de ce principe, il faut récapituler les avis des Auteurs célèbres, tant étrangers que nationaux.

Roedérer dit à ce sujet, pag. 36, S. 74, le cordon ombilical sort en forme de spiral du *placenta*, et va se rendre au nombril du fœtus ; il est composé de deux artères presque égales, et d'une veine d'un diamètre beaucoup plus grand et presque double.

Smellie dit, pag. 132, section ix, du *placenta*, il est ordinairement d'une figure ronde, en forme de gâteau, d'environ six pouces de diamètre, sur un d'épaisseur dans son milieu, en s'amincissant un peu sur ses bords ; il est composé de veines et d'artères, qui se divisent en une infinité de petites branches, *dont les veineuses se réunissent pour ne former qu'un seul tuyau fort considérable, appelé veine ombilicale*, qui sert à rapporter le sang, et que l'on a dit transmettre le fluide nourricier des vaisseaux du *chorion* et du placenta à l'enfant, *dont elle perce le ventre au nombril;* delà, cette veine se rend au foie, où elle communique avec la veine-porte et la veine-cave. Les artères qui partent des iliaques internes de l'enfant, l'enfant, se réunissent de même en deux branches, montent ensuite de chaque côté de la vessie, *sortent du ventre par le même endroit que la veine ombilicale y est entrée;* delà elles se rendent au *placenta,* tournées autour de la veine en manière de vis, pour former avec elle ce qu'on appelle le cordon ombilical (1).

Burton dit, pag. 59, §. 19, le cordon ombilical est composé d'une veine et de deux artères, la veine est quelquefois assez ample pour admettre le petit doigt ; *elle entre dans le ventre du fœtus par le nombril,* et va directement au foie pour se décharger dans le sinus de la veine-porte, etc.

Haller est aussi de cette opinion, car il dit, tom 11, §. xviii, la veine ombilicale dans l'homme, *depuis le placenta où elle prend naissance,* jusqu'à son autre extrémité, ne jette pas une seule branche, *et cette autre extrémité va se rendre au foie,* dans un sinus transversal du foie, qu'on appelle le canal veineux ; delà elle jette un grand nombre de ramifications dans le foie, etc.

Levret, pag. 52, section 11, du cordon ombilical, §. 299 et 300, dit, *la veine ombi-*

---

(1) Smellie n'a pas souvent trouvé les artères entourant la veine, ce fait est très-rare; *Hoboken* ne l'a rencontrée qu'une fois : c'est ordinairement la veine qui fait plusieurs circonvolutions autour des artères et qui forment sur elles des varices plus considérables que celles que l'on trouve sur les artères.

H

licale prend naissance des radicules du pla-
centa , qui en se réunissant de proche en
proche , forment son tronc ; *celui-ci , après*
avoir passé par l'anneau de l'abdomen , va
s'insérer dans le sinus de la veine-porte. Les
deux artères ombilicales partent ordinairement
des artères iliaques de l'enfant , et quelquefois
de l'aorte même ; elles vont se rendre dans la
masse du placenta , etc.

BAUDELOCQUE dit, section v, des secondines,
pag. 159, §. 457, *les racines veineuses sortent de*
la substance même du placenta , et les artères
qui sont la continuation des hypogastriques
du fœtus , viennent s'y plonger et s'y perdre ,
après avoir formé nombre d'aréoles entr'elles ,
et avoir communiqué par quelques-unes de
leurs branches avec les veines , etc.

DENMAN , à la section vii, pag. 254 , qui
traite du cordon ombilical , et que je vais vous
rapporter mot à mot, ne nous donne pas clairement son opinion. « Le cordon ombilical ,
dit-il, *est cette espèce de cordon qui passe de*
l'abdomen de l'enfant au placenta (1), et maintient la communication entre le fœtus et le
placenta : ce cordon, chez les quadrupèdes ,
est fait de deux artères et de deux veines ; mais
chez les hommes, de deux artères et d'une veine ;

---

(1) Voilà une première donnée qui paraît en faveur de
mon opinion ; mais poursuivons, nous en trouverons bientôt une autre, entièrement opposée.

l'espace qui se trouve entr'elles , est rempli d'un mucus gélatineux contenu en des cellules ; il prévient toute obstruction de la circulation qui naîtrait de compression accidentelle , ou des nœuds occasionnés par des changemens de position irrégulière de l'enfant. Le cordon est couvert par l'*amnios*, ou la membrane interne de l'œuf, et la veine est de volume suffisant pour reporter au fœtus la totalité, ou une partie du sang égale à celle qui est envoyée de celui-ci au *placenta*, par les deux artères. Très-souvent les artères s'entortillent avec la veine d'une manière très-curieuse et très-belle ; quelquefois elles l'accompagnent dans une ligne parallèle ; dans certains cas, les artères sont tordues , de manière qu'elles forment sur le cordon une ou plusieurs grandes tumeurs , ou bosses imitant des excroissances.

« Dès que l'embryon peut être apperçu , on trouve qu'il adhère par une connexion étroite à ce qui devient par la suite le *placenta* ; dans peu la partie unissante est plongée dans une forme plate, ensuite conique, et bientôt elle devient un cordon ombilical régulier , dont la longueur et l'épaisseur sont généralement proportionnées au volume du fœtus : chaque partie de l'œuf est cependant, suivant le même volume, plus grande au commencement que dans l'état avancé de grossesse. *Le cordon semble une production du placenta ;* car immédiatement après la naissance, on voit une ligne

H..

qui distingue la portion qui appartient au fœtus, à laquelle s'opère, après, la séparation spontanée.

« Il y a dans beaucoup de sujets des variétés dans la longueur et la grosseur de ce cordon ; celle-ci dépend sur-tout de la quantité de mucus contenu dans les cellules ; celle-là n'a quelquefois pas davantage qu'un pied, et d'autresfois elle excède trois, quatre et même six pieds ; mais la longueur ordinaire en est de deux. Il est plus gros près l'*abdomen* de l'enfant et devient d'autant plus grêle qu'il approche du *placenta*, auquel il s'implante communément à environ trois pouces de son bord ; mais sous ce rapport il y a aussi beaucoup de différence, *et quelquefois les rameaux sanguins se ramifient avant qu'ils touchent le placenta.* Lorsque tel est le cas, l'extraction devient difficile, le cordon peut se rompre, même en exerçant une force médiocre. »

Si on peut tirer quelque conjecture sur l'opinion de *Denman*, relativement à l'origine du cordon ombilical, dans tout ce que je viens de vous rapporter, c'est celle qu'il paraît énoncer par ce passage : *le cordon semble une production du placenta ;* cependant il a dit plus haut : *le cordon ombilical est cette espèce de cordon qui passe de l'abdomen de l'enfant au placenta ;* cette opinion paraît soutenue par cet autre passage : *quelquefois les rameaux sanguins se ramifient avant qu'ils touchent le placenta.*

Je trouve la véritable opinion de cet auteur sur le cordon ombilical, dans la section VI de *la formation et structure du fœtus*, p. 249, où il dit : « on comprend les contenus de l'*uterus* de la femme, dans l'état de grossesse, sous le terme générique d'œuf, ou de conception, dont les parties constituantes sont le *fœtus*, le *cordon ombilical*, le *placenta*, les *membranes* et les *eaux*. Il faut croire que parmi ces parties, le fœtus seul est immédiatement formé en conséquence de l'acte vénérien, et que les autres sont des produits préalables ou successifs de l'ovaire, ou de l'*uterus* » (1).

Denman dit encore : « le foie du fœtus est très-grand, il remplit à-peu-près les deux hypocondres, et il est pourvu de vaisseaux particuliers : 1.º *la veine ombilicale qui provient du placenta, accompagne le cordon ombilical, entre dans l'abdomen de l'enfant, passe au foie, lequel il pénètre vers son lobe inférieur en se terminant dans le sinus de la veine porte.* Cette veine ombilicale s'oblitère après la naissance de l'enfant, et devient, avec le concours du péritoine, un ligament appelé le falsiforme;

---

(1) J'observe ici que le *fœtus*, son *cordon*, ses *membranes* et *la première eau*, sont des productions des ovaires ; que le *placenta* est un produit qui vient de l'un et de l'autre des conjoints ; mais que l'*uterus* seul fournit la substance nécessaire au développement de tous ces contenus, ainsi qu'à l'accroissement de l'eau.

2.º le conduit veineux qui procédant du sinus de la veine porte , passe à-travers le foie dans la veine cave ; le conduit veineux est plus étroit que la veine ombilicale , et porte seulement une portion de sang que ce dernier envoie au foie. »

Vous voilà bien convaincus maintenant que tous les Accoucheurs *Allemands*, *Anglais* et *Français* sont persuadés que les artères du cordon ombilical viennent de l'enfant, tandis que la veine est le produit du *placenta*. Il est bien dommage que cette idée ne s'accorde pas avec la possibilité ; et qu'il y a de plus étonnant dans ce système est sa longue existence sans contradiction ; mais j'en trouve aisément la raison : comme il est plus facile de croire sur parole que de méditer et vérifier les faits , un homme l'a dit, plusieurs l'ont répété et tous l'ont cru (1). Les amis, mes collègues vont encore dire, il faut être bien osé pour contredire une opinion qui a plus d'un siècle de sanction; oui de *sanction tacite*, car personne , que je sache , n'a encore pris la peine de la discuter , et si je garde encore le silence sur cet objet, qui sait si nos neveux ne croiront pas encore cette erreur pendant plusieurs siè-

---

(1) Les hommes aiment la vérité, mais la plupart s'arrétent à ce qui n'en a que l'apparence, et leur esprit paresseux , se refuse aux recherches et méditations qui pourraient les y conduire.

cles ? J'en appelle à votre jugement, mes contemporains, faites usage de votre réflexion un quart-d'heure seulement, et vous connaîtrez combien nos maîtres ont abusé de notre crédulité : apprenez à n'ajouter foi qu'à ce qui a été bien discuté, et qui ne répugne point à l'imagination.

Ne trouveriez-vous pas ridicule d'entendre dire que la graine que l'on met en terre, trouve dans cette terre son premier germe, cette radicule première qu'elle jette au moment de son développement, et qui devient la source principale de toutes les autres? Cependant vous avez ouï dire, vous avez lu, et vous croyez que la veine ombilicale prend sa source dans le *placenta;* que c'est de ses racines que le tronc est formé pour aller s'insérer dans le foie de l'enfant, tandis que ses compagnes, les artères, partent de celles de l'enfant pour se porter au *placenta.*

Les Naturalistes, et sur-tout les Botanistes, savent que chaque graine contient et renferme son germe, dans l'endroit que les cultivateurs appellent le nombril de la graine; que ce germe est le principe de toutes les racines que l'arbre ou la plante aura un jour : hé bien ! l'*homocule*, l'œuf, ou la graine de l'homme, apporte aussi en descendant de l'ovaire dans l'*uterus*, le principe, le premier germe de toutes les ramifications veineuses qui vont s'étendre et se multiplier dans les matériaux qui doivent

Grande erreur démontrée.

servir à former le *placenta*, et qui lui porteront les sucs nécessaires à son développement dans le sein de sa mère, comme la plante, l'arbuste et l'arbre étendent les leurs dans la terre, pour en tirer les sucs nécessaires à sa tige et à sa tête.

Je ne vois pas qu'il y ait plus de difficulté à concevoir que la veine ombilicale soit une branche de la veine-porte de l'enfant, que de croire que les artères de ce même cordon sont des bifurcations de ses iliaques. Nous devons bien nous persuader que ces trois vaisseaux partent de l'enfant, car on apperçoit ce cordon, quelque faible qu'il soit, aussitôt que l'homocule ; ces vaisseaux sont ceux même de l'œuf qui tenaient à l'ovaire, et qui se sont rompus au bord externe des membranes de cet œuf, par la commotion électrique ou *galvanique* qu'a occasionnée l'acte de la fécondation ; ce sont ces mêmes vaisseaux qui sont venus s'implanter et se ramifier dans la liqueur qui a formé le *placenta*.

Encore une grande conviction que ces trois vaisseaux sont ceux de l'*homocule*, c'est que les branches et ramifications vont s'étendre et se perdre dans le *placenta*, tandis que les troncs tiennent aux membranes et sortent de l'œuf. L'*homocule* représente la tête de l'arbre, son cordon ombilical, le tronc, dont les racines se propagent de plus en plus dans le *placenta*, pour porter à la tête les sucs nécessaires à son développement ; c'est un animal-plante qui végète par absorption, ou intus-susception, jusqu'à ce que son système vasculaire soit en activité ; moment que nous ne connaissons pas encore.

Accordons pour un instant que le *placenta* ait la faculté de former cette veine, sans en avoir reçu le premier germe ; cela ne pourrait avoir lieu qu'après la vivification de l'homocule, ou sa fécondation ; qu'ils me disent donc qui la dirige dans son trajet, et lui donne la possibilité de pénétrer l'œuf à l'endroit où les artères en sortent ; qui la soutient dans les eaux de l'amnios qu'elle doit traverser, et dont elle doit suivre les ondulations dans les mouvemens de la mère ; et enfin d'où lui vient cette difficile possibilité de pénétrer juste à l'ombilic de l'enfant, pour se perdre dans son foie, au sinus de la veine-porte ? N'y aurait-il pas à craindre que souvent elle ne se portât à droite ou à gauche, et qu'au lieu de s'adapter au nombril pour aller percer la veine-porte, comme le croient ces messieurs, elle ne se portât à la bouche ou à l'anus ; car à ce terme il y a peu de distance de l'un à l'autre ? Qui porte la substance à l'homocule pendant la formation de cette veine, qui durerait nécessairement quelques jours avant son arrivée au foie de l'enfant ? Je l'ai déjà dit, la nature marche par des voies plus simples que celles qu'on lui suppose.

Si le *placenta* peut produire la veine ombilicale, il doit aussi fournir les artères, et
nous voyons le contraire ; il faut tout un, ou
tout autre, car ces trois vaisseaux marchent
toujours ensemble, et doivent avoir presque
la même origine : si les choses ne se passaient
pas comme je le dis, on aurait quelquefois
trouvé cette veine, ou manquant à son fœtus,
ou égarée de sa direction ordinaire ; par
exemple, *dans les conceptions extra-utérines.*
Je n'ai rien vu de pareil dans tous les écarts
de la nature, et par la marche constante et
régulière de cette veine, nous sommes auto-
risés à croire qu'*elle arrive du foie de l'enfant au placenta,* avec ses artères ; et qu'elle
est une bifurcation de la veine-porte, comme
les artères le sont des iliaques.

Quoique les veines soient ordinairement le
produit des artères, la nature n'a-t-elle donc
pas des exceptions à ses loix ? C'est bien ici le
cas de les reconnaître ; car pour que la veine
ombilicale fût le résultat des ramifications
artérielles, il faudrait que ses artères se pro-
longeassent dans le *placenta* jusqu'à l'*uterus ;*
le contraire est prouvé par les injections ; les
artères finissent à-peu-près au tiers de l'épaisseur du *placenta ;* là elles s'anastomosent
entr'elles et avec quelques branches seulement
de cette veine ombilicale, qui pousse ses autres
ramifications plus avant dans l'épaisseur du
placenta, sans pénétrer dans l'*uterus,* et qui
se subdivisent bien autrement que les artères.

Il faut n'avoir jamais réfléchi sur ces objets, pour croire que la veine ombilicale ne parte pas du foie de l'enfant, et qu'elle ne soit pas une branche formée *ad hoc*, par l'Auteur de la Nature, ainsi que les branches de ses artères iliaques, qui ne lui sont d'aucune utilité après sa naissance, que pour soutenir son foie avec cette veine, dont ces vaisseaux deviennent un principal ligament. Maintenant que vous devez bien être convaincus que, quand après la fécondation, l'œuf est transféré dans l'*uterus*, l'homocule y est contenu avec tous ses viscères, que son foie y est, conséquemment la veine-porte ; vous devez facilement concevoir que cette veine-porte envoie une branche hors le sein de l'homocule, aussi-bien que ses artères iliaques ; puisqu'après sa naissance, l'une comme les autres subissent la même métamorphose : je ne vois pas plus de difficulté à l'un qu'à l'autre, et il faut nier l'un et l'autre de ces faits, ou les accorder tous deux, car ils sont indivisibles.

Il y a plus : la veine ombilicale se propage plus rapidement et plus abondamment à elle seule, que les deux artères ensemble, 1.º par la nature de sa substance, 2.º parce que son utilité est de première nécessité, puisque c'est elle qui par intus-susception, prend et porte les premiers sucs nourriciers à l'*homocule* ; tandis qu'il se passe nécessairement plusieurs jours, pour ne pas dire plusieurs semaines ;

avant que les artères ombilicales puissent entrer en fonction ; car elles ne sont que les voies de décharge de l'embryon. Ici chaque espèce de vaisseau a une fonction inverse de sa nature , puisque la veine transmet d'abord à l'*homocule* les sucs lymphatiques , qu'il convertit en sa propre substance, puis en sang, lorsque son cœur et tout son systême vasculaire sont assez forts pour entrer en activité.

L'homocule ne se développe dans le premier moment que comme les plantes ; et lorsque son cœur et son systême vasculaire sont en activité, et qu'il commence à faire plus de sang que ces vaisseaux ne peuvent en contenir , il en envoie la surabondance au *placenta* par ses artères ombilicales : ce n'est qu'à ce moment que leurs fonctions commencent.

La seule marche des artères auxquelles la veine est constamment réunie dans les écarts même de la nature , et qu'elle entoure ordinairement par plusieurs circonvolutions (1), nous est un sûr garant qu'elle sort du ventre de l'enfant avec ses artères , pour s'implanter et se ramifier dans les substances qui doivent former le *placenta*.

Toutes les observations de *Haller* sur l'incubation , prouvent que les veines sont visibles

____

(1) HOBOKEN l'a trouvée une fois au centre du cordon, lisse et unie, entourée de plusieurs circonvolutions des artères , dont les pulsations, dit-il, étaient manifestes.

avant les artères, et cet aveu est d'un grand poids et d'un grand mérite, d'après son opinion sur leur origine. Il dit expressément : *venae apparent priores arteriis et truncos habent majores, in capite embryonis, primae venae apparent, arteriae posteriores.* Il dit encore : *plus est venularum quàm arteriarum in cotyledonibus, et magis rubet flocus, quando per venas liquor injectus est.*

Dans la seconde partie de l'ouvrage de *Jean Frédéric Lobstein*, qui a pour objet la nutrition du fœtus, je trouve des passages qui confirment l'opinion que j'ai émise dans mon *Art de procréer les sexes à volonté*, p. 175 de la troisième édit., sur le développement de la veine, et une partie de ce que je dis dans celui-ci. Voici comme s'exprime ce Docteur, p. 108, et suivantes.

» Ce qu'il y a de plus important à observer, c'est que dans les premiers développemens on remarque constamment que ce sont les veines qui paraissent les premières. A la soixantième heure de l'incubation, tous les vaisseaux que l'on apperçoit ne sont que des branches d'un seul tronc veineux; les artères qui accompagnent les veines paraissent plus tard, on ne les voit que vers la soixante-quatrième heure, encore sont-elles alors plus petites et plus pâles que les veines, etc.

Dans d'autres parties de l'œuf, non-seulement les veines sont formées avant les artères, mais les premières sont dans un nombre infiniment plus grand que les dernières.

Je soutiens, dit-il plus loin, qu'il existe une conformité entre la structure et l'organisation des vaisseaux ombilicaux de l'homme, des quadrupèdes, et celles des oiseaux; je prétends que, comme dans le poulet, les veines sont formées avant les artères dans l'embryon des mammifères, et j'établis que dans tous les animaux à sang chaud, il y a, à quelques modifications près, une parfaite analogie dans le développement et les usages des vaisseaux ombilicaux, soit qu'ils constituent un *placenta*, soit qu'ils fassent des cotylédons, soit qu'ils se ramifient sur une membrane.

Je me fonde sur ce que les vaisseaux du *placenta* sont solitaires dans le principe, comme je crois l'avoir découvert, et sur ce que les flocons dont la surface utérine du *chorion* est hérissée, sont trop nombreux et trop gros en proportion de la grandeur du fœtus, pour qu'on puisse les prendre pour des artères.

Les vaisseaux qui constituent ces flocons ne peuvent provenir de la mère, car ce sont les branches qui sont tournées vers la matrice, tandis que leurs troncs regardent le fœtus; ces flocons sont d'ailleurs implantés dans la membrane caduque, laquelle se détache avec facilité de l'*uterus* dans les premiers temps de la grossesse, ce qui prouve qu'ils ne sont, non-seulement pas une continuation des vaisseaux de la mère ; mais qu'ils ne communiquent pas même avec ces derniers d'une manière immédiate (1).

Il existe donc une analogie parfaite entre les vaisseaux ombilicaux des oiseaux , ceux des quadrupèdes et de l'homme ; les uns et les autres sont formés de la même manière ; il n'y a que cette différence, qu'à raison de la plus grande durée de la gestation dans l'homme et les quadrupèdes , ce développement se fait moins vîte que dans les oiseaux, et que les veines sont plus long-temps les seuls vaisseaux apparens du *placenta*.

Si les veines sont formées avant les artères(2), leurs fonctions doivent aussi commencer avant celles de ces dernières , etc. Nous nous en tiendrons à l'observation et à l'expérience seules, et nous dirons que puisque les veines paraissent avant les artères, puisqu'elles sont plus grosses et plus nombreuses que ces dernières , *puisqu'il y a des veines qui ne tirent pas leur origine des artères ,* ces vaissaux doivent avoir une autre fonction, outre celle qu'ils ont de

---

(1) Voilà encore une opinion bien opposée à celle du cit. *Baudelocque.*

(2) Les veines ne sont pas formées avant les artères , tout l'est au moment de la fécondation ; mais je dis que le développement de la veine ombilicale seulement, marche plus rapidement , que celui des artères , parce qu'elle est de première nécessité et qu'elle est en fonction bien avant les artères.

ramener le sang au cœur du fœtus ; que cette·
fonction ne peut consister que dans l'absorption d'un fluide, et que sa durée diffère d'après
les différens animaux à sang chaud.

Appliquons maintenant au fœtus de l'homme
tout ce que nous avons observé sur ceux des
animaux. Nous avons déja vu que les flocons
nombreux qui se trouvent à toute la surface
du *chorion*, et qui sont fixés dans la membrane
caduque, ne peuvent appartenir qu'à l'embryon ; que ces flocons ne peuvent être que
des vaisseaux ; que ces vaisseaux ne peuvent
pas être des artères ; que par conséquent ce
sont des veines : que vues par le microscope,
ces veines sont encore isolées à une certaine
époque de la grossesse, et non accompagnées
d'artères. Or, je soutiens que, tant que ces
veines sont dans le premier état, elles sont à
considérer comme des vaisseaux lymphatiques,
et que leur fonction consiste à absorber tout
ce qui se présente à leurs orifices. »

En voilà assez, je crois, pour confirmer tout
ce que j'ai avancé sur ces objets, *dans le chapitre* 11 *de mon opinion sur l'origine du placenta, pag.* 175.

Section III.

Des Membranes qui contiennent l'Eau et l'Enfant.

Les membranes et les eaux émanent de la
femme, dans les ovaires de laquelle elles
préexistent

préexistent avant la fécondation , puisque ce sont elles qui forment le premier berceau de l'*homocule*, l'œuf. Plusieurs Auteurs admettent trois membranes à l'œuf; savoir, le *chorion*, l'*amnios* et la mitoyenne (1).

Le *chorion* est la membrane la plus externe de l'œuf, celle qui adhère au *placenta* ; l'*amnios* la tapisse intérieurement, elle touche et enveloppe immédiatement l'enfant, et contient le fluide dans lequel il baigne. La mitoyenne est celle qu'ils supposent intermédiaire entre les deux précédentes, mais qui'n'est bien réellement qu'un tissu cellulaire qui les unit assez faiblement quelquefois, pour laisser accumuler entr'elles une certaine quantité d'eau, que les Accoucheurs sont dans l'usage de distinguer par l'épithète de *fausses* ; tandis que celles où nage l'enfant, celles qui sont contenus dans l'*amnios*, sont les vraies eaux. Dans quelques pays on dit le bain s'est écoulé à telle heure, pour exprimer ce que l'on dit ici, communément, *par les membranes ont percé à telle heure.*

Ces membranes sont quelquefois d'un tissu serré, d'autrefois d'un tissu très-fin et très-délicat ; dans le premier cas, elles retardent l'écoulement de l'eau ; dans le second, elles le hâtent : l'un et l'autre de ces cas sont sou-

______

(1) Chez les animaux on en trouve réellement une troisième, à laquelle on a donné le nom d'*allantoïde ;* elle sert à contenir les urines ; mais il n'y en a pas de pareille chez les humains.

vent nuisibles, et rendent l'accouchement plus pénible pour la mère ; car si le bain de l'enfant ne s'écoule pas quand la dilatation de l'orifice spécial est complète, le travail de l'enfantement se prolonge, et occasionne des douleurs superflues qui fatiguent beaucoup la mère : ce fait n'a jamais lieu quand la femme est entre les mains d'un Accoucheur intelligent ; mais j'ai connu un cas où il a duré trente-six heures, d'après l'aveu de la Sage-Femme, qui me fit mander pour reconnaître la cause du retard de cet accouchement, qu'elle annonçait depuis trente-six heures devoir finir au premier moment. Si au contraire ce bain s'écoule trop tôt par la faiblesse des membranes qui crèvent dès le commencement de la dilatation de l'orifice spécial de l'*uterus*, cet orifice devient chaud, douloureux, et sa dilatation s'opère plus lentement et plus difficilement que quand elle est facilitée par l'introduction de ces membranes dans cet orifice.

La cause la plus vraisemblable de la diversité des opinions, sur le nombre des membranes de l'œuf, est le défaut de la connaissance complète de celle que *Guillaume Hunter* a nommée la *decidua*, de cette membrane que l'on ne trouve séparée du *placenta* que dans les cas d'avortement avant le troisième ou quatrième mois de grossesse : nous allons voir ce qu'il y a de plus précis sur l'existence et la formation de cette membrane, dont aucun

Accoucheur Français moderne n'a donné la description , mais qui n'appartient pas à l'œuf.

DENMAN dit à ce sujet , « tom. 1 , section v, du premier degré de la conception , » lorsque l'œuf est imprégué , et pendant qu'il séjourne dans l'ovaire , l'*uterus* subit des changemens particuliers , par lesquels il est rendu propre à la réception de l'œuf ; les parois des vaisseaux sanguins de l'*uterus* , paraissent alors plus grands , et comme en état d'inflammation , leur surface interne devient plus douce et plus spongieuse dans son tissu , et il se sépare un mucus blanc , que l'on a comparé , à cause de son arangement délicat , à la toile d'une araignée (1). Cette membrane prend graduellement une forme plus solidement vasculaire , et adhère , ou est intimement unie à l'*uterus,* dont elle tapisse toute la cavité , à l'exception des orifices qui conduisent aux tubes de Fallope et à l'orifice de l'*uterus.*

On a donné une foule de noms à cette membrane (2) , et on a eu différentes opinions sur sa formation. Un Anatomiste de nos jours , célèbre à juste titre , à l'exactitude et au jugement duquel je me repose volontiers (3), l'a

---

(1) *Voyez Harvey.*

(2) *Villosam , folliculam ,* pseudo-*chorion.*

(3) Vous voyez encore ici une preuve de la crédulité des hommes et de leur paresse à chercher la vérité , à vérifier les faits qu'on leur propose de croire. *Denman* ne fait pas de difficulté de croire *Hunter* sur sa parole ,

I..

Première origine que *Hunter* a a donnée à sa *decidua*.

considérée comme les feuillets internes de l'uterus, lesquels, à la manière des dépouilles de quelques animaux, tombent après chaque conception, et par cette circonstance, il l'a appelée *decidua*, et par la manière dont elle enveloppe l'œuf, *decidua reflexa* (1). Il est inutile de disputer, dit-il, sur la manière dont se forme cette membrane ; tous les Auteurs sont maintenant d'accord, que sa formation est contemporaine avec la conception, et qu'elle *précéde* l'époque où l'œuf fécondé passe de l'ovaire dans l'*uterus* ; on peut donc croire qu'elle est une préparation de l'*uterus*, indispensablement requise pour la conception de l'œuf, et pour la substance par laquelle celui-ci est, après, joint à l'*uterus* ; de sorte que s'il fallait lui donner un nom tiré de son usage, il ne serait pas impropre de l'appeler *membrane de connexion de l'œuf*. »

Les auteurs Anglais qui reconnaissent cette membrane, de l'existence de laquelle nous ne pouvons plus douter, quoique nos modernes auteurs n'en parlent pas, conviennent qu'elle se forme à chaque grossesse, ce qui est bien plus raisonnable à croire et à prouver, car on n'a ja-

---

et delà il nous transmet l'opinion de cet homme célèbre à tous égards autre que celui-ci, car rien de plus invraisemblable que cette opinion, comme je le prouverai par la suite.

(2) *Anatomia uteri humani gravidi, tabulis illustrati,* **G.** *Hunter.*

mais connu plusieurs membranes internes à *l'uterus;* conséquemment il ne pourrait s'en exfolier une à chaque grossesse ; mais d'où tirerait-elle son origine et sa substance, si ce n'est de la portion muqueuse fournie par l'un et l'autre des conjoints pendant la copulation? car quoique la femme ne fournisse pas de liqueur prolifique, puisque la sienne est contenue dans ses œufs, elle ne fournit pas moins une liqueur mucilagineuse et muqueuse dans laquelle nage ses molécules organiques, comme dans celle de l'homme : c'est ce qui m'a fait dire dans l'*Art de procréer les sexes*, etc., que quand la femme conçoit malgré la volonté de l'homme, le *placenta* est moins volumineux que quand les deux individus ont volontairement concouru à la fécondation, puisque c'est elle seule qui fournit la substance du *placenta*, et que sans cette prévoyance de la nature, l'œuf fécondé ne pourrait être arrêté dans l'*uterus* et s'y développer.

D'après ce que *Harvey* dit avoir vu de la formation de cette membrane, on ne doit pas croire qu'elle soit une exfoliation, ou vieille membrane de l'*uterus;* mais bien une nouvelle, formée par le mucilage qui accompagne les molecules organiques, base du *placenta*.

Je ne suis cependant pas de l'avis de *Denman* pour le nom qu'il donne à cette membrane; on l'appellera si l'on veut, *membrane de connexion du placenta avec l'uterus*, mais non pas de de l'œuf, car la véritable connexion de l'œuf avec le *placenta* se forme par le *chorion* et l'expansion des vaisseaux ombilicaux dans ce *placenta*.

J. Frédéric Lobstein, qui reconnaît la membrane que *Hunter* a nommée *decidua*, à cause de la première origine qu'il lui avait donnée (1), combat d'abord par de très-bonnes raisons cette prétendue origine, et finit presque par adopter la dernière, quoiqu'elle ne soit pas plus vraisemblable que la première ; tant il est vrai que la confiance qu'inspire un grand homme, porte à croire aveuglément ses opinions, et que les contemporains n'osent pas même examiner ; car vous avez vu que *Denman s'en rapporte au jugement de cet homme célèbre :* mais apprenions à croire avec respect ce qui est bien discuté, bien prouvé, et refusons toujours notre assentiment à ce qui répugne à notre jugement, parce qu'un grand homme peut se tromper sur un point, tandis qu'il en développe savamment et avec fruit un autre, et qu'il fait faire des progrès à la science. *Errare humanum est.*

J. Frédéric Lobstein nous dit donc p. 11, §. 11 : l'observation journalière nous démontre que dans la matrice qui est dans un état de va-

____

(1) Car il est bon que vous sachiez qu'il a changé de sentiment sur l'origine de cette membrane, et j'ai trop bonne opinion de son génie, pour ne pas croire qu'il n'en changeât encore, s'il existait.

cuité , on ne trouve rien qu'on puisse comparer à la membrane caduque; la face interne de ce viscère est couverte d'une membrane muqueuse qui est la continuation de celle du vagin ; cette membrane d'ailleurs est tellement unie à la substance de la matrice , qu'elle ne peut guères en être séparée, elle s'identifie pour ainsi dire avec elle ; telle est la raison pour laquelle elle a été inconnue , ou niée des anciens (1); il n'est donc pas probable que dans l'état de grossesse, elle constitue la membrane caduque , comme le cit. *Sabatier* paraît le croire (2) : cette opinion n'est fondée sur aucun fait analogue. En effet, il n'y a pas d'exemple que dans le corps humain, une membrane tapissant une cavité quelconque , puisse dégénérer et changer de nature pour être rejetée au-dehors, sans qu'il s'ensuive aucune altération dans la fonction de l'organe, ou dans tout l'individu en général.

Il n'est jamais arrivé que la membrane muqueuse des narines , celle du canal intestinal , de la vessie urinaire, etc. , se soient exfoliées plusieurs fois de suite et qu'elles se soient autant de fois régénérées, comme on suppose que cela arrive à la membrane interne de l'*uterus* ; et si des observateurs ont cité des exem-

---

(1) *Haller*, Elem. physiol., tom. VII, p. 66.
(2) Traité d'Anatomie, tom, II, p. 456, troisième édition.

ples où des membranes internes ont été rejetées sans qu'aucun accident s'en fût suivi , on sait aujourd'hui qu'ils se sont trompés sur leur nature , et qu'ils n'ont observé que de fausses membranes et des concrétions polypeuses , comme le remarque *Morgagny* , dans le troisième livre de son ouvrage, *De sedibus et causis morborum.*

D'un autre côté, la membrane caduque sort presque toujours avec l'œuf dans les cas d'avortement ; or, il est évident que celle-ci ne pouvait être la membrane muqueuse, parce qu'elle n'était pas assez adhérente à la surface de la matrice pour tenir lieu de la membrane interne, au surplus, on ne peut pas la confondre avec cette dernière, vu qu'elle en diffère totalement par sa structure.

La membrane caduque doit donc être regardée comme un produit de la grossesse ; nous avons déja dit qu'elle existe avant qu'on apperçoive une autre partie de l'œuf on du fœtus ; ainsi elle ne peut pas être formée par les organes de ce dernier ; il faut donc nécessairement qu'elle provienne de la grossesse.

C'est ici, dit-il, que *Guillaume Hunter* a bien mérité de la patrie, pour avoir expliqué la formation et le mode de développement de cette membrane. Il suppose que pendant et à la suite d'un coït fécond, il se produit une irritation sur la matrice ; que ce viscère se trouve dans un état de *phlogose*, à la suite

Deuxième origine de la membrane de Hunter.

duquel il transude des extrémités artérielles une lymphe plastique qui en s'épaississant se forme en membrane.

D'après *Hunter* le mode d'origine de la caduque, est le même que celui des fausses membranes qu'on rencontre à la plèvre, dans l'intérieur de la trachée-artère ; en un mot, sur tous les viscères qui ont été le siège d'une inflammation.

Je doute que *Hunter* ait rencontré plus juste cette fois que la première; car, pour que cette membrane se formât comme il le croit, il faudrait, 1.º que les extrémités artérielles aboutissent à la membrane de l'*uterus*, ce qui est bien loin d'être démontré, puisqu'il n'y a que les lacunes ou cellules de ce viscère qui parviennent à cette membrane ; 2.º pourquoi ces extrémités artérielles fourniraient-elles plutôt de la lymphe que du sang ; et pourquoi accorder cette prérogative plutôt à des extrémités artérielles qu'à des extrémités veineuses qui sont plus près de cette membrane ? D'après l'origine donnée maintenant à cette membrane, on ne peut plus lui laisser le nom de *decidua*, vieille, ou caduque, puisqu'elle est au contraire une toute jeune et nouvelle.

D'après tout ce que vous venez de lire, je trouve que c'est méconnaître la sagesse de la nature, cette mère si prévoyante, que d'admettre que l'acte de la conception, pour lequel l'*uterus* a été formé, le rendit malade et lui occasionna phlogose dans le moment où ce viscère a le plus besoin de son état de santé parfaite, pour accomplir l'œuvre qui lui est confiée; car enfin, si cette membrane se formait comme l'a cru *Hunter*, l'inflammation qui arriverait à l'*uterus* ne dessécherait-elle pas ce viscère? N'absorberait-elle pas, ou n'empêcherait-elle pas les sucs nourriciers d'arriver dans le premier moment à cette membrane; et la stérilité ne s'ensuivrait-elle pas plutôt que la conception, puisque c'est cette membrane qui fournit les premiers sucs à l'homocule? Cela n'arrive pas, parce qu'il ne survient pas plus phlogose à l'*uterus* par l'acte qui féconde la femme, qu'il n'en arrive à la membrane de l'estomac lorsque nous ne donnons à ce viscère que des choses douces à digérer; tandis qu'il ne digère pas ces mêmes alimens doux, quand ils lui sont confiés pendant une légère irritation, à plus forte raison s'il y avait phlogose; d'ailleurs les liqueurs que reçoit l'*uterus* et qui arrosent sa membrane interne au moment de la copulation, sont mucilagineuses et douces, ne causent pas irritation à la conjonctive de l'œil lorsqu'on les essaie.

Pour bien sentir l'erreur de *Hunter* et l'impossibilité de l'exécution de son raisonnement, il ne faut qu'une réflexion; c'est que de toutes les maladies qui peuvent affecter l'*uterus*, l'inflammation de sa membrane interne est peut-être la seule, mais à coup sûr une de celles qui

s'opposeraient le plus efficacement à la conception, puisque c'est cette membrane qui la première reçoit le produit de la fécondation, qui
doit lui laisser prendre racine et lui apporter
nourriture ; ce qu'elle ne pourrait faire si
elle était phlogosée : ce que l'on a pris pour
phlogose est le gonflement qu'avait occasionné
l'implantation des filets des molécules organiques dans les pores de cette membrane interne,
qui est plus criblée que la peau, et l'attraction
des sucs nourriciers qu'elles occasionnent.

Pourquoi, contre toutes les loix de l'écono-
mie animale, contre toutes les loix de la nature même, *Hunter* suppose-t-il qu'une maladie, et une maladie telle que la phlogose,
puisse coopérer à une opération pour laquelle
la nature a employé quinze à dix-huit années
à mettre l'*uterus* dans un état de santé parfaite,
et sans laquelle perfection il est reconnu qu'il
ne peut y avoir de conception ? Puisque selon
le Docteur *Lobstein*, *il n'y a pas d'exemple
qu'une membrane interne tapissant une cavité
quelconque, puisse dégénérer et changer
de nature, sans qu'il s'ensuive aucune altération dans la fonction de l'organe ?* D'après ce
raisonnement sans replique, il est évident que
l'inflammation supposée par *Hunter*, s'oppose-
rait au succès de la conception, loin de la favoriser.

Il nous faut donc chercher ailleurs l'origine
de cette membrane, et sa plus facile formation.

J'entends encore une fois crier contre moi *Tolle*, et dire : quoi! il veut en savoir plus que le célèbre *Hunter!* mais peu m'importe, je reviens à mon sujet, sans oublier l'axiome : *errare humanum est*. Je peux m'égarer comme un autre, et puis qu'un savant comme *Hunter* s'est trompé deux fois, un ignorant comme moi peut se tromper trois; mais ce que j'ai à dire est plus vraisemblable, et ne porte pas avec soi contradiction manifeste.

Pourquoi, dis-je, vouloir qu'un état inflammatoire soit nécessaire pour produire une lymphe dont on a besoin, tandis que nous trouvons cette lymphe dans le mucilage que l'homme réunit à celui que fournit l'*uterus* au moment de la fécondation, et qui n'a besoin que d'une chaleur douce pour se former en membrane muqueuse, ainsi qu'elle reste long-temps, puisqu'on la trouve encore telle après deux mois de conception? L'inflammation que *Hunter* admet et croit nécessaire à la formation de cette membrane, n'en ferait-elle pas une coëne plus forte que celle que nous voyons sur le sang tiré dans des maladies inflammatoires?

N'observons-nous pas dans la liqueur séminale soumise à nos sens, 1.º une lymphe, source de cette membrane de connexion, et qui la forme sans occasionner phlogose locale? Cette liqueur n'est-elle pas douée d'une force vitale suffisante pour s'organiser dans l'*uterus* avec celle qui fournit ce viscère? voilà la véritable source et origine de cette membrane qui a tant fatigué l'imagination de *Hunter*.

2.º Ne voyons-nous pas encore des molécules organiques qui établissent sur cette membrane la base du *placenta*, ces corps presque sphériques, dont les deux tiers d'un *placenta* bien conditionnés sont composés?

3.º Une humeur mucilagineuse qui surnage sur les deux autres substances, et qui est déja un peu divisée en cellules; elle est la source et l'origine du tissu cellulaire qui attache le *chorion* au *placenta*, et du parenchyme qui unit et sépare toutes les branches principales des veines et artères de ce corps : c'est certainement l'emploi de toutes ces substances qui fait que la femme fécondée ne rend rien après cet acte; tandis que les femelles fécondées rendent une partie de la liqueur qui leur est transmise, parce que cette membrane de connexion ne se produit pas chez elles, et aussi parce que leur *placenta* n'est pas proportionnellement aussi volumineux que celui de la femme.

Certainement tout ce qui compose le *placenta*, excepté les vaisseaux ombilicaux qui tirent leur origine de l'*homocule* même, se trouve dans la liqueur versée dans l'*uterus* au moment de la fécondation, et y est avant l'œuf (1) ; et c'est sur ces matériaux du *pla-*

____

(1) Cette opinion que j'ai émise il y a trois ans, dans l'*Art de procréer les Sexes à volonté*, au chap. de la formation et organisation du *placenta*, se trouve confir-

centa que l'œuf imprégné de l'*aura seminalis*, vient s'arrêter et y adapter son germe composé de vaisseaux ombilicaux de l'*homocule*, par lesquels il adhérait à l'ovaire, et qui se sont rompus au bord du *chorion*, au moment où l'œuf a été expulsé de son calice par la commotion galvanique que lui a occasionné le coït.

Cet œuf peut alors être comparé à toute graine que l'on pose sur un corps humide qui lui fournit le premier suc nécessaire à son dévéloppement, et dont nous avons journellement des exemples sous les yeux par les graines que nous jetons sur du coton contenu dans un vase où il y a de l'eau; ces graines qui y développent leurs germes qu'elles poussent au-dehors, prouvent manifestement que ce n'est pas plus la terre que l'eau qui leur fournissent leurs racines.

Je me flatte qu'avec le temps et peu après ma mort, on adoptera ces opinions, pour lesquelles il ne faut que de la méditation; car ce sont des loix simples de la nature : n'avons-nous pas encore ici un sujet d'admirer la prévoyance de cette mère, comme je l'ai dit ailleurs? Ne découvrons-nous pas combien le créateur a pris de soins pour parvenir à son but, et pour que

---

mée aujourd'hui par l'observation du docteur *Lobstein* qui dit que cet membrane nommée *décidua* par *Hunter*, précède l'époque où l'œuf fécondé passe de l'ovaire dans l'*uterus*.

l'œuvre de la nutrition suivît de près celle de la fécondation chez les vivipares ? Tout attend dans l'*uterus* l'arrivée de l'*homocule*, tout y est préparé pour son développement sans exciter phlogose à ce viscère, laquelle eût nécessairement retardé son accroissement, si elle ne l'eût pas privé de l'existence.

Abjurons donc l'erreur de GUIL. HUNTER, sur les origines de sa membrane ; mais rendons-lui grace et hommage pour les progrès qu'il a fait faire à la science dans d'autres circonstances, et pour avoir bien prouvé l'existence de cette membrane, si long-temps problématique.

Tant que l'on a cru que la liqueur versée dans l'*uterus* formait, avec celle de la femme, la créature qui résulte de la fécondation, il était dans l'ordre que l'on ne poussât pas plus loin ses méditations sur cet objet, parce que tout paraissait absorbé par cette production ; mais maintenant que j'ai bien prouvé que la créature ne procède pas de ces substances matérielles, il fallait en trouver l'emploi, puisque la femme ne les rend que lorsqu'elle n'a pas été fécondée.

Cette membrane de *Hunter* est la même que celle observée par tous les anciens, et qui a si souvent été confondue avec les membranes propres de l'œuf humain ; ce qui fait que jusqu'à présent on n'a pu s'accorder sur le nombre et les définitions des membranes qui composent cet œuf, et qu'une partie des Auteurs en ont admis trois ; tandis que réellement ces œufs ne sont composés que de deux : elle est la même, que *Fabrice d'Aquapendente* a nommée substance membraneuse du *placenta* ; que *Ruysch* a dénommée *chorion réticulaire* ou *filamenteux* ; que *Rouhault* regarde comme un réseau plus que comme une membrane, à cause de l'infinité innombrable de trous obliques dont elle est criblée, qui donnent passage aux extrémités villeuses des molécules organiques dont est formée la base du *placenta*, qui en s'alongeant et devenant plus fortes, parviennent encore à travers la membrane réelle de l'*uterus*, jusque dans les lacunes et cellules de ce viscère, pour y puiser la partie lymphatique du sang qu'elles contiennent. Cette membrane sera bien mieux désignée sous le nom de *membrane de connexion du* placenta *avec l'uterus*, que sous celui de membrane de connexion de l'œuf avec le *placenta*, comme le propose *Denman*.

HARVEY n'a jamais admis trois membranes à l'œuf ; il a toujours regardé cette troisième comme une production de la fécondation, se formant dans l'*uterus* à la manière des toiles d'araignées ; puisqu'il a vu des filamens de cette membrane tendues d'une corne à l'autre dans la matrice (1).

____

(1) *Per mediam utriusque cornu, atque etiam uteri*

SECTION

Section IV.

Des Eaux de l'Amnios.

L'eau contenue dans l'amnios est une lymphe séreuse, une espèce de petit-lait, qui ne se corrompt jamais ; elle est ordinairement claire et limpide, sans saveur et sans odeur, chargée quelquefois de flocons butireux ; d'autres fois elle est un peu blanche, et l'enfant se trouve couvert en différentes parties de son corps d'un enduit caséeux, qui ne s'en sépare facilement qu'avec un peu de graisse ou d'eau salée.

En quelque quantité que soit l'eau de l'amnios, on doit bien se persuader qu'elle ne vient pas de l'enfant ; qu'elle ne provient, ni de sa transpiration, ni de ses urines, comme l'ont dit quelques Auteurs. Si l'enfant devait uriner dans le sein de sa mère, la nature, toujours sage et prévoyante, qui aurait organisé cette évacuation, eût donné aux humains, comme aux animaux, un sac pour recevoir ses urines : la meilleure preuve que l'on puisse encore donner que ces eaux ne proviennent pas de l'enfant, est qu'on en trouve dans les membranes qui tapissent intérieurement certaines

---

cavitatem, mucosa quaedam filamenta, tanquam aranearum tela, ab ultione, sive superiore cornuum angulo ducuntur, quae simul juncta membranosam et mucilaginosam tunicam, sive manticam vacuam referunt.

K

moles, dites faux germes, et aussi parce que cette liqueur préexiste dans l'œuf chez la femme (1) ; sa quantité varie, non-seulement chez chaque femme, mais encore à chaque grossesse de la même, pendant le cours de la gestation.

Ces eaux proviennent de la mère, et leur abondance est fournie graduellement, en partie par ces vaisseaux lymphatiques que j'avais soupçonnés partir des membranes de l'œuf à travers le *placenta*, et dont *J. Frédéric Lobstein* vient de nous confirmer l'existence par ses injections et recherches sur les *placenta*, énoncées dans son essai sur la nutrition du fœtus, imprimé à *Strasbourg*; et aussi par ceux dont le chorion est hérissé par-tout où le *placenta* n'existe pas.

Quoique les vaisseaux qui rampent sur la surface extérieure de l'*uterus* soient très-gros pendant la grossesse, les filets vasculeux qu'ils fournissent à sa substance, n'en sont pas moins très-exigus, et il est probable que par leur redressement, ils sont devenus plus étroits qu'ils n'étaient avant. Ils sont donc impénétrables aux globules sanguins ; mais ils ne sont pas pour cela imperméables à toute espèce de fluide ; il y passe nécessairement une humeur : il n'est pas vraisemblable qu'elle soit une

----

(1) *Voyez* chap. X de l'*Art de procréer les Sexes à volonté*, pag 141 de la troisième édition.

humeur excrémentitielle ; c'est donc un fluide lymphatique. M. *Littre* a remarqué que c'était une humeur blanche ; cette matière n'est pas dans ces vaisseaux sans avoir une destination spéciale. Les vaisseaux qui la contiennent viennent aboutir à la surface interne de *l'utérus* par des pores si petits, qu'on ne peut les appercevoir à l'œil nud ; mais ces pores sont en si grand nombre, que si on exprime l'*uterus* de dehors en dedans, on voit sortir cette humeur, en manière de rosée, par une infinité de petites ouvertures ; c'est dans ces petits orifices que sont implantées les extrémités des filets tomenteux du *chorion*, et c'est par le moyen de cette implantation qu'il communique avec l'*uterus*.

Cette communication ne peut servir qu'à faire passer au *chorion* les sucs qu'il lui fournit ; ces filets ou vaisseaux lymphatiques sont de même que ceux du *placenta*, autant de corps aspirans destinés à porter au *chorion* les sucs lymphatiques dont ils se chargent dans l'*uterus ;* mais les vaisseaux qui apportent ces sucs sont en trop grand nombre, et par conséquent fournissent une trop grande quantité de ce fluide, pour que cette membrane l'emploie toute à sa nourriture ; elle en transmet donc une grande partie à l'*amnios*, en laissant transuder cette humeur dans sa cavité : les vaisseaux du *chorion* et ceux de l'*amnios* sont donc comme autant de filtres, à

K..

travers lesquels passe, goutte à goute, un fluide lymphatique pendant tout le cours de la gestation : ce suintement se fait sans la moindre interruption pendant tout ce temps ; aussi la quantité de ce fluide augmente-t-elle de jour en jour, et elle est quelquefois très-considérable à la fin.

Utilité des eaux de l'amnios. La première utilité des eaux contenues dans l'*amnios*, est de préparer et distendre uniformément l'œuf humain, berceau de l'homocule ; et par l'application intime des membranes de cet œuf contre les parois de l'*uterus*, faciliter l'extension continuelle de ce viscère, jusqu'à ce que l'irritabilité dont il est susceptible soit provoquée.

Ces eaux rendent aussi les grossesses moins fâcheuses, quand elles sont dans de bonnes proportions, car la grossesse, où il y en a très-peu, est plus douloureuse que celle où il y en a plus, parce qu'alors les mouvemens de l'enfant portent plus médiatement sur l'*uterus* ; l'enfant même se ressent plus des impressions que peuvent faire sur sa mère les corps extérieurs, quand ces eaux sont rares, que quand elles sont plus abondantes ; mais si par un événement quelconque, elles deviennent d'une abondance excessive, comme nous en avons vus, elle jettent la femme dans une faiblesse extrême, nuisent à toutes ses fonctions, rendent la terminaison de l'accouchement plus lente et plus dangereuse, ainsi que les suites de couche, puisque souvent elles occasionnent l'infiltration de la matière laiteuse dans quelques parties voisines. Ces eaux peuvent bien avoir un autre usage, dont il sera parlé à l'article nutrition.

CHAPITRE IX.

Qu'est-ce que Génération et Conception ?

Les Naturalistes ont toujours confondu la conception sous le terme de génération ; mais *génération* et *conception* sont deux opérations différentes, quoi qu'elles se suivent de très-près chez les vivipares, et elles sont distinctes ; car l'une, la génération, qui est le changement d'un corps en un autre, exige la coopération du mâle, tandis que la conception est une opération de la nature seule.

La génération humaine est la conversion de la liqueur albumineuse contenue dans l'œuf de la femme, en un *homocule*, par la portion spiritueuse de la liqueur séminale de l'homme ; l'*homocule* est donc le produit, le résultat des atomes invisibles et du fluide nerveux déposé dans les œufs de la femme, vivifié par la portion également invisible du fluide spiritueux de l'homme (1).

______

(1) Pour plus grande instruction sur ces objets, voyez chap. VI et chap. X, de la première partie de l'*Art de procréer les Sexes à volonté*, troisième édition.

La conception ne consiste que dans la retenue de l'œuf fécondé, sur les mucilagineux versés dans l'*utérus* pendant la copulation ; alors la présence du mâle n'est plus nécessaire, au contraire, ses actes trop rapprochés peuvent y nuire ; car j'ai observé que souvent il y a eu plus de fécondations que de conceptions.

LEVRET nous a dit en 1776, dernière édition de ses œuvres, chap. III, *de la génération*, pag. 57. « Il n'y a rien de si mystérieux dans la nature, que la génération de l'homme, si l'on en excepte l'acte dont elle est l'effet immédiat. Toutes les hypothèses, les probabilités, les conjectures des différens Auteurs sur la génération du fœtus, sont trop défectueuses, pour qu'il soit encore possible de former aucun systême satisfaisant. L'analogie est elle-même d'une très-faible ressource, pour aider à pénétrer dans l'opération mystérieuse de la propagation de l'espèce humaine. Les observations directes les plus scrupuleusement dressées, ne nous ont ouvert jusqu'ici qu'un labyrinthe, dont aucun Naturaliste ne s'est encore tiré réellement (1). Les faibles lumières de l'observateur ne commencent à appercevoir quelque chose de réel, qu'après le premier développement du chaos, lorsque l'embryon a péri ; et encore que distingue-t-on alors? l'ébauche de la superficie des formes.

____

(1) Quand *Levret* imprimait ceci, l'ouvrage du célèbre de *Buffon* était au jour depuis long-temps.

Tant que la substance fécondée est transparente , son uniformité nous voile en effet l'inconcevable arrangement des molécules de la matière principe , loin de nous permettre d'en distinguer les moindres parcelles ; et dès qu'elle est devenue opaque , la forme cache le fond : tout n'est donc alors , dans l'objet de nos recherches , qu'un abyme d'obscurité, où nous n'appercevons clairement que les bornes de notre intelligence. »

Quand je suivrais cet Auteur plus loin , je ne vous donnerais qu'une description d'un embryon abortif , sans vous donner une idée nette sur la génération , de laquelle vous n'aurez une connaissance exacte, que par le systême qui rend compte des cinq mystères que renferme cette opération ; savoir la *formation* de l'*homocule ,* de *son cordon ombilical ,* des *eaux,* des *membranes* qui contiennent ce tout ; et enfin de l'*organisation du placenta ,* ce que vous trouverez dans le mien.

De Leury ne nous instruit pas plus que les autres sur ce mystère , quoiqu'il ait l'air d'annoncer quelque chose de nouveau , car après avoir rapporté les différens systêmes qu'il a trouvés établis , il finit par conclure, qu'il faut croire , 1.º que la liqueur séminale de chaque espèce d'animaux contient une multitude innombrable de parties propres à former par leur assemblage , des animaux de la même espèce ; 2.º que dans la liqueur séminale de chaque

individu, les parties propres à former des traits
semblables à ceux de cet individu, sont celles
qui d'ordinaire sont en plus grand nombre,
et qui ont le plus d'affinité, quoiqu'il y en ait
beaucoup d'autres pour des traits différens.

3.º Quant à la manière dont se formeront
dans la semence de chaque animal, des parties
semblables à cet animal, ce serait un conjecture bien hardie, mais qui ne serait pas desti-
tuée de toute vraisemblance, que de penser
que *chaque partie fournit ses germes*. Ces
suppositions admises, il semble que l'on pourrait expliquer la plupart des phénomènes de
la génération (1) : et encore ne resterait-il pas
des doutes, qui seront toujours très-difficiles
à lever.

Enfin, dit-il, de quelque manière que l'enfant se forme, il est certain qu'on le trouve le
plus ordinairement dans la cavité de la matrice, qui est la place que l'Auteur de la Nature
lui a assignée. Cette assertion est prouvée par
l'expérience de beaucoup d'Anatomistes, qui
ont trouvé dans la matrice, trois ou quatre
jours après la conception, une bulle ovale
qui a au moins six lignes sur son grand diamètre, et quatre lignes sur le petit. Cette bulle

______

(1) Avec ces suppositions, comment expliquer ce phénomène ? Un homme et une femme, ensemble privés de
plusieurs membres, ne produisent pas moins des enfans
qui ont leurs quatre membres ; conséquemment chaque
partie ne fournit pas un germe particulier.

renferme une liqueur limpide et assez semblable à du blanc d'œuf; on apperçoit dans cette liqueur quelques fibres réunies, que l'on doit regarder comme les premières ébauches du fœtus. C'est assez m'étendre sur ces phénomènes qui ne sont rien moins que développés; il faut attendre du temps et des expériences, mais je doute qu'il soit facile de parvenir à découvrir la vérité.

Voilà jusqu'où s'étendaient les connaissances de nos anciens Professeurs d'accouchemens sur la génération; voyons maintenant celles des modernes.

Baudelocque a manifesté de très - grands doutes sur la génération, chapitre iii de la seconde partie de son art des accouchemens, pag. 116, §. 318, où il dit, « mais cette reproduction n'est-elle que le développement d'un animal préexistant ? Celui-ci vient-il du père ou de la mère, ou se forme-t-il des principes fournis par l'un et l'autre ? Dans ce dernier cas, quels·sont ces principes, et comment se rassemblent-ils ? Ce sont autant de questions impossibles à résoudre, ou tout au moins sur lesquelles nous ne hasardérons aucune conjecture.

Ce Professeur a montré beaucoup de prudence en s'abstenant de dire quelque chose sur des objets qu'il ne connaît pas encore; mais il en a manqué, en disant que *ces questions sont impossibles à résoudre,* parce qu'il a encore induit ses élèves en erreur. Quoi ! parce qu'il ne peut concevoir les mystères de la génération, seront-ils donc impénétrables pour tous les autres ? Au lieu de leur donner une solution raisonnable, il les a découragés, et les a empêchés de faire des recherches, qui peut-être les eussent conduits à la découverte de la vérité ; car c'est par le doute et la recherche que l'on donne de la pâture à l'esprit ; et il en est de toutes les sciences comme de l'alchimie, en cherchant une chose qu'on ne trouve pas, souvent on en trouve une autre à laquelle on ne pensait pas. L'incrédulité perpétue l'ignorance, le doute, quand on ne l'éclaircit pas, ne produit rien de mieux ; mais si on cherche à s'éclairer, on parvient au moins à l'anéantissement de l'erreur. Dans ce cas, notre Professeur aurait dû se contenter de dire, comme les autres, que ces objets étaient difficiles, mais non pas impossibles à résoudre, et au moins laisser, comme *de Leury,* à ses élèves l'espoir de pouvoir un jour parvenir à la solution de ces problêmes. Vous pouvez voir comme je lui explique tous ces prétendus mystères, pag. 404 de la troisième édition de l'*Art de procréer,* etc.

Denman, après avoir rapporté et fait sentir le ridicule des opinions des anciens Auteurs qui ont écrit sur la génération, en donne de plus modernes, de plus raisonnables, et qui s'accordent mieux avec tout ce qui est connu aujourd'hui, dont il paraît cependant douter ; mais il ne prend aucune part dans cette dispute polémique ; il se contente de nos transmettre les opinions des autres , en nous disant. :

« On a cru , de la manière dont le vagin et la matrice sont joints (1), que la semence du mâle n'était pas destinée à être introduite dans l'*uterus* de la femelle ; mais qu'étant absorbée par le vagin , elle passait dans la masse du sang , et qu'elle était conduite vers un des ovaires , où elle imprégnait un ou plusieurs œufs ; mais l'examen de matrices d'animaux dans l'acte de l'accouplement et de plusieurs femmes mortes immédiatement dans, ou après le coït , prouve suffisamment que la semence du mâle est premièrement reçue dans la cavité de l'*uterus* (2) ; et on a supposé que la conception était produite par la substance de la semence mâle.

Plusieurs objections ont été faites contre les opinions avancées sur ce sujet; les Chimistes

---

(1) Qu'il me soit permis d'observer ici que *Denman* semble faire deux corps de l'*uterus* et du vagin , aussi bien qu'une partie des Accoucheurs français , et que tous se sont presque copiés sans réflexion. Ces deux parties que nous distinguons , à cause de leur forme et de leur texture différentes, sont cependant un seul et même corps, comme je l'ai dit section III , *division de l'uterus;* et il n'y a pas de jonction comme le dit *Denman.*

(2) *Ruysch* a dit à ce sujet : « *vidimus cavum uteri, albo naturali , atque bono semine masculino repletum.*

entreprirent la solution des questions et l'explication de toutes les difficultés, par l'application de leurs principes. Ils posaient que la semence du mâle était de qualité acide, et celle de la femelle de qualité alkaline, du mélange desquelles résultait une effervescence, et que les parties fluides devenaient les eaux de l'œuf, et les solides l'embryon. D'autres ont cru que le sperme mâle avait la propriété du lait, et celui de la femelle celle de presure, au moyen de laquelle il se coagulait ; le fœtus se formant de la caillebotte et les eaux de l'œuf de ces parties qui ressemblent au petit-lait.

Plusieurs autres opinions ont été proposées dans la vue d'expliquer ce procédé très-caché; mais elles nous laissent dans un état d'incertitude. Quelques-unes sont divertissantes et peuvent nous amuser ; mais dans la description des parties en question, des usages auxquels elles doivent répondre et de la manière dont elles doivent remplir leurs fonctions respectives, l'imagination s'est arrogée une licence qui ne sied pas trop à la gravité de la philosophie.

« Quoiqu'on pourrait parvenir à découvrir les propriétés essentielles de la semence du mâle, la juste portion que celui-ci et la femelle contribuent à la formation de l'embryon, et la partie où l'effet se produit, les avantages qui en résulteraient dans la pratique ne semblent pas trop évidens. »

Ce qui me paraît bien évident par ce passage

de *Denman*, est qu'il n'est pas de l'avis du citoyen *Baudelocque*, puisqu'au contraire il croit à la possibilité de découvrir le *lieu*, la *manière* dont peut s'opérer la génération, ainsi que la *part* que chaque coopérant peut y avoir. Il n'y a donc rien de très-surprenant dans tout ce que j'ai dit de nouveau sur ces prétendus mystères, si ce n'est l'origine du *placenta* et de sa membrane de connexion avec l'*uterus*, auxquels il ne paraît pas avoir pensé, et ce qui fait le complément de mon systême de génération, qui immanquablement aurait été découvert par les *Anglais*, si je ne les eusse prévenus.

Quoique le C. *Moreau de la Sarthe* ait voulu jeter du ridicule sur cet ouvrage, il n'en est pas moins bien vu par les gens réfléchis, qui conviennent qu'il est le seul qui explique les cinq mystères de la génération, conséquemment le seul vrai ; mais quand on se permet de dissimuler la vérité d'un fait, et d'en articuler un autre impossible, il est facile de se donner raison aux yeux de la multitude qui lit sans méditation. Par ces moyens on prouve seulement aux gens sensés, l'esprit de parti ; car le C. Moreau ne dit pas si les femmes chez lesquelles on a reconnu un ovaire malade, ont procréé leurs garçons et leurs filles, pendant, avant, ou après la maladie de l'ovaire, Ce sont des faits qu'il faudrait prouver irrévocablement . . . . *Et voilà comme on écrit l'histoire ! disait Voltaire.*

Je défie le C. *Moreau* de prouver qu'une femelle des mammifères produira les deux sexes après la soustraction d'un ovaire, comme il l'avance ; pas même après celle d'une des trompes seulement.

J'ai dit avant lui que la liqueur prolifique, celle qui féconde, ne tombe pas ; mais qu'elle est portée par les trompes de *Fallope* aux ovaires sur lesquels elle répand le principe de la vie qu'elle contient. Le C. *Moreau* a trouvé plus savant de dire que la liqueur séminale ne tombe pas, et qu'elle est portée et conduite par l'action des *tubes organiques*, que le public ne sait pas être les mêmes choses que les *trompes de Fallope*, et par la substitution d'un mot qui n'est pas généralement connu, un grand nombre de ses lecteurs l'ont regardé comme un Docteur qui vient de faire une nouvelle découverte. *Et voilà comme on en impose à la multitude.*

SECTION PREMIÈRE.

Mécanisme de la Fécondation.

La fécondation s'opère par le mécanisme suivant : l'éréthisme que le coït imprime à l'*uterus*, se communique aux trompes qui s'étendent, et dont le pavillon qui se recourbe sur l'ovaire, l'enveloppe de toutes ses franges et laisse déposer sur l'œuf le principe de la vie que contient l'*aura seminalis*.

(159)

Section II.

Mécanisme de la Conception.

Les atômes invisibles de la liqueur séminale de l'homme, occasionnent dans l'œuf un gonfle- ment qui brise la capsule qui le retenait dans l'ovaire, et l'éréthisme nerveux poussé à son dernier degré, chasse cet œuf du calice où il était logé, brise les vaisseaux qui l'alimentaient et le lance dans l'entonnoir ou pavillon de la trompe, qui après l'éréthisme, le fait descendre dans l'*uterus* par son accourcissement.

Cet œuf parvenu à ce viscère y est arrêté et aglutiné par les portions matérielles, mais vives de la liqueur que l'homme y a versée par la copulation ; les vaisseaux de l'*homocule* qui se sont rompus au bord des membranes de cet œuf, au moment de son expulsion de l'ovaire, s'étendent et se propagent dans le muqueux de ces portions matérielles : la veine qui s'étend et se propage plus rapidement que les artères, prend par intus-susception ou absorbtion, la partie la plus fluide, qu'elle transmet à son *homocule,* pour le développer et l'accroître : voilà le moment où s'opère la conception qui est distincte, comme il est aisé de le concevoir, de la génération ou fécondation de l'œuf (1).

______

(1) Pour plus grands détails et instructions sur ces objets, voyez dans l'*Art de procréer les Sexes à volonté*, le chap. X, depuis p. 116 jusqu'à 146.

SECTION III.

Des différentes dénominations qu'il faut donner à l'homme pendant qu'il est dans le sein de la femme.

AUCUN auteur que je connaisse, n'a encore déterminé les termes de la grossesse auxquels on peut changer la dénomination d'*homocule*, et lui en donner d'autres, suivant son accroissement ; je crois qu'il est essentiel de fixer ces dénominations et d'en faire un point de doctrine, pour que tous les auteurs puissent s'entendre mieux qu'on ne l'a fait jusqu'à ce jour ; car les uns se servent du mot générique d'*enfant*, d'autres de celui de *fœtus*, et d'autres d'*embryon*, à quelque terme que soit le produit de la fécondation ; ce qui ne donne pas une idée nette de l'état de ce produit et de l'accroissement de la grossesse. Je pense que la dénomination d'*homocule* peut lui convenir dans les six premières semaines de la gestation, pendant lesquelles il peut être considéré comme un animal-plante, et passé lesquelles on peut lui donner celle d'*embryon*, pour, après trois mois, y substituer celle de *fœtus*, qu'on peut lui laisser jusqu'à sept mois, et lui donner alors le nom générique d'*enfant*.

Section IV.

*Mode de nutrition des humains dans le sein
de la femme.*

Le développement et l'accroissement de la
créature humaine, se font par une gradation
continue, mais insensible pour chaque jour,
pendant les neuf mois que dure la gestation ;
mais avec des nuances différentes pour les
temps, car cet individu prend un accroissement
lent et peu marqué dans le premier mois ; il
devient sensible pendant le second; il augmente
encore plus sensiblement pendant le troisième,
le quatrième et le cinquième; il double pendant
le sixième et le septième, et augmente encore
de près d'un tiers pendant le huitième et le
neuvième.

L'*homocule* se développe et s'accroît dans
l'œuf qui s'est adapté à la liqueur mucilagineuse versée dans l'*uterus* à la fin du coït, par
les sucs que les filamens tomenteux des molécules organiques qui forment la base du *placenta*, puisent à travers les pores de la membrane de connexion et de celle interne de l'*uterus*, dans les lacunes et cellules de sa substance spongieuse qui fournissent les sucs lymphatico-laiteux contenus dans le sang dont ces
réservoirs sont pleins, et qui sont transmis à
l'*homocule* par sa veine ombilicale.

Tant qu'il n'est encore qu'*embryon*, cette
voie peut lui suffire, parce qu'elle s'accroît

L

aussi bien que lui ; mais plus fort et plus développé, enfin parvenu au degré de *fœtus*, il a besoin d'une augmentation de subsistance, qu'il trouve dans une portion de la liqueur contenue dans l'amnios ; car il me paraît impossible que les sucs lymphatico-laiteux transmis par les radicules du *placenta*, puissent lui suffire pendant tout le temps de la gestation.

Il n'y a rien de répugnant à croire que l'*homocule* parvenu à l'état de *fœtus*, commence à se nourrir de la liqueur de l'*amnios*, car ce fluide est émané de la mère ; j'ai prouvé qu'il n'est pas, comme l'ont cru quelques auteurs, les urines, ni la transpiration de la petite créature, mais qu'il est fourni par l'*uterus*, au moyen des vaisseaux lymphatiques dont le chorion est hérissé, et dont le docteur *Lobstein* a reconnu qu'une partie pénètre le *placenta*, pour aller chercher ce fluide jusque dans l'*uterus*, et s'oblitère vers la fin de la gestation pour ne former que des ligamens.

Raisons pour croire que le fœtus commence à se nourrir de la liqueur de l'amnios. Ce qui me fait croire que quelque temps après que l'*embryon* est parvenu au degré de *fœtus*, il se nourrit de la liqueur contenue dans l'*amnios*, conjointement avec la portion lymphatique fournie par le *placenta*, est la disproportion entre l'augmentation de la nourriture de la plupart des femmes grosses, et l'accroissement du *fœtus*, depuis le cinquième jusqu'au neuvième mois inclusivement ; certainement il

y a des femmes dont l'appétit diminue plutôt
que d'augmenter pendant les derniers mois de
la gestation, et quand il ne diminue pas, il
n'est pas en proportion relative avec l'accroissement que prend l'enfant pendant ces cinq
mois de grossesse; il faut donc que quelque
chose y supplée.

Une autre observation en faveur de cette
opinion, est l'évacuation, souvent fort prompte,
du *méconium* et des urines de l'enfant ; si l'estomac, les intestins et les reins n'avaient fait
aucune fonction avant la naissance de l'enfant,
d'où viendraient ces sécrétions et évacuations
si promptes? Je pense que nous pouvons raisonnablement admettre ce genre de nourriture,
il n'a rien de contraire à la physiologie. Je ne
puis croire que les vaisseaux lactés des intestins, qui sont de vrais vaisseaux absorbans,
restent sans action pendant tout le temps de
la grossesse.

C'était l'opinion d'*Hippocrate*, de *Dieumer-
broech*, de *Graaf*, de *Harvey*, et d'*Heister*. Celui-
ci a disséqué des *fœtus* de vaches mortes pendant
une grande gelée, et a trouvé la liqueur de
l'*amnios* ne faisant qu'un glaçon dans cet *amnios*,
dans la *bouche*, l'*œsophage*, l'*estomac* et tout
le *tube intestinal* de ces animaux; ce qui prouve
au moins que ce fluide parcourt tous ces organes et viscères. Voudrait-on que cette liqueur
n'y fut reçue que pour entretenir ces voies
libres et souples ? Je ne pense pas que la na-

L..

ture se borne à cette seule utilité ; elle est toujours économe dans ses moyens d'exécution, souvent même elle atteint plusieurs buts par le même moyen, et c'est bien ici encore le cas de reconnaître son industrie : elle tire, autant qu'il est possible, parti du même agent, elle va toujours à l'épargne du côté des causes, tandis qu'elle en multiplie les effets avec une profusion surprenante : delà nous devons conclure que l'estomac, les vaisseaux absorbans des intestins font leurs fonctions en recevant la partie mucilagineuse, albumineuse et nutritive de ce fluide, et qu'ils occasionnent par là les secrétions et procurent plutôt ou plus tard les évacuations dont nous venons de parler ; mais qui n'ont jamais lieu avant la naissance de l'enfant, sans être provoquées par un accident.

C'est encore l'opinion de *Haller*, et de son commentateur, qui dit : « on a tort de nier que le fœtus avale la liqueur de l'amnios, car nous ferons voir en premier lieu, qu'il a la bouche ouverte et béante, ensorte qu'on trouve de cette liqueur dans la bouche, le gosier, l'œsophage et l'estomac de l'animal : rien n'est si commun que de voir des poulets se remuer doucement au milieu de leurs eaux, et alternativement ouvrir et fermer le bec.

» J'ai vu les mêmes mouvemens dans les petits des quadrupèdes ; je les ai vus enfermés dans leurs membranes qui étaient dans leur entier, et environnés de leurs eaux de toutes parts,

tirer la langue , ouvrir et fermer la bouche ;
d'autres ont vu de même les fœtus des quadrupèdes ayant la bouche ouverte : on a vu la
même chose dans le fœtus humain ; il nous est
donc aisé de prouver premièrement , que c'est
sans raisons que l'on dit que le fœtus a la bouche fermée, que cela n'est vrai , ni dans le vo-
latile, ni dans le quadrupède, ni dans l'homme.

» On n'est pas plus fondé à nier que la déglutition puisse se faire sans respiration , puisqu'elle ne peut avoir lieu dans le temps de la
respiration ; car , dans l'inspiration , l'épiglotte
est élevée et le larynx ouvert, et dans le temps
de la déglutition , la langue est abaissée et le
larynx fermé. »

Schacher a vu des petits chiens remuer la
langue et faire la déglutition , quoiqu'enfermés
dans leurs membranes. Ce qui appuie cette opinion , c'est qu'on a trouvé, comme nous l'avons
déja dit , une liqueur , qu'à sa nature on a reconnue pour celle de l'*amnios* , dans l'estomac
de plusieurs quadrupèdes , comme *veaux*,
agneaux, *petits chiens* , *faons* , *lapins* et *co-
chons*. Harvey a vu sortir de l'estomac d'un
fœtus humain , quelque chose de semblable à
des grumeaux d'humeur muqueuse.

Il est certain aussi que le jabot des volatiles
est rempli d'une substance qui ressemble à du
blanc d'œuf qui aurait été coagulé par de l'esprit-de-vin ; ce que l'on trouve à la naissance
de ces animaux dans leur jabot, est un *coagu-*

lum mou, et ce qui est dans leur estomac est plus ferme : ce qui prouve encore parfaitement que ce qu'il y a dans l'estomac des enfans est véritablement la liqueur de l'amnios, c'est qu'on y trouve assez fréquemment des concressions grasses et caséeuses, telles qu'il s'en trouve dans l'eau de l'*amnios*.

Puisque la liqueur de l'amnios passe dans l'estomac et les intestins, puisque cette humeur est douce, mucilagineuse et nutritive, je ne vois pas pourquoi elle ne servirait pas à la nourriture du fœtus, quand le *placenta* ne peut plus y suffire.

L'observation nous prouve que la quantité de fluide qui était dans le commencement de la gestation, d'autant plus abondante que le fœtus était plus petit, diminue à mesure que l'enfant approche plus du terme de sa naissance; et que si l'enfant meurt à six mois, par exemple, et que la mère le porte quelque temps encore, on trouve une plus grande quantité d'eau dans l'amnios, que s'il venait à naître le jour de sa mort; parce que l'eau de l'amnios ne cesse ordinairement de s'accroître qu'au moment du travail, et que cet enfant n'en consommant plus, il en reste une plus grande quantité : d'ailleurs, l'eau qui se forme dans la coque du poulet par l'incubation, et dont on ne trouve plus aucune goutte à la naissance de l'animal, ne nous prouve-t-elle pas manifestement qu'il en a eu besoin pour son accroissement ?

DAVID, dans son traité de nutrition, dit :
« lors-même que les eaux dans lesquelles plonge l'enfant, seraient destinées à le nourrir, ne viennent-elles pas originairement de la mère ? L'enfant étant à terme, on ne laisse pas que de voir en détachant le *placenta* de la matrice, nombre de vaisseaux séreux qui s'implantent de l'un à l'autre d'une manière particulière. »

J. FRÉDÉRIC LOBSTEIN, après avoir rapporté et discuté les différentes opinions pour et contre ce genre de nourriture du fœtus, croit aussi à sa nutrition par la liqueur de l'*amnios*; mais il diffère de mon opinion par le mode et le terme; car il croit à l'absorption de cette liqueur par les pores de la peau (1), et généralement toutes les ouvertures de l'enfant, ce qui me paraît beaucoup trop général. Il faut voir ce qu'il en dit dans la seconde partie de son ouvrage, et comment il explique cette possibilité.

____

(1) Je doute que la liqueur de l'*amnios* qui peut pénétrer les pores de la peau, puisse porter subsistance et nourriture dans l'intérieur; car pour que des liqueurs quelconques puissent devenir nutritives, il faut qu'elles passent par les organes digestifs : la matière laiteuse nous fournit une grande preuve de cette assertion. Cette substance devient morbifique pour la femme, toutefois qu'elle s'égare de sa route, ou qu'elle reste stagnante, tandis que la même substance est nutritive lorsqu'elle a passé par les voies de la digestion; car plus d'une femme a bu de son lait.

Je ne puis passer sous silence les passages qui appuient et tendent à prouver cette opinion que j'ai émise, il y a trois ans, dans l'art de procréer les sexes à volonté, p. 243 et suiv. où j'ai invité les Physiologistes contemporains et futurs à la prendre en considération et à la méditer.

Le docteur LOBSTEIN dit, pag. 96, §. 88, « je pense également que la première et principale utilité des eaux de l'*amnios*, consiste dans la nutrition du fœtus (1). Je me fonde sur ce qui est allégué en faveur de cette opinion,

---

(1) Je suis fâché que le docteur *Lobstein* ait dit, que la première et principale utilité des eaux de l'*amnios*, est la nutrition du *fœtus;* parce que je suis encore une fois forcé à ne pas être de son avis : je ne puis me dispenser de croire, que la première utilité de ces eaux, est l'extension du domicile de l'*homocule*, sans laquelle toute nourriture serait inutile, surtout dans le premier moment, car sans cette extension de domicile, il ne pourrait se développer et s'accroître ; et que la nutrition du fœtus par la liqueur de l'amnios ne peut être que *secondaire*, puisque dans les premiers mois, la substance qui lui parvient par la veine ombilicale, peut lui suffire, attendu qu'il consomme peu alors. Cette nourriture doit nécessairement être la première, attendu que ces sucs filtrés par les corps tomenteux des molécules organiques, sont plus fins, plus ténus et plus épurés, que ceux contenus dans l'*amnios* qui les reçoit directement de l'*uterus* par des vaisseaux lymphatiques qui sont des canaux d'un certain calibre, puisque l'injection de ce docteur y a quelquefois pénétré.

par ses défenseurs et sur les considérations suivantes.

Non-seulement les animaux à sang chaud, sont, dans l'état de fœtus, contenus dans un sac membraneux rempli d'eau ; mais aussi les animaux à sang froid, et ceux dans lesquels il n'existe, ni *placenta*, ni cordon ombilical.

Dans tous les animaux, sa quantité diminue à mesure qu'ils approchent de l'époque de leur naissance. Dans l'homme elle est très-considérable pendant les premiers temps de la grossesse : elle le devient bien moins vers la fin ; dans les oiseaux, elle se perd vers les derniers jours de l'incubation, de sorte que la membrane de l'*amnios* se trouve appliquée sur la peau du fœtus (1). Dans les *tétards*, elle diminue aussi en proportion de l'accroissement du corps du fœtus, qui augmente au point de ne plus trouver assez de place pour séjourner plus long-temps dans l'œuf ou la poche qui le contient (2).

D'un autre côté, l'eau de l'amnios ne se corrompt jamais ; celle du poulet reste parfaitement transparente ; il en est de même de celle des amphibies : celle de l'homme, des quadrupèdes, quoique souvent d'une couleur jaunâtre, plus ou moins foncée, ne contracte cependant aucune acrimonie, ni aucun mode

------

(1) Haller, *opera minora*, tom. II, p. 323.]
(2) Spallanzani, expériences sur la génération, §. 23.

de corruption. Comment se fait-il maintenant, que cette humeur stagnante (1), conserve ses premières qualités, et résiste à la dissolution putride qui s'empare de toutes les liqueurs animales, lorsqu'elles ne sont pas reprises et ramenées dans le torrent de la circulation, comme cela a lieu dans l'œuf, dont les membranes sont dénuées de vaisseaux lymphatiques apparens? Comment se fait-il qu'elles diminuent à mesure que le fœtus prend de l'accroissement? Il n'est qu'une seule supposition qui puisse résoudre ce problême ; c'est de croire que cette humeur passe successivement dans le corps du fœtus. »

Plus loin, ce docteur nous dit : de toutes les considérations que j'ai développées jusqu'à présent, je conclus que le fœtus peut se nourrir par l'absorption de l'eau de l'amnios ; je pense que la matière caséiforme n'y porte pas d'obstacle, attendu qu'elle n'existe pas pen-

---

(1) Cette liqueur, quoique stagnante en apparence, se conserve dans toute sa pureté, parce qu'elle est sans cesse renouvellée; car son arrivée ne peut être interrompue que par les premières contractions de l'*uterus* pour l'accouchement, qui dérangent l'ordre de communication entre les membranes, en rompant les vaisseaux lymphatiques qui leur apportaient cette liqueur : d'ailleurs elle se conserve dans toute sa pureté, par la privation du contact de l'air; ce qui paraît prouvé par celle des œufs des volatiles qui, sans être renouvellée, se conserve pure.

dant la plus grande partie du temps de la grossesse ; qu'elle ne se trouve pas dans tous les endroits de la surface du corps en égale quantité ; qu'il naît beaucoup d'enfans sur lesquels on ne l'apperçoit presque pas, et qu'enfin la liqueur de l'amnios peut s'introduire dans le corps, par la *bouche*, les *narines*, l'*anus*, les parties génitales, et être absorbée par les vaisseaux lymphatiques qui se trouvent dans les cavités intérieures. D'un autre côté, cette liqueur est vraiment nourricière, parce que d'après les recherches des citoyens *Buniva* et *Vauquelin*, elle contient une partie albumineuse, semblable à celle du sang. Il est vrai que ces Auteurs ont trouvé la quantité de l'albumine très-petite dans l'eau de l'amnios ; mais pour bien connaître sa proportion, on aurait dû examiner cette liqueur dans les premiers mois de la grossesse, et non dans les derniers, et au moment de l'accouchement (1).

Il y a certainement plus de parties nutritives dans l'eau de l'*amnios* pendant les premiers temps de la gestation. *Osiander* observe

______

(1) J'observe ici que c'est de cette manière seulement qu'on parviendra à connaître, si elle est la première nourriture de l'*homocule*, ou si elle ne devient qu'auxiliaire, lorsqu'il est fœtus ; ce que je crois de nécessité, parce que cette liqueur étant moins épurée que celle qui passe par les filtres du *placenta*, a besoin d'organes déja formés pour l'assimiler aux sucs de l'animal.

que cette eau est très-coagulable à cette époque.

D'après tout ce que j'ai exposé dans la seconde partie de ce travail, dit le docteur *Lobstein*, je crois être arrivé au résultat suivant ; savoir, que « le fœtus de l'homme, des quadrupèdes et des oiseaux, peuvent se nourrir 1.º de l'humeur contenue dans la vésicule ombilicale ; 2.º de l'eau de l'amnios ; 3.º des sucs que les radicules de la veine ombilicale absorbent. »

CHAPITRE X.

Des signes de la fécondation.

Les signes de la fécondation peuvent se réduire à trois pour beaucoup d'individus. Une partie des femmes éprouve au moment de la fécondation un certain frémissement qu'elles n'éprouvent pas dans les copulations qui ne sont pas suivies de fécondité, ce qui leur fait dire me voilà grosse ; celles qui ont le bonheur d'éprouver ce frémissement ont déja un symptôme de grossesse. Aucune ne rend après l'acte qui la fécondée la liqueur que l'homme a versée dans l'*uterus* pendant la copulation, tandis qu'elles la rendent toujours plutôt ou plus tard lorsqu'elles n'ont pas été fécondées ; voilà un second symptôme de grossesse pour celles qui observent. On peut par la suite y ajouter la suppression des règles.

Lorsque ces trois symptômes sont réunis chez le même individu , à l'augmentation graduelle et successive du ventre et du sein , on a moralement de grandes certitudes de grossesse ; mais on ne peut cependant prononcer affirmativement sur l'état de cette femme ; il faut attendre les certitudes physiques qui sont les mouvemens du fœtus , dont le terme varie depuis trois mois et demi jusqu'à quatre et demi.

CHAPITRE XI.

Des causes de stérilité qui peuvent exister chez l'Homme et chez la Femme.

Il ne faut pas croire que toutes les causes d'infécondités proviennent de la femme , car il y en a quelques-unes du fait de l'homme.

Tous nos Auteurs ne reconnaissent que trois causes de stérilité chez la femme : 1.º *l'imperforation de la vulve ;* 2.º *l'obturation de l'orifice de l'uterus ;* 3.º *la privation du flux menstruel ;* car cette privation prouve que *l'uterus* ne jouit pas d'une organisation parfaite, chose de première nécessité pour la fécondation ; mais lorsque ce flux existe, il est la preuve que l'un et l'autre des deux obstacles énoncés ci-dessus , ne peuvent avoir lieu. Cependant plusieurs femmes restent stériles ; il y a donc d'autres causes de stérilité.

L'imperforation de la vulve , qui est un état contre nature , est un obstacle qui n'apporte

que peu de retard au vœu de la nature , puisqu'il est très-facile à lever , sur-tout lorsque
les menstrues surviennent ; car leur accumulation dans le vagin , force à leur donner une
issue.

L'obturation de l'orifice de l'*uterus* ne pouvant être détruite , est une cause constante de
stérilité , ainsi que l'absence continuelle du
flux menstruel , quand même l'obturation de
cet orifice n'existe pas.

Maintenant qu'il est bien prouvé que les
trompes sont nécessaires à la fécondation des
œufs , et que ce sont elles qui leur transmet-
tent l'*aura seminalis*, on doit regarder comme
cause de stérilité l'imperforation de ces canaux,
leur insuffisante longueur pour recouvrir l'o-
vaire , et l'obstruction des ovaires mêmes ; trois
obstacles qui peuvent exister sans apparence
et sans altération dans la santé de la femme
qui les porte ; mais que l'on est en droit de
soupçonner quand il n'y en a pas d'apparens :
deux autres causes ont encore échappé à ces
Auteurs , ce qui fait huit causes de stérilité qui
peuvent provenir de la femme.

La méditation et mes recherches m'ont appris
que les causes les plus fréquentes de stérilité,
sont, 1.° la disproportion naturelle ou accidentelle , entre la profondeur du vagin , et la longueur du membre viril ; les Anatomistes savent
qu'il y a dans ce local une très-grande variété ; que
des femmes ont la matrice beaucoup plus basse

que d'autres ; 2.º la déviation naturelle ou accidentelle de l'orifice de l'*uterus* dans le vagin : ces
inconvéniens sont plus fréquens qu'on ne le
croit ; je les ai très-souvent rencontrés chez des
gens qui faisaient, sans succès, tous leurs efforts
pour se régénérer, et chez lesquels il n'y avait pas
d'autres obstacles, puisque ceux-ci, une fois
levés, ces femmes sont devenues fécondes.

L'expérience m'a heureusement prouvé que
ces obstacles sont faciles à surmonter. Parmi
les succès que j'ai fait obtenir, je puis compter
les enfans que j'ai fait faire à Mmes *Sanié* et de
Vauréale, âgée, l'une de 49 ans, dont le
mari faisait depuis 27 ans tous ses efforts, sans
avoir donné lieu à soupçon de grossesse ; l'autre, âgée de 51 ans, qui depuis 4 ou 5 ans avait
convolé à un second mariage, et qui accoucha
dans sa cinquante-deuxième année ; en outre,
les grossesses de mesdames d'*Albon* et *Déque-
villi*, dont les maris dépassaient le but qu'ils
cherchaient, et qui, enfin, accouchèrent
chacune d'un fils, d'après ma méthode.

La profondeur du vagin qui est ordinairement de trois à quatre pouces et demi, varie
naturellement chez les différens sujets et chez
le même, suivant les temps, les circonstances
et les événemens qui surviennent à l'*uterus*,
soit par un accouchement laborieux, soit par
une couche prématurée ; en sorte que cette
profondeur est souvent moindre qu'il ne faut ;
car il y a des femmes chez lesquelles on la

trouve à peine de deux pouces et demi, parce
que l'orifice de *l'uterus*, ce museau de tanche
qui ordinairement fait saillie de près d'un pouce
dans le vagin le mieux conformé, réduit cette
profondeur à un pouce de moins.

Maintenant on conçoit facilement que la
femme qui a très-peu de profondeur de vagin,
étant unie à un mari qui a quatre pouces seulement de longueur, souffrira chaque fois que
la copulation aura lieu, ce qui ne la dispose pas
à la fécondation ; en second lieu, l'homme qui
voit son travail infructueux, est toujours disposé à croire qu'il n'atteint pas le but nécessaire à la fécondation, faute d'une longueur suffisante ; il redouble d'efforts, prend et fait
prendre toutes les positions qu'il croit capables
de le conduire à une plus grande profondeur,
tandis qu'il va déja trop loin, et qu'il dépasse
le but, qu'il ne faut qu'atteindre pour que la
fécondation ait lieu ; lequel but, le museau
de tanche, ou orifice de la matrice, étant naturellement saillant d'un pouce dans le vagin,
prouve qu'il ne faut pas aller jusqu'au fond de
ce canal pour le rencontrer.

Dans ce cas de défaut de proportions entre les
conjoints, il faut donc que l'homme cherche à
diminuer sa longueur, qu'il la proportionne
au peu de profondeur du vagin auquel il a affaire ; ce qui a toujours réussi lorsque j'ai été
dans le cas d'indiquer ce moyen. Il y a eu des
maris, et sûrement il y en a encore, qui s'ef-
forçaient

forçaient tellement d'atteindre le fond du vagin, que la liqueur séminale étant arrêtée par ce fond ne pouvait s'échapper du membre viril, au point que, retirés, ils s'appercevaient n'en avoir pas émis chez leurs femmes ; sitôt qu'ils eurent changé de manière d'opérer, et qu'ils eurent adopté celle que je leur indiquai, ils les fécondèrent.

Lorsque l'*uterus* est dévié, que son orifice est porté plus d'un côté que de l'autre, le membre viril passe à côté, frappe le fond du vagin, et y dépose la liqueur qu'il ne devrait verser que dans l'*uterus* ; ou s'il est dirigé du même côté que la déviation, il frappe ce museau, le meurtrit, fait souffrir la femme et ne la dispose nullement à la féconuation. Pour remédier à ces accidens, il faut que le mari incline sa femme sur le côté opposé à la déviation, et qu'il prenne bien garde à ne pas employer toute sa longueur ; car il vaut mieux que l'homme soit trop court que trop long, dans l'un et l'autre cas, parce que ne faisant pas souffrir sa femme dans la copulation, le museau de tanche, ou orifice de la matrice, objet spécial de ses desirs, n'étant pas refoulé, ni meurtri, s'avance, vient chercher le gland, et reçoit par cette marche la liqueur séminale qui ne peut lui être transmise quand le gland porte jusqu'au fond du vagin. Alors on n'est pas maître de féconder le sexe que l'on desire ; on aura nécessairement celui du côté sur lequel on est obligé d'incliner la

femme, et il ne faut pas de mouvemens de sa
part; mais cette grossesse pouvant rétablir la
direction du museau de tanche, donnera pour
la suivante la faculté de féconder le sexe que
l'on desirera.

C'est cette disproportion, ou cette déviation,
qui fait que l'orifice ne pouvant recevoir le
gland du membre viril, ou se trouver en direction avec lui; la liqueur ne peut être dardée
dans l'*uterus*, et que la spiritueuse ne peut
parvenir à l'une ou à l'autre des trompes :
voilà la cause certaine de la stérilité de quelques femmes avec un mari, tandis qu'elles
avaient été, ou qu'elles sont devenues fécondes
avec un autre, et de celles qui ayant eu un
ou plusieurs enfans cessent d'en avoir, quoique
le conjoint soit le même, et que l'un et l'autre
jouissent continuellement d'une bonne santé et
qu'ils fassent tous leurs efforts pour se multiplier encore. La génération ne cesserait pas chez
ces individus, si les proportions fussent restées
les mêmes; mais un accouchement pénible, ou
le défaut de repos après cet accouchement,
a fait baisser l'*uterus* d'un pouce seulement,
ou l'a fait dévier, ce qui peut avoir lieu sans
faire éprouver de douleurs à la femme ; ce relâchement, ou cette déviation, suffit pour empêcher la fécondation, si on n'y remédie par
une position particulière, ou par une introduction moins profonde.

Croyez que quelque quantité de liqueur sé-

minale que l'homme verse dans le vagin, lorsque l'*aura seminalis* qui seul féconde la femme,
ne peut parvenir à une des trompes, tout est
en pure perte pour la génération, puisque dans
ce cas il ne peut y avoir de fécondation ; car
pour qu'elle ait lieu, il faut que la liqueur séminale soit versée dans l'*uterus*, qu'elle con-
tienne une portion spiritueuse, et que les
trompes qui doivent la porter aux ovaires ne
soient ni trop courtes, ni obstruées ; mais aussi
soyez bien certains que pour peu qu'il en par-
vienne à l'ovaire, la fécondation a lieu lorsqu'il
y a un œuf en maturité, ce qui est manifestement prouvé par les fécondations involontaires.

Causes d'infécondité provenant du fait de l'homme.

Si la nature attend pour rendre la femme
féconde, l'organisation parfaite de l'*uterus* et
de ses dépendances, elle n'en exige pas moins
de l'homme le complément de son organisation ;
ainsi que la bonne conformation de sa partie
sexuelle ; car des défauts dans cette conformation, sont aussi des causes spéciales d'infé-
condité ; mais elles sont moins fréquentes chez
l'homme que chez la femme.

Les vices de conformation du membre viril
sont au nombre de trois, 1.º l'ouverture insuffisante du prépuce ; 2.º la courbure en bas du
gland de ce membre pendant son érection ;
3.º le défaut d'ouverture à l'extrémité de ce

M ij

gland, car je l'ai vu au-dessous de la couronne à la place du frein qui manquait alors.

L'obstacle qui provient du défaut d'ouverture suffisante du prépuce, arrête la liqueur entre le gland et le prépuce, et empêche qu'elle ne soit dardée. On parvient à lever cet obstacle en faisant agrandir l'ouverture de ce prépuce, ce qui est une opération fort simple.

On conçoit que lorsque le gland est tiré en bas par le frein du prépuce qui est trop solide et trop court, l'éjaculation ne peut avoir lieu dans la direction de l'orifice, ou museau de tanche, et que la semence est versée au-dessous dans le vagin, conséquemment dans un lieu où elle ne peut fructifier. On se débarrasse de cet obstacle en faisant couper ce frein, qui nous est généralement connu sous la dénomination de filet.

Le défaut d'ouverture à l'extrémité du gland est un obstacle plus difficile à vaincre, car il faut ici deux opérations, 1.º il faut faire une incision à l'endroit de ce gland où la nature l'ouvre ordinairement ; 2.º il faut fermer l'ouverture contre-nature qui est au-dessous de la couronne, ce qui nécessite des scarifications pour procurer réunion de la solution de continuité qui ne doit pas exister là.

CHAPITRE XII.

De la Sanguification et de la Circulation chez l'Enfant, dans le sein de sa Mère.

Je pourrais vous dire, aussi - bien que les autres, comment se fait la circulation du sang de l'enfant pendant son séjour dans le sein de sa mère ; mais ce ne serait rien vous apprendre de nouveau, car vous devez déja le savoir, et ceux qui ne le savent pas encore , peuvent l'apprendre dans les Auteurs ; ainsi donc je me dispense de les copier : mais vous expliquer sa sanguification , et vous prouver qu'il ne reçoit pas une goutte de sang de sa mère , et que c'est lui qui le forme des sucs lymphatico-laiteux que cette mère lui fournit , malgré l'ingénieuse opinion du professeur *Beaudelocque* ; c'est vous prouver une vérité nouvelle, qu'il faut voir dans l'art de procréer les sexes à volonté , chap. iii de la seconde partie de la troisième édition.

Vous connaissez l'opinion la plus récente des Anglais, par les passages que je vous ai rapportés de la traduction de *Denman* à l'article *placenta*, où il finit par dire : « on convient maintenant que les systêmes vasculaires du *placenta* et de l'*uterus* sont indépendans l'un de l'autre, etc. — Voyons maintenant l'opinion des Allemands, par celle de *Lobstein*.

J. Frédéric Lobstein, dans son essai sur

la nutrition du fœtus, dit, pag. 75, « il y a des raisons péremptoires qui font douter que la circulation de la mère soit nécessaire pour entretenir celle du fœtus (1). Ne sait-on pas que les pulsations dans le cordon ombilical ne sont pas isochrones avec le pouls de la mère ? Ne voyons-nous pas dans les fœtus des oiseaux, dans ceux de tous les animaux ovipares, que la circulation est tout-à-fait indépendante de celle de la mère : pour que cette fonction ait lieu, faut-il que les vaisseaux de de la poule aillent communiquer avec ceux des poulets contenus dans les œufs ? »

Nous ne devons pas oublier ce que *Harvey* a dit à ce sujet, « *abundè me demonstraturum arbitror, viviparorum quoque fœtum, dum adhuc in utero continuetur, non matris sanguine nutriri, spirituque ejus vegetari ; sed animo, viribusque suis frui, ut pullus in ovo, solet proprioque sanguine gaudere.*

Rien ne prouve donc l'anastomose directe des vaisseaux de la matrice avec le *placenta ;* nous trouvons, au contraire, par toutes les recherches possibles, que ni le sang, ni la matière à injection, ne passe des uns dans les autres sans déchirure. Les observations viennent encore à l'appui de cette assertion. *Roederer* et *Osiander* ont vu dans des *placenta,*

Preuves péremptoires que le cit. Baudelocque est dans l'erreur.

---

(1) Notamment celles que j'ai établies, p. 226 et 241, de l'*Art de procréer les Sexes à volonté,* 3.ᵉ édition.

dont l'extraction suivait immédiatement la sortie de l'enfant, et auxquels on n'avait pas lié le cordon ombilical, que la circulation entre cette partie et le fœtus, a continué de se faire pendant treize minutes, sans que la moindre goutte de sang se soit épanchée, et se soit fait jour par la surface utérine de ces *placenta* (1). Or, comment ce phénomène pourrait-il avoir lieu, s'il existait une communication immédiate des vaisseaux utérins avec ceux du fœtus ? Cette opinion a donc été abandonnée par le plus grand nombre des Physiologistes, et on a embrassé celle de l'absorption. »

COROLLAIRE.

De toutes les preuves que j'ai données dans l'art de procréer les sexes à volonté, et de celles ci-dessus, il me paraît impossible de ne pas conclure, une fois pour tout, que la cirlation du sang de l'enfant dans le sein de sa mère, n'est ni *médiate*, ni *immédiate* avec elle ; mais qu'elle se fait immédiatement du *placenta* à l'enfant, et *vice versâ* : je dis du *placenta* à l'enfant, parce que c'est ce corps, qui le premier porte à l'homocule les sucs nourriciers qu'il puise dans l'*uterus*, et dont l'embryon forme son sang ; et que celui-ci

---

(1) Voilà des expériences qu'il faut faire connaître à des Élèves, et ne pas toujours leur répéter ce qu'ils ne trouvent que trop souvent dans les ouvrages des anciens.

n'en envoie au *placenta* que quand il commence à en avoir une certaine quantité, et quand son systême vasculaire en est rempli. Il est évident que notre professeur *Baudelocque* est dans l'erreur sur cet objet, comme sur tant d'autres, et qu'il y a mis ses élèves ; ce qu'un d'entr'eux lui a si durement reproché dans un ouvrage qui a paru en l'an 8 de la République Française (1).

CHAPITRE XIII.

Du régime nécessaire aux femmes grosses.

Pourquoi il faut aux femmes grosses un régime moral, comme un physique.

CE régime doit s'étendre au moral comme au physique, puisque dès la fécondation de l'œuf, dès la conception de l'*homocule*, les principes de l'esprit étant unis au corps, reçoivent leur premier accroissement, et qu'il se fait un progrès proportionnel de l'un à l'autre.

Les affections, les mœurs, le génie, et toutes nos facultés morales et intellectuelles émanent de nos facultés organiques et de notre tempérament ; car, l'esprit ne pense que par le corps, et les progrès des organes amènent celui de l'intelligence, et quoique les premières perceptions de l'esprit nous soient inconnues et que personne ne puisse s'en souvenir, il n'en

____

(1) Pour plus grande sûreté, voyez les Lettres de *William Kentich*, au cit. *Baudelocque*, chez Maradan, libraire.

est pas moins vrai que le *sensorium* est ébauché au même moment que l'homocule, et que cette ébauche primitive est ce qui donne à l'esprit les premiers élémens de la pensée : la substance intelligente suit nécessairement et uniformément les progrès de l'organisation du cerveau dont elle dépend.

En un mot, toutes les propriétés du moral dépendent des idées qui s'arrangent dans le cerveau, par l'action des fluides sur les solides, et par la réaction de ces solides sur les mêmes fluides ; delà on voit la nécessité de veiller à la formation et organisation de ce tempérament (1), qui dépend aussi du climat que la mère habite, des nourritures qu'elle prend, et du genre de vie qu'elle mène : conséquemment il faut apporter au régime de la femme grosse, tous les soins possibles pour perfectionner le physique de l'individu qui se développe en elle ; en négligeant la formation de ce tempérament, on expose l'homme à passer sa vie dans les langueurs et les maladies, et à transmettre à ses descendans le germe de ses infirmités.

SECTION PREMIÈRE.

Régime physique des femmes grosses.

Si les hommes en général doivent être cir-

----

(1) Par ce mot tempérament, j'entends l'état des solides et des fluides dont est composé le corps humain.

conspects sur le choix et la quantité des alimens qu'ils doivent prendre pour entretenir la
bonne santé ; quelles précautions ne doivent
pas prendre les femmes grosses ? Avec quel soin
ne doivent-elles pas veiller à la conservation et
au développement des individus qui leur sont
confiés ; puisque ce sont elles qui donnent à
l'homme, avec la subsistance, le *tempérament*,
le *caractère* et la *trempe de ce caractère*? Elles
ne peuvent donc trop s'assujettir à un régime
doux, sain et nutritif, en renonçant à tous les
goûts et les caprices que la nature leur suggère,
sur-tout pendant les premiers mois.

N'oublions pas que, 1.º c'est de la santé des
pères et mères que résulte ordinairement celle
des enfans ; 2.º que c'est dès le sein de la
mère que s'établissent les fondemens d'une
bonne ou mauvaise constitution ; 3.º et que
c'est spécialement du bon régime, et de la
bonne conduite de la femme grosse, que découlent les bons sucs nourriciers ; conséquemment le développement complet et parfait de
son enfant, au moral comme au physique :
prévenons-donc par les soins que nous leur
donnerons pendant la grossesse, le germe des
maladies que l'enfant peut contracter dans le
sein maternel.

Les femmes grosses digèrent ordinairement
avec une très-grande promptitude ; mais aussi,
par cette raison, leurs sucs sont mal élaborés :
elles doivent faire attention à charger moins,

leur estomac pendant ce temps qu'en tout autre; et pour avoir la facilité de manger plus
souvent, elles doivent choisir des substances
dont les molécules puissent facilement s'assimiler aux leurs, et fournir à l'homocule des
sucs lymphatico-laiteux bien fluides.

Maintenant que nous ne pouvons plus douter que la mère ne transmet à son fruit que le
produit brut de ses digestions, toute femme
raisonnable sentira facilement de quelle conséquence il est pour cet embryon, qu'elle ne lui
fournisse pas des sucs grossiers, terreux, ou
âcres, dont l'assimilation deviendrait nuisible
à sa bonne constitution; elle concevra que plus
ses digestions seront bonnes, et plus ses sucs
seront élaborés, moins ils donneront de peine
à l'embryon pour se les approprier, pour,
enfin, opérer cette transsubstantiation si nécessaire à son accroissement parfait.

Le bon pain bien levé, bien cuit et rassis,
les crêmes de riz, les gruaux, la semoule, le
vermicelle préparé au lait, s'il passe bien ordinairement, ou avec le bouillon à la viande,
sont les farineux qui conviennent, parce qu'ils
font de bons potages.

Le bœuf, le mouton, le lièvre, la perdrix,
la bécasse, la bécassine, la poule d'eau, le pigeon et les volailles maigres, sont parmi les
animaux ceux auxquels il faut donner la préférence, parce que leur viande fournit des sucs
déja très-élaborés.

Parmi les poissons , ceux qui mangent les autres sont préférables à ceux qui vivent de la vase des étangs , ou rivières ; le brochet, quand il est un peu gardé après sa mort, est préférable à la carpe , les perches et les truites sont encore des poissons d'eau douce de facile digestion : parmi les poissons de mer , les limandes, les merlans , les solles , la raie et le turbot sont préférables.

Les femmes grosses doivent éviter les crudités et aussi la pâtisserie , qui ordinairement se digère difficilement; d'ailleurs, il y a presque autant de régimes à prescrire que d'individus à gouverner ; c'est suivant le tempérament, le climat, la saison et la vie que mène la femme grosse , qu'on doit la conseiller ; car le régime à tenir dans un pays froid ne peut être le même que dans un chaud, et dans nos climats tempérés , ce qui convient pendant l'hiver , ne peut convenir pendant l'été : c'est une des raisons qui doit les engager à se laisser gouverner par des hommes prudens et éclairés.

On conçoit facilement que quand l'air est bien chaud , elles doivent faire usage de boissons rafraîchissantes, quelquefois toniques , d'autres fois relâchantes ; aux unes, il faut de la limonade, ou de l'eau de groseille; aux autres de l'orgeat, ou du petit-lait ; à quelques autres, de l'eau pure, ou de l'eau rougie ; il faut aux unes des bains tièdes, et à d'autres des bains presque froids ; tandis que pendant l'hiver elles doivent prendre le bain plus chaud, et boire un peu plus de vin ; à d'autres, il faut du café à l'eau pour aider au perfectionnement de leur digestion ; mais tout cela doit être prescrit suivant les cas et les circonstances ; car, ce qui est bon dans une grossesse, ne convient souvent pas dans une autre : la saignée, par exemple, ne convient ni dans toutes les grossesses, ni à tous les tempéramens.

La femme a besoin d'une plus grande quantité de sang pendant la grossesse que pendant tout autre temps de sa vie ; parce que du moment que l'*uterus* s'étend, non-seulement ses vaisseaux s'étendent aussi, mais leur calibre augmente : aussi la prévoyante nature lui conserve-t-elle celui du flux menstruel. Pour maintenir ce viscère dans une force suffisante, et lui conserver le ressort nécessaire, il ne faut jamais beaucoup vider les vaisseaux, il faut seulement les dégorger de temps à autres par une légère saignée.

De ce que je dis là, il ne faut cependant pas conclure qu'il serait plus sage de ne pas saigner la femme grosse, pour ne pas l'exposer à la faiblesse de matrice toujours dangereuse. Il y a bien peu de femmes qui puissent impunément faire une grossesse sans subir cette opération, et celles qui s'y refusent lorsque le besoin existe, ne connaissent pas les maux auxquels elles s'exposent, indépendamment de ceux qu'elles préparent à leurs enfans : il faut les leur faire connaître afin qu'elles puissent les éviter.

1.° Elles forcent le calibre de leurs vaisseaux lorsqu'ils sont souples; les utérins qui se dilatent outre mesure fournissent souvent une perte pendant la grossesse, ou s'ils sont forts et résistent à l'action du sang, il se fait un reflux du côté de la poitrine et ces femmes crachent le sang; ce crachement de sang devient souvent la source d'un ulcère au poumon; souvent aussi cette surcharge, cette pléthore sanguine occasionne la fausse-couche, ou des accidens très-graves pendant l'accouchement; car le reflux de ce fluide dans les gros troncs, opéré par les contractions de l'*uterus*, conjointement aux efforts que la femme est forcée de faire, porte quelquefois au cerveau une colonne de sang si considérable qu'elle produit stupeur; la tête se perd, et l'espèce de sommeil occasionné par la trop grande plénitude du cerveau, pourrait produire un genre d'apoplexie qui mettrait en danger, au moins la raison de la femme si on n'y prenait garde.

J'ai été appelé pour une femme qui était en travail d'enfantement naturel, et qui s'était annoncé pour être heureux. Les parens s'effrayèrent parce que pendant l'intervalle des douleurs, cette jeune femme était tellement dans la stupeur, qu'elle ne pouvait répondre à aucune question. Le chirurgien qui l'accouchait ne jugeait pas à propos de la saigner, parce que l'accouchement devait finir promptement, disait-il ; car il ne s'appercevait pas que les douleurs, au lieu d'augmenter, avaient déja diminué d'intensité et de fréquence ; il fut très-étonné lorsque je lui dis qu'il fallait saigner très-promptement pour éviter des accidens bien graves. Cette saignée qui vraisemblablement sauva la vie à cette jeune femme, ne fut pas faite assez tôt pour lui faire retrouver toute sa présence d'esprit et de mémoire. Pendant plus de quinze jours, elle resta dans une espèce d'imbécillité, sans retrouver le nom de ses parens et amis ; elle fut près de deux mois avec perte de mémoire sur une infinité d'objets, ne pouvant pas même retrouver le nom des choses les plus usuelles, malgré tous les stimulans qui lui furent administrés.

Lorsque ces accidens n'ont pas lieu et que l'hémorragie n'arrive pas, ni pendant, ni après l'accouchement, il survient toujours une abondance de sang très-considérable qui dure plus ou moins long-temps, parce que les contractions utérines ne peuvent avoir leur effet qu'en poussant au-dehors de grands flots de sang : cette abondance est toujours fâcheuse, puisqu'elle affaiblit le systême général ; elle est spécialement nuisible à la femme qui doit allaiter.

2.º La grande dilatation des vaisseaux utérins produite par le défaut de saignée pendant la grossesse, lorsque le besoin est marqué, établit par la suite des évacuations périodiques si abondantes qu'elles sont pour le moins incom-modes, et souvent elles affaiblissent momen-tanément toutes les facultés des femmes qui les éprouvent, et détériorent leurs digestions.

3.º Les femmes qui se refusent à la saignée né-cessaire pendant la grossesse, se préparent des hémorragies considérables pour le moment de la cessation périodique de leurs règles ; en un mot, elles changent leur constitution primitive, et souvent de fortes et robustes qu'elles étaient, elles deviennent faibles et valétudinaires, et après trois ou quatre grossesses de ce genre, elles se traînent avec peine jusqu'au moment qu'elles appellent leur *temps critique*, et qu'elles rendent très-dangereux par cette conduite.

On eût rendu un grand service à nos mères, si on leur eût fait connaître ces raisons de se soumettre à la saignée dans les besoins de leurs grossesses ; une partie d'elles ne seraient pas mortes de ce temps critique, si on leur eût expliqué les dangers auxquels elles s'expo-saient en résistant à la saignée, au lieu de leur dire, faites vous saigner, *parce que vous êtes grosses de quatre mois et demi,* comme on le dit encore aux femmes du peuple, et notamment à celles de la campagne. Propos qui prouve combien peu on connaît l'organi-sation de l'*uterus* et la marche de la nature, qui n'est pas toujours la même pour le même individu ; car telle a besoin d'être saignée à ce terme,

terme, tandis que dix autres ne l'ont souvent pas à sept mois, et la femme qui en a eu besoin à ce terme dans une grossesse, peut en faire d'autres sans éprouver cette nécessité ; souvent il faut la faire plutôt ou plus tard, et quelquefois aucune nécessité ne se manifeste.

Je me suis trouvé dans le cas de faire saigner des femmes après la deuxième époque manquée, ces mêmes femmes n'en ont plus eu besoin pendant tout le reste de la grossesse ; celles chez qui l'*uterus*, très-musculeux, ne prête pas facilement à l'extension nécessaire, font souvent fausse couche, parce qu'elles n'ont pas été saignées assez tôt. Le bain que l'on conseille ne peut suppléer à la saignée quand le besoin existe, parce que la détente qu'il peut procurer n'arrive pas assez tôt. Règle générale, ce n'est jamais le terme de la grossesse qui doit décider la saignée, mais l'état du pouls et de la tête.

Les maux que les femmes grosses préparent à leurs enfans, lorsqu'elles se refusent à la saignée, dans les cas nécessaires, sont de deux espèces et incalculables, car ils atteignent le moral comme le physique.

C'est dans le sein de sa mère, que chaque homme puise les matières premières de son physique, et les élémens de son moral ; c'est-là que se forment son tempérament et son caractère, qui influent toute la vie sur ses facultés

N

intellectuelles , sur ses passions , sur son énergie , sur sa conduite , conséquemment sur son bonheur ou son malheur , et sur celui de ses concitoyens.

Comment nos facultés intellectuelles dépendent de nos facultés physiques.

Nos facultés intellectuelles émanent de notre tempérament ; delà vient la diversité de nos facultés ; delà découlent les propriétés individuelles de nos ames : c'est ainsi qu'un homme sanguin, lorsqu'il ne l'est pas trop , est un homme vif, spirituel, courageux , entreprenant , utile à sa patrie et à ses concitoyens ; tandis que celui qui l'est trop , est ou stupide , ou colérique , et souvent violent , pourvu de plus de qualités nuisibles , que d'utiles à la société ; c'est ainsi qu'un homme phlegmatique est d'une conception lente , difficile à persuader et à émouvoir , incapable de vouloir vivement : en un mot , toutes les variétés de l'homme moral , dépendent des idées qui s'arrangent dans son cerveau par l'action des fluides sur les solides , et par la réaction de ces solides sur les mêmes fluides.

Nous tenons notre organisation première de notre mère, de laquelle nous recevons les élémens d'une machine nécessairement analogue à la sienne ; car d'où nous viendrait le plus ou le moins de matière ignée, de chaleur vivifiante qui décident de nos qualités mentales , si ce n'est de la mère, qui en nous portant dans son sein , nous a transmis avec les sucs nourriciers, une portion du fluide électrique ou galvanique, dont elle était animée, et qui circule dans nos veines ?

Partant de ce principe indubitable, vous sentez, citoyens et messieurs, que si par un mauvais usage, on saigne une femme grosse, lorsqu'elle n'en a pas besoin, ou qu'on lui fasse une saignée trop abondante, lors même que le besoin en est constaté, on affaiblit en elle, et conséquemment dans son fruit, cette portion d'électricité, ce fluide vital et spiritueux, qui devait faire de l'individu qu'elle porte, un homme vigoureux et de génie, et qu'on n'en fait qu'un homme médiocre au moral, ce qui se voit habituellement parmi le peuple, parce que quand ces femmes se décident à la saignée, elles se font, ou se laissent toujours tirer trop de sang à-la-fois : on modifie par-là, et souvent on détériore pour toujours son organisation, et on affaiblit le tempérament de la mère, par conséquent celui du reste de sa progéniture.

Si, au contraire, on ne saigne pas cette femme lorsqu'elle en a besoin, on force plus ou moins son mécanisme, le trouble s'y établit ; outre les maux qu'on lui prépare, on change l'organisation de son fruit, on le détermine vers un tempérament fougueux, dont les dispositions et les effets funestes pour lui, peuvent le devenir aussi pour la société. Les Physiologistes savent à quel point on peut modifier et même changer un tempérament tout

N..

formé, à plus forte raison celui qui commence à s'organiser. La saignée pour les femmes grosses, est donc, comme on le voit, un objet plus conséquent qu'on ne le croit ordinairement.

Toutes les fois que j'ai été dans le cas d'ordonner la saignée à une femme grosse, j'ai toujours eu le soin d'observer la force de l'artère, et d'ordonner en conséquence l'évacuation d'une ou de deux poêlettes de sang, suivant sa force ; car j'ai remarqué que la pléthore étant à-peu près au même degré chez la brune, que chez la blonde, la dose de sang à évacuer ne devait pas être la même chez l'une que chez l'autre : il y a peu de femmes blondes aussi sanguines que les brunes, ou si elles le sont autant, leur sang n'a pas la même consistance ; conséquemment on ne doit pas leur en tirer la même quantité.

Les femmes blondes qui veulent nous faire juger de l'abondance de leur sang par celle de leurs règles, nous induiraient en erreur, si nous ne faisions pas attention qu'une partie de celles qui ont des règles abondantes, ne les ont que par faiblesse de *l'uterus* ; si on leur tire autant de sang qu'aux brunes, toutes choses égales d'ailleurs, on les expose souvent à faire fausse couche, ou au moins au relâchement de *l'uterus*.

J'ai souvent vu de ces femmes avoir un écoulement sanguinolent après une saignée copieuse, et être obligées de garder le lit long-temps après cette saignée, pour éviter la fausse couche : il est plus avantageux de faire plusieurs petites saignées pendant le cours de la grossesse, que d'en faire une trop forte, même après avoir trop attendu.

Les femmes n'étant pas communément réglées pendant leurs grossesses, les époques de cette évacuation se font sentir ordinairement au même terme, où elles avaient coutume de fluer : lorsque la femme est d'une constitution ferme et pléthorique, il faut la faire saigner quelques jours après l'époque qui aura été plus sensiblement marquée que les précédentes, par quelqu'une des incommodités, qui, antérieurement à la grossesse, annonçaient ce flux, ou par le gonflement douloureux du sein : hors ce cas, on ne peut ici en prescrire le moment, c'est l'état du pouls et de la tête qui doit l'indiquer.

Il ne faut pas toujours saigner les femmes qui sont quelquefois réglées pendant les premiers mois de la grossesse, parce que cet accident a plus souvent lieu par faiblesse utérine, que par pléthore, et c'est le cas de bien étudier l'état du pouls et celui de la tête ; si cependant celle-ci est lourde et douloureuse, il faut faire tirer une seule poêlette de sang, et il est alors prudent d'ordonner un grand repos et *continence,* sur-tout si les époux sont encore bien jeunes.

Les Accoucheurs doivent avoir grand soin de ne pas laisser subsister long-temps le besoin de saignée, et je leur conseille de faire tirer peu de sang à-la-fois dans les cas ordinaires ; et pour en prescrire raisonnablement la dose, ils doivent faire non-seulement attention à la force de l'artère, mais encore à la saison, au climat, à la couleur de la femme, et à sa manière de vivre.

Les femmes grosses doivent souvent respirer le bon air, et faire de l'exercice à pied, car si l'estomac doit commencer la digestion, l'exercice doit la finir ; en conséquence, les femmes faibles qui ne pourront passer tout le temps de leur gestation à la campagne, se feront conduire hors la ville, et après avoir mis pied-à-terre, elles se promeneront plus ou moins long-temps, suivant leurs forces, car elles ne doivent jamais se fatiguer ; elles se feront *Bons effets du grand air et de l'exercice à pied.* ramener chez elles, et elles seront récompensées de leurs peines par une bonne digestion et un bon sommeil, deux fonctions précieuses à la mère et à l'enfant.

L'exercice modéré est d'une nécessité absolue aux femmes grosses; en favorisant les digestions, il facilite aussi les évacuations excrémentielles, auxquelles les femmes doivent porter une grande attention, spécialement pendant la grossesse ; elles doivent éviter la constipation, incommodité qui peut devenir funeste à l'embryon et occasionner à la mère un *semi-prolapsus*, par les efforts qu'elle pourrait leur faire faire;

Dès le commencement de la gestation, il s'établit un *foyer* de chaleur dans toute la région hypogastrique, tant par la suppression du flux menstruel, que par les sucs nourriciers et le sang qui se portent, de jour en jour, avec plus d'abondance dans ces parties, qu'avant la grossesse ; ensuite le développement de l'embryon et de toutes ses dépendances, augmentent encore cette chaleur, et par leur poids comprimant l'intestin *rectum*, forcent les matières stercorales à séjourner plus long-temps, et leur font contracter une solidité qui les rendent nuisibles. Pour cette raison, elles doivent généralement s'abstenir, en toute saison, de ratafiat et de liqueurs fortes, et aussi parce qu'elles deviennent des poisons pour le fœtus, pour l'enfant même.

Pour obvier aux accidens qui pourraient résulter de la constipation, les femmes doivent faire usage des alimens qui fournissent plus de parties aqueuses et mucilagineuses que de terrestres ; il faut aussi qu'elles s'assujettissent à l'usage des remèdes ou lavemens à l'eau, de deux jours l'un, quand les moyens indiqués ci-dessus ne réussissent pas.

Il faut distinguer la constipation par inertie ou paresse d'entrailles, d'avec la constipation par chaleur, car les moyens qui doivent faire cesser celle-ci, favoriseraient beaucoup celle-là.

Le fœtus humain, dans le sein de sa mère,

se développe, s'accroît et se nourrit par l'ordre égal et constant des fonctions vitales de cette mère ; la moindre chose qui y fait obstacle, nuit à son développement ; tout ce qui trouble cet ordre et le rend irrégulier, altère les substances dont il se forme, et devient une source de maladie et souvent une cause de mort.

VANDERMONDE, docteur régent de la Faculté de Médecine de Paris, dit : « si l'enfant dans le ventre de sa mère trouvait des sucs nourriciers entièrement préparés, il risquerait beaucoup moins pour sa conformation ; mais la mère ne fait qu'ébaucher la liqueur qui doit contribuer au développement et accroissement de son fruit, le fœtus doit donc la perfectionner. Si ces sucs n'acquièrent pas cette perfection nécessaire à la bonne constitution de son physique, quelque saine que soit sa mère, l'enfant sera mal-sain ; il contractera des maladies qu'elle n'aura jamais eues, et que l'on regardera cependant comme héréditaires, tandis qu'elles seront du fait du fœtus, dont l'ordre de la circulation aura été troublé par quelque accident survenu à la mère pendant la gestation, ou par son mauvais régime ; car, il nous est bien prouvé que le trouble et le désordre qui arrivent à la mère influent sur le physique de l'enfant et par suite sur son moral. »

Les solides du fœtus sont plus délicats et plus tendres que ceux de sa mère, ils sont moins élastiques, conséquemment ils sont moins en état de résister à toutes les variations qui peuvent y survenir ; ils n'ont pas assez de ressort pour se rétablir quand une fois ils ont été forcés : il faut donc porter la plus grande attention à entretenir l'équilibre physique et moral chez la mère ; car la contention d'esprit et les chagrins influent nécessairement sur l'un et sur l'autre.

Personne ne doute aujourd'hui que le fœtus ne soit susceptible, dans le sein de sa mère, de toutes les maladies qui peuvent affecter l'humanité, puisqu'il y est sujet à la fièvre ; plusieurs auteurs sont même d'avis qu'il peut la tenir de son chef, sans que la mère la lui ait communiquée; et sans qu'il la lui communique, car il est très-rare, disent-ils, que les maladies du fœtus passent à la mère, tandis que celles de la mère passent toujours au fœtus.

Les loix de la circulation chez le fœtus, que j'ai bien développées et prouvées dans mon *Art de procréer les sexes à volonté*, démontrent ce fait d'une manière très-évidente ; par là il est aisé de concevoir que des sucs viciés chez la femme doivent altérer la constitution de son fruit. Les difformités du corps découlent ordinairement des maladies héréditaires ; mais cependant il y en a qui viennent de l'enfant même, parce que les sucs qui doivent se porter à certaines parties, étant mal élaborés, affectent ces parties plus ou moins, suivant qu'elles en reçoivent une plus ou moins grande quantité.

J'ai quelquefois reçu, de mères saines et bien portantes, des enfans d'une maigreur excessive et si faibles qu'ils pouvaient à peine prendre le teton ; je leur ai reconnu une fièvre avec redoublement bien marqué ; il n'y a que ceux qui ont été nourris pendant quelques jours avec du petit-lait, qui aient survécu à cet état *pathologique*, et qui se soient élevés ; ceux qui ont été mis promptement au teton étranger, sont morts peu après leur naissance.

En un mot, les enfans qui en naissant apportent les marques de la petite-vérole, ou autre, ainsi que les hydropiques, doivent nous convaincre que l'enfant dans le sein de sa mère, peut être atteint de toutes les maladies de l'humanité ; mais aussi il faut bien se persuader qu'il peut en contracter par lui-même, dans le sein d'une mère saine et bien portante, par le seul trouble qui peut survenir dans ses fluides ; et qu'il peut contracter des difformités par quelque obstacle à la régularité de la distribution des sucs nourriciers (1).

Le sort de l'embryon est généralement dé-

____

(1) J'ai reçu des hydrocéphales, des hydropiques de poitrine et de ventre, et d'autres avec des hydrocèles, tous provenant de mères bien saines, bien portantes et bien constituées, qui avaient déja mis au monde des enfans jouissant d'une bonne santé, et qui après ces malades donnèrent d'autres enfans bien sains et bien constitués.

pendant de sa mère, comme je viens de le faire voir, il est le jouet de sa conduite; mais heureusement il ne peut être la victime de son imagination qui n'a point de prise sur lui, si ce n'est par le mauvais régime qu'elle peut lui suggérer; sans cela nous verrions bien d'autres choses.

C'est du défaut de soins pendant la grossesse que dépend, presque toujours, l'état *pathologique* qui suit quelquefois l'accouchement, puisque cette opération n'est point une maladie; souvent aussi des soins donnés à la mère pendant la gestation, dépend le plus ou le moins de facilité avec laquelle la nature opère l'accouchement, cette précieuse fonction, qui lui est ordinairement presque abandonnée par un habile homme, lorsqu'il a reconnu qu'elle peut seule s'en bien acquitter.

Section II.

Régime moral des Femmes grosses.

Nous savons que chez les femmes, spécialement pendant la grossesse, les fibres nerveuses sont plus tendues, plus susceptibles d'irritation, parce que leurs ressorts sont plus vifs, et leurs vibrations plus promptes; elles sont plus disposées à être affectées par les objets qui peuvent provoquer leur sensibilité morale; aussi les passions affectent plus leur ame, et leur font beaucoup plus de mal qu'en tout autre temps.

Il est d'autant plus dangereux d'exciter des passions fortes chez les femmes grosses, qu'elles contribuent à déranger l'ordre des fonctions intellectuelles, comme des vitales, chez les deux individus, et que souvent elles font beaucoup plus de mal à l'enfant, puisque nous en avons vu qui ont été affectés dans leur conformation, comme dans leur sens moral et intellectuel.

D'après les principes de *Stahl*, qui a le mieux développé les causes de nos affections corporelles, en les faisant partir de l'ame, on ne peut être bon médecin, ni bien diriger les femmes grosses, sans connaître le jeu des passions, et leur influence sur le physique, comme celle du physique sur le moral.

Toutes les passions agissent en tendant ou en détendant les fibres nerveuses, comme les musculaires ; elles produisent souvent une constriction à l'estomac, qui ralentissant la circulation et les secrétions, peut empêcher, ou au moins ralentir aussi la nutrition de l'embryon, et par-là déranger sa constitution et organisation première.

Les passions agréables, telles que le plaisir en général, les exercices de l'amour, la joie, le contentement, portés à l'excès, opèrent une dilatation dans les plexus nerveux, et à l'estomac un relâchement si grand, que les forces diminuent, que l'oscillation dans le systême vasculaire en est ralentie et les secrétions diminuées. La diminution de la circulation retarde l'assimilation, et l'animalisation des sucs nourriciers ralentit aussi de beaucoup l'ordre dans les fonctions vitales de l'embryon , conséquemment retarde son développement et accroissement.

Toutes les passions sont plus dangereuses pendant la grossesse , sur-tout si elles sont assez fortes pour que la matière lymphaticolaiteuse que le *placenta* transmet à l'embryon puisse en être altérée , comme par le mauvais régime de la mère ; si elle gagne un degré d'acrimonie , les humeurs de l'enfant en seront pénétrées dans leur source, et dès leur origine ; ses fibres nerveuses deviendront irritables , et il sera sujet aux convulsions , ou au moins aux maux de nerfs , et à toute autre maladie , suivant l'organe que cette acrimonie affectera davantage.

D'après ce que nous venons de rapporter et qui est assez connu maintenant , il est donc essentiel d'éviter aux femmes grosses toutes les affaires contentieuses, tout ce qui peut les chagriner et mettre en mouvement les grandes passions , puisqu'elles peuvent compromettre leur santé et celles de leurs enfans ; il faut les amuser, les promener , leur procurer une vie douce et agréable , parce que le caractère des enfans sera analogue aux sensations que l'on aura fait éprouver aux mères pendant la gestation (1).

____

(1) Chez les *Indiens* , les BRACHMANES reconnaissaient

L'observation de cette règle est aussi nécessaire pour le moral, que le bon régime pour le physique. J'ai reçu des enfans de femmes qui avaient passé leurs grossesses dans des chagrins, des frayeurs, des contrariétés presque continuelles ; aussi tous ces enfans ont-ils été sujets, dès les premiers jours de leur naissance, à des tressaillemens et trémoussemens nerveux pendant leur sommeil même.

Ce sont les humeurs de la mère qui préparent ordinairement et le plus souvent les maux physiques de l'enfant ; mais ce sont les fluides spiritueux que le cerveau et la moëlle épinière de l'enfant filtrent et élaborent dès le sein de sa mère, qui décident de sa constitution et organisation morale ; ce qui fait que nous arrivons au monde avec des dispositions intellectuelles si différentes. Voilà ce qu'il faut bien persuader aux femmes, et si les Médecins le veulent, ils changeront en bien l'organisation des générations futures.

C'est dès la gestation qu'il faut soigner le physique et le moral de l'homme ; il faut donc que les mères se laissent gouverner pendant la grossesse par des hommes savans dans cette

tellement cette vérité et son utilité, que, sous le prétexte d'amuser leurs femmes grosses, ils mettaient auprès d'elles, des instituteurs sages et savans qui réglaient leur régime. Il n'est pas de nation qui ait mieux démontré jusqu'à quel point on peut rendre les organes dociles aux ordres de l'ame.

partie, qui en aient fait une étude spéciale et particulière, et non par des docteurs qui sont encore aux premiers élémens de cette science.

CHAPITRE XIV.

Des soins qu'on doit donner à la Femme sitôt après son accouchement pour lui procurer une quantité suffisante de bon lait.

Chez toutes les nations, la manière d'habiller et de gouverner les femmes nouvellement accouchées, est différente ; il faut suivre les usages du pays que l'on habite, quand il ne sont pas nuisibles à la santé, et savoir adopter à propos ceux des étrangers même, lorsqu'ils peuvent contribuer à un plus prompt rétablissement.

Anciennement on avait contracté la bonne et salutaire habitude de serrer le ventre des femmes, quelques heures au plus tard après qu'elles étaient accouchées. Cet usage est nécessaire à la santé de la nouvelle accouchée et à celle de son enfant, si elle doit allaiter. On ne peut donc trop en recommander la continuation, je pourrais dire la reprise ; car on l'a beaucoup abandonnée depuis douze à quinze ans. Je vois tous les accoucheurs que la révolution a enfantés, faire peu de cas de ce moyen : ils croient même qu'il est au-dessous d'eux de s'en occuper, parce qu'ils n'en sentent pas l'uti-

lité. L'expérience leur en fera un jour connaître
la nécessité ; mais malheureusement ce ne sera
qu'aux dépens de quelques victimes.

Je ne conseille pas ce moyen, dans l'intention d'empêcher le ventre de rester gros après
l'accouchement, comme on l'a toujours dit aux
femmes ; car c'est aujourd'hui la mode de l'avoir
gros, et il faut bien se garder de s'opposer à
une mode, quelque laide qu'elle soit, quand
elle ne nuit point à la santé.

L'expérience m'a confirmé ce que *Smellie*
dit à ce sujet, et m'a prouvé le grand avantage que les femmes en général, et spécialement les faibles, retirent de ce moyen, en
l'appliquant promptement après la délivrance :
j'ai remarqué que celles qui en ont fait usage se
trouvaient beaucoup plus fortes que les autres,
au même terme d'accouchemens, toutes choses
égales d'ailleurs ; et je puis certifier avoir évité
des suites de couche fâcheuses, c'est-à-dire,
des pertes, par ce seul moyen.

Je crois que celui qui le premier a reconnu
l'utilité de serrer le ventre peu après la délivrance, ne l'a conseillé, sous le pretexte d'empêcher le ventre de rester gros, que parce que
c'était une chose ignoble alors ; il ne l'a conseillé, dis-je, sous ce prétexte, que pour engager les femmes à supporter cette gêne, parce
qu'il savait comme nous, que les *dames* font
plus pour la conservation de leurs charmes,
que pour celle de leur santé ; mais cependant
elles

elles doivent bien se persuader qu'en soignant l'une, elles soignent les autres, et qu'elles nous sont d'autant plus précieuses qu'elles jouissent de la meilleure santé possible.

Quoique le conseil de bander le ventre après l'accouchement pour l'empêcher de rester gros, ne soit que spécieux, il n'en est pas moins sage, salutaire, et même nécessaire pour la santé de la mère, et spécialement de celle qui veut allaiter. Aujourd'hui que les femmes font tant de sacrifices pour leurs enfans, je suis persuadé qu'elles feront encore celui-ci, en leur parlant le langage de la vérité.

Ce moyen est de la plus grande nécessité pendant les quarante-huit premières heures, au moins; parce qu'il modère l'évacuation sanguine, et qu'il remplace, en partie, la compression qu'opérait le fardeau de la grossesse, sur les gros vaisseaux du bas-ventre, qui en fournissent à la matrice et dont il faut ralentir le jeu; il devient plus nécessaire que jamais, maintenant que toutes les femmes allaitent leurs enfans; et s'il n'était pas connu, il faudrait l'inventer, car il est bien intéressant pour une nourrice d'éviter la trop grande évacuation sanguine après l'accouchement, parce qu'elle nuit toujours plus ou moins à la bonne digestion, conséquemment à la perfection de la matière laiteuse qui se perd, comme nous en sommes convaincus par les longues suites de couche des femmes qui n'allaitent pas;

ainsi donc on ne peut trop recommander aux sages-femmes et aux gardes de femmes en couche, de continuer l'usage d'un moyen qui influe nécessairement sur la santé des deux êtres qui sont confiés à leurs soins.

Une partie des femmes nouvellement accouchées manque d'appétit, et par suite se trouve sans une quantité suffisante de lait. Si on voulait bien en chercher la cause, on la trouverait souvent dans l'abondance des *lochies*, qu'il m'a paru sage de modérer d'abord chez quelques femmes, et nécessaire d'arrêter ensuite, plus ou moins tôt, suivant les circonstances et les tempéramens.

Les Physiologistes sentiront, quand ils voudront y réfléchir, la nécessité de ralentir et de supprimer une évacuation, qui non-seulement devient inutile, mais dangereuse, après le dégorgement de l'*uterus*, qui ordinairement est effectué dans les six ou sept premiers jours d'une couche heureuse (1), comme nous le prouve l'observation. L'expérience journalière nous démontre que les femmes d'une bonne constitution qui allaitent leurs enfans, et qui se sont fait serrer le ventre après l'accouchement, cessent d'avoir des suites de couche, les

______

(1) Il faut accorder à la nature plus ou moins de temps, en raison de la durée ordinaire des règles de chaque individu ; en sorte que dix jours sont souvent nécessaires pour beaucoup de tempéramens.

unes, le cinquième jour, d'autres le septième, et quelques-unes le dixième au plus tard ; et qu'alors le lait prend plus de consistance, tandis que chez celles qui n'ont pas usé de cette précaution, les lochies durent ordinairement beaucoup plus long-temps, et le lait reste clair et séreux, à moins que ce ne soit chez des femmes dont l'*uterus* est extrêmement musculeux. L'observation nous prouve encore que lorsque cette évacuation subsiste plus long-temps, elle est souvent entretenue par une faiblesse locale ; ce qui est manifestement prouvé par la durée de cet écoulement, infiniment plus longue chez les femmes cacochymes et sujettes aux fleurs-blanches, et par l'abondance de la matière laiteuse qui se porte à ce viscère, chez ces individus, presque en aussi grande quantité qu'aux mamelles. Ils reconnaîtront aussi que ce qui passe par *l'uterus*, après son dégorgement, est non-seulement en pure perte pour la mère et l'enfant, mais encore au détriment de l'un et de l'autre, puisque cette évacuation affaiblit l'estomac de la mère, diminue la quantité, et notamment la qualité de son lait.

C'est une erreur de croire qu'il faille laisser subsister cette évacuation aussi long-temps qu'il plaira à la nature de la produire chez la femme qui allaite, sous prétexte qu'il ne faut pas troubler les opérations naturelles. Personne n'est plus exact que moi à suivre ce principe, quand la nature fait bien ; mais en pareil cas,

O..

Erreur des anciens et de quelques modernes.

elle est en faute, et nous devons la rectifier. Cette évacuation est inutile après le dégorgement de l'*uterus*, comme je l'ai déja dit; sa durée a plus que des inconvéniens; elle est un mal réel pour la mère et l'enfant : il faut donc la ralentir d'abord, et la supprimer ensuite, non par des topiques ou injections astringentes, ce qui serait bien dangereux, mais en fortifiant l'*uterus*, et l'estomac par les moyens ci-après indiqués.

Quel est le médecin qui n'arrête pas une évacuation périodique, lorsqu'elle dure assez de temps, ou qu'elle est assez abondante pour affaiblir l'individu chez lequel elle existe? La nourrice est nécessairement dans ce cas, et c'est en cela, ainsi que dans le choix des alimens, que doit consister la différence de la conduite qu'il faut tenir avec une mère nourrice, d'avec celle qui ne l'est pas.

L'observation nous prouve encore que les femmes les mieux constituées, et dont l'état de bonne santé promettait tout le succès possible dans l'entreprise de l'allaitement, se sont trouvées, à la ville, comme à la campagne, dans l'impossibilité de l'exécuter, lorsqu'elles ont éprouvé une perte en accouchant; ou de le continuer, lorsque l'évacuation des *lochies* s'est soutenue trop long-temps. Nous avons vu aussi que leur allaitement a été dérangé par de mauvaises digestions, et que cés mêmes femmes ont été tourmentées du reste de leur lait. Il est donc bien intéressant de prendre toutes les précautions nécessaires, non-seulement pour éviter les pertes, mais même empêcher la trop longue continuité des évacuations par la partie sexuelle ; et en même temps de s'occuper de tous les moyens qui peuvent perfectionner les digestions, conséquemment rendre la confection de la matière laiteuse aussi parfaite qu'elle peut l'être.

Moyens et remèdes propres à donner une bonne qualité au lait d'une mère, en même temps qu'une quantité suffisante.

Pour parvenir à ce but, je fais, une heure après l'accouchement et souvent plutôt, appliquer sur le ventre de l'accouchée, des serviettes molles, pliées triangulairement ou carrément, suivant le volume du ventre (1), et soutenues par une autre serviette ou bande de ventre mise circulairement pour soutenir les contractions de la matrice, comprimer les gros vaisseaux du bas-ventre qui, sans cette compression, continueraient à porter trop abondamment du sang à l'*uterus*, et qui conséquemment en feraient perdre plus qu'il ne faut, ce qui affaiblirait toutes les facultés de la mère. Cette compression doit être aussi forte que possible, sans beaucoup incommoder la

____

(1) Ce que les gardes de femmes en couche appellent le carreau.

femme ; c'est une gêne momentanée bien salutaire : je la lui fais garder le plus long-temps
possible, en la serrant chaque jour davantage,
suivant le rapetissement de l'*uterus*.

Le sixième jour, au plus tard le huitième,
s'il n'y a pas une très-grande diminution dans
les *lochies*, je fais boire à l'accouchée une
demi-once de sirop de grande consoude, c'est-
à-dire, une cuillerée à bouche dans une cuillerée d'eau, trois ou quatre fois le jour ; je fais
continuer cette dose pendant trois ou quatre
jours sans l'augmenter, pour peu qu'elle fasse
d'effet. Si la diminution des lochies n'est pas
sensible le cinquième jour de cet usage, je
fais doubler les doses ; et le huitième, s'il n'y
a pas de grands changemens, j'en fait prendre trois cuillerées chaque fois, ce qui équivaut à une once et demie : on continue cette
dose pendant plusieurs jours, si l'accouchée
n'éprouve rien d'extraordinaire. Lorsque les
lochies sont finies, on soutient le bon effet de
ce remède, en le continuant encore, mais avec
diminution des doses, et en en prenant moins
fréquemment ; car il ne faut pas l'abandonner
subitement, à moins qu'il ne survienne mal
de tête. Ceci peut, et doit être modifié suivant
les circonstances et les individus auxquels on
a affaire ; car il y a des femmes à qui il en
faut peu, et d'autres à qui il en faut beaucoup.
Dans ces circonstances, le sirop est préférable
à la tisane de grande consoude avec le riz

que l'on emploie souvent dans les pertes, parce que cette abondante boisson détruit le bon effet de la plante, en relâchant trop l'estomac qui est déja fort affaibli, tandis que, concentré avec le sucre, elle fait plutôt son effet, et donne de la consistance au lait, ce que ne fait pas la tisane ci-dessus.

Je n'emploie ce remède, que quand les lochies sont trop abondantes, et que par cette raison la femme reste faible, et le lait si séreux, que, faute de plus de qualité, il ne peut suffire à la nourriture de l'enfant; car il ne faut y suppléer par une nourriture étrangère, que le plus tard possible, attendu que la meilleure de toutes, est ordinairement le lait de la mère, parce qu'il a une analogie parfaite avec les fluides de son enfant.

Pour les femmes qui restent faibles, débiles et valétudinaires, quoiqu'elles perdent peu, ou point du tout, lorsque cette débilité vient de la faiblesse d'estomac, comme chez les blondes, et chez celles qui sont sujettes aux fleurs-blanches; *je fais mêler quatre onces de sirop de grande consoude, avec huit onces de sirop de lierre terrestre et quatre onces de sirop d'écorce du Pérou* (1).

Ce mélange est *stomachique*, *pectoral*, et *astringent*; la nourrice qui voit en blanc,

____

(1) Si on était dans le cas de faire usage de ce mélange dans les pays méridionaux, il faudrait en supprimer le sirop d'écorce du Pérou, trop chaud pour ces climats.

doit en faire usage deux ou trois fois le jour, demi-heure au moins avant le repas, à la dose d'une ou deux cuillerées chaque fois, suivant l'abondance de sa perte blanche; on peut y ajouter quelques gouttes d'eau pour en faciliter la déglutition; ces doses sont sujettes à variation, suivant l'état de la femme, leur effet, et aussi suivant la saison; les plus grandes doses sont nécessaires dans les temps humides, et les moindres dans le temps chaud ou sec.

Souvent le sirop et le vin anti-scorbutique réussissent mieux, car s'il y a eu relâchement et infiltration pendant la grossesse, ou perte en accouchant; les moyens ci-dessus indiqués seront insuffisans; il faudra nécessairement commencer par le sirop anti-scorbutique pour les poitrines faibles et sensibles, pour finir par le sirop de *lierre terrestre*; et par le vin anti-scorbutique, pour celles qui pourront le supporter. On peut commencer par le sirop anti-scorbutique à la dose d'une once par jour, pour ensuite passer à l'usage du vin, que l'on peut pousser graduellement jusqu'a trois onces par jour, en commençant par une.

Dans les cas dont je viens de parler, les anti-scorbutiques sont d'absolue nécessité pour relever le ton de tout le système vasculaire, aider au dégorgement des parois de l'*uterus*, et retirer la femme de l'espèce d'inertie où elle se trouve ordinairement, et du dégoût qu'elle éprouve souvent ; en un mot, il faut faire de son mieux pour reconnaître la cause du défaut d'appétit, et pour y remédier ; car, sans appétit, il n'y a pas de bonnes digestions, et sans bonnes digestions, il n'y a pas, ou peu, de bon lait.

Il faut observer que la blonde, ayant ordinairement la fibre plus faible, a besoin de remèdes plus actifs, ou de doses plus fortes que la brune ; cependant il y en a quelques-unes aussi irritables que les brunes. On sent d'après cela qu'il faut varier les doses suivant les saisons, le climat, et suivant les individus que l'on a à traiter ; mais aussi suivant la grossesse et le genre d'accouchement qui ont eu lieu ; car une perte survenue par atonie de l'*uterus*, après l'accouchement, et après une infiltration de ce viscère, nécessite des remèdes à des doses plus actives que si la perte a été occasionnée par pléthore, ou par mauvaise manœuvre dans la délivrance.

Le sirop anti-scorbutique étant plus actif que les autres, demande à être étendu dans deux cuillerées d'eau pour en commencer l'usage, sur-tout si on est dans le cas de l'administrer à des femmes dont le genre nerveux soit irritable ; il est rare qu'il en faille plus d'une once par jour.

Il faut le faire prendre plutôt à la fin de la digestion qu'avant le repas : 1.° parce qu'il ne trouble pas la digestion, qu'au contraire il la favorise ; 2.º parce que j'ai observé que, chez les femmes irritables, il ôtait plutôt l'appétit qu'il n'en donnait , lorsqu'il était pris l'estomac vide : il n'en est pas de même pour les autres sirops indiqués ci-dessus.

Ces moyens sont préférables à tous ceux que j'ai vu ordonner en pareil cas , et sur-tout meilleurs que le régime forcé des farineux ; car faire beaucoup manger une nourrice , ou ne lui donner que des farineux, ne donne pas de qualités au lait, si elle n'a pas d'appétit , ou si elle digère mal. Ce régime a beaucoup plus d'inconvéniens pour la femme qui allaite que pour toute autre.

Quelquefois le défaut d'appétit vient de ce que la femme n'a pas été purgée pendant le cours de sa grossesse , précaution que je regarde d'absolue nécessité pour le plus grand nombre des femmes qui se destinent à l'allaitement, parce que la rapidité avec laquelle les femmes grosses digèrent ordinairement, ne contribue pas à la perfection du chyle, ni à l'élaboration des autres fluides, et qu'il vaut mieux se purger à la fin d'une grossesse, après la septième et la huitième époque, par exemple, que de le faire pendant l'allaitement , parce qu'il est rare que les purgatifs ne le dérangent pas ; cependant on s'y trouve quelquefois forcé, même après les purgations prises pendant la grossesse, et il vaut mieux alors hasarder un dérangement, que de laisser la nourrice dans un état qui ne produit que du mauvais lait, et qui la conduirait infailliblement à une maladie assez grave pour le lui faire perdre, et conséquemment manquer sa nourriture, indépendamment du mal qui en résulterait pour son nourrisson.

Après quelques purgatifs il faudra faire faire usage du mélange des trois sirops, si les lochies sont encore abondantes et d'un rouge bien marqué; on fera ce mélange à égale dose, c'est-à-dire, chaque sirop par tiers, comme, par exemple, quatre onces de chaque. Si, au contraire, la femme est quitte de ces lochies, et qu'il n'y ait que perte blanche et faiblesse, on fera usage du mélange de quatre onces de sirop de lierre terrestre, avec deux onces de sirop d'écorce du Pérou.

L'usage du lierre terrestre convient au plus grand nombre des femmes de ce pays, qui ont un estomac faible et une poitrine délicate. Cette plante prise à la manière du thé, est souverainement bonne pour les femmes sujettes aux fleurs-blanches, avant d'être nourrices, et pour celles dont une portion de lait s'écoule par la partie sexuelle.

Le régime n'est pas moins nécessaire que les remèdes; il doit consister dans le choix des alimens, comme dans la quantité que l'on en prendra, car manger plus que l'estomac ne peut digérer facilement, ne donne pas de lait d'une bonne qualité ; il vaut mieux qu'une nourrice mange plus souvent, que de faire un repas trop fort ; cependant il faut trois heures entre les plus légers repas, et cinq entre les plus forts, ayant soin de faire de l'exercice à pied après un repas un peu copieux ou très-nourrissant.

Du choix des alimens.

On ne peut trop répéter aux nourrices que leur lait est le fruit de leurs digestions, et que ce n'est pas seulement ce qui entre dans l'estomac qui fait le bon lait, mais ce qui s'y digère bien. Les corps organisés, spécialement le corps humain qui est composé d'élémens si différens, est un laboratoire, où s'opère journellement des décompositions et recompositions, par l'arrivée de différens alimens. Ces décompositions et recompositions produisent de nouvelles combinaisons, suivant l'analogie ou l'hétérogénéité de ces matières avec nos humeurs : ces nouvelles combinaisons sont souvent la source première des maladies qui affectent les tempéramens les mieux constitués, quand elles ont peu d'analogie avec nos humeurs ; conséquemment la nourrice doit faire choix de ses alimens.

. Parmi les farineux, le pain bien cuit et rassis, est préférable au tendre, et à plus forte raison à celui qui n'est pas assez cuit ; les purées de lentiles conviennent mieux que celles de haricots et de pois, qui cependant peuvent être données aux femmes robustes et qui font de l'exercice , en ajoutant quelques gousses d'ail dans l'eau où on les fait cuire, pour empêcher les flatuosités auxquelles elles donnent lieu sans cette précaution. Le haricot rouge est plus facile à digérer que le blanc.

Le *riz* , la *semoule* , le *vermicelle* , le *gruau*, sont de bons farineux à manger au gras, quand ils sont bien cuits, et comme le disent les cuisinières, *mijottés* sur la cendre chaude. On peut les préparer au lait quand l'estomac est bon et qu'il le digère bien ; car il ne faut pas croire que le lait chasse le lait, comme je l'ai souvent ouï dire ; le lait ne fait perdre à la nourrice le sien , que quand elle digère mal celui qu'elle prend , et qu'il luidonne la diarrhée. Si on prépare ces farineux au lait, il faut, pour les estomacs faibles , les aromatiser suivant le goût de la personne qui doit les manger; pour les unes, il faut quelques grains de canelle ; pour d'autres du girofle , ou de la muscade.

Mais ce qui est préférable à tous ces potages, est un gros de *salep* cuit au bouillon à la viande, dans lequel on aurait mis un ou deux clous de girofle (1) ; ou cuit au lait, aromatisé avec

---

(1) Quelques cueillerées de cette bouillie conviennent mieux dans les premiers mois de la vie de l'enfant à qui il faut un supplément au teton ; elle est préférable à la fécule de pomme de terre qui amollit quelquefois l'en-

quelques cuillérées d'eau de fleurs d'orange double, ou quelques grains de vanille, ou une demi-once d'eau de canelle orgée et suffisante quantité de sucre ; c'est le meilleur premier déjeûner que l'on puisse donner à une nourrice qui a l'estomac faible et qui est petite mangeuse.

Les œufs préparés de toutes manières, excepté cuits dur, sont une bonne substance; conséquemment les laits de poule dans lesquels on mettra quelques cuillerées d'eau de fleurs d'orange, ou de canelle orgée, sont aussi d'excellens moyens pour soutenir les forces de la mère et de l'enfant, et conduisent au succès d'allaitement parfait.

Les viandes rôties ou grillées conviennent mieux aux nourrices dont la fibre est molle; les bouillies, à celles dont la fibre et le sang sont secs ; le mouton, les pigeons conviennent

---

fant, et qu'il faut réserver pour mêler avec la farine de mie de pain, lorsqu'elle constipe l'enfant.

La seule différence pour l'enfant, est qu'il faut que le bouillon dans lequel on la fera, soit plus doux et moins aromatisé, que pour la mere, ce à quoi on réussira en faisant tirer de ce bouillon quelques heures avant qu'il ne soit comme il le faut pour la mère. On ne le préparera au lait que quand l'enfant aura six ou sept mois, parce qu'il est rare qu'il puisse bien digérer du lait cuit avant ce terme. Voyez ce que j'ai dit à ce sujet dans l'*Art d'améliorer les générations humaines*, p. 176 de la seconde édition, article, *Comment on doit graduer la nourriture.*

généralement aux femmes faibles , ainsi que le jeune gibier ; les volailles grasses relâchent et débilitent l'estomac.

Les poissons de mer sont préférables à ceux d'eau douce ; mais comme toutes les femmes faibles ne sont pas à même de se procurer de la marée, il faut qu'elles fassent cuire leur poisson au court-bouillon , avec du vin , de l'oignon , et quelques fines herbes , pour les manger sans autre sauce.

Pour boisson habituelle , du bon vin vieux , tempéré par suffisante quantité d'eau , pour ne pas trop s'échauffer , ou se constiper. Comme je n'écris ici que pour les femmes faibles , le cidre ni la bierre ne conviennent. Les femmes fortes peuvent manger et boire tout ce qu'elles voudront , pourvu qu'elles ne portent rien à l'excès , et qu'elles fassent de l'exercice en proportion.

Du bon vin pur , mais tempéré par le sucre , ou de *Rota*, d'*Alicante*, ou de *Malaga*, avec quelques mouillettes de pain , doivent être préférés à toute autre chose pour un second déjeûner , parce qu'il remonte le ton , la chaleur de l'estomac , et le dispose à une bonne digestion pour le dîner.

Tous ces moyens sont susceptibles de variétés et de modifications , non-seulement suivant les individus, mais encore pour le même, suivant les temps et les circonstances ; car ce qui est bon dans un moment peut ne pas convenir dans un autre. Voilà des données qui peuvent servir de règle générale de conduite, sauf modifications , suivant les temps et les climats. C'est par tous ces soins et moyens que les femmes faibles parviendront facilement à un allaitement heureux sans s'épuiser.

CHAPITRE XV.

Nouvelle description de la composition de l'Uterus, par laquelle seule on conçoit bien son mécanisme dans l'accouchement naturel.

POUR concevoir facilement cet acte, et aider à propos et utilement la nature, lorsqu'elle a besoin de secours , non-seulement il faut se souvenir que l'*uterus* est un muscle creux, formé de fibres longitudinales, enlacées par d'autres qui se perdent dans sa circonférence, et aussi par un tissu cellulaire, qui lie toutes ces fibres ensemble ; mais il faut aussi savoir qu'il est composé de plusieurs muscles ou trousseaux de fibres musculaires contigus, qui s'engrainent les uns au bout des autres. Je le dis, parce je ne suis pas le seul qui les ai vus , et qu'ils ont développé à mon entendement des effets dont on ne peut se rendre raison, sans leur existence, et sans leurs actions séparées ; car dans l'accouchement, quoique le fond, le corps, le col ou le vagin ne présente alors qu'un seul et même sac , ils n'agissent cependant pas simultanément, en aucun moment

ment de l'accouchement , parce que ce sac, ou ce viscère se trouve composé de différens muscles , que l'on peut comparer pour la force et l'action à différens ressorts ; car ils ont des fonctions différentes.

Il y a dans toute la longueur de l'*uterus* , depuis son fond jusqu'à son orifice spécial, des fibres longitudinales ; mais là commence un autre plan, dont les fibres plus molles et moins pressées s'engrainent dans l'interstice des précédentes, pour former le vagin ou le col de la matrice. Son orifice spécial est formé intérieurement par un muscle orbiculaire très-ferme, susceptible d'une très-grande contraction, qui fait l'étranglement qui nous force à diviser ce viscère en corps et en col, et qui, avec la portion du vagin réfléchie sur l'extrémité des fibres du corps et sur celle de ce muscle orbiculaire, compose cette espèce de gland que l'on a fait connaître jusqu'à ce jour, sous la dénomition d'orifice interne et externe de la matrice , et qu'il faut nommer par la suite, son orifice spécial ; parce que cette dénomination étant simple, est moins sujette à erreur, que celle qui est compliquée.

Les fibres de cet orifice spécial ne peuvent pas être les mêmes que celles de son corps et de son fond, puisqu'elles sont orbiculaires, tandis que les autres sont longitudinales ; et que sitôt après la conception, le corps et le fond de l'*uterus* commencent à s'étendre ,

P

lorsque son orifice spécial se resserre, ne
se développe et ne se dilate pendant la grossesse, que quand le corps de l'*uterus* ne peut
presque plus le faire, et que la contraction de
ces deux parties ne s'opèrent pas simultanément pendant l'accouchement ; car pendant
que les fibres longitudinales du corps se contractent et s'accourcissent, celles de l'orifice
spécial se laissent dilater circulairement pour
livrer passage à l'enfant, et elles sont passives
jusqu'après l'accouchement ; mais sitôt après
la sortie de l'enfant, l'orifice spécial de l'*uterus*
se resserre, quelquefois beaucoup, avant que
son fond ne se contracte pour détacher le *placenta* ; et les premières contractions de ce
fond pour le décollement du *placenta*, dilatent
de nouveau cet orifice spécial, qui ne reprend
sa forme de gland, que par les contractions
subséquentes du corps et du col de l'*uterus* ;
ce qui nous prouve bien manifestement que
toute la longueur de ce viscère n'est pas composée d'un même plan de fibres musculaires.

Voici des autorités qui confirment ma description, et qui prouvent que le citoyen *Baudelocque* est encore une fois dans l'erreur,
quand il dit, pag. 191, §. 551, que le resserrement qu'éprouve l'orifice de la matrice dans
le commencement du travail, et la roideur de
son bord pendant la douleur, prouvent bien
que la contraction de ce viscère est générale, etc. C'est une des 500 erreurs de ce Pro-

fesseur, et il faut n'avoir jamais rien observé pendant l'accouchement, pour n'avoir pas reconnu que l'orifice spécial de *l'uterus* et le vagin sont passifs pendant l'enfantement, et qu'ils n'agissent qu'après, pour reprendre leur état naturel. Ecoutons là-dessus les bons Anatomistes et Accoucheurs.

WINCK a dit, il y a dans *l'uterus* des fibres rangées en différens sens, qui servent à l'expulsion de l'enfant, et il a remarqué qu'après sa sortie, ce sont les fibres du col qui se contractent les premières, pendant que celles qui sont au-dessus sont dans l'inaction ; et qu'en cet endroit, *l'uterus* reste dans toute sa largeur (1).

VERRÉNIEN a décrit des fibres orbiculaires au col de *l'uterus*, à cette partie que j'appelle son orifice spécial.

J. J. SUE père, membre de la ci-devant Académie de Chirurgie de Paris, dit encore dans le mémoire donné à l'Académie des Sciences, et que j'ai fait connaître par un extrait ci-dessus, que les fibres qui se trouvent à l'orifice interne de *l'uterus*, sont entièrement orbiculaires ; ainsi d'après toutes ces descriptions, nous devons admettre que les fibres longitudi-

Conviction de la nouvelle erreur du citoyen *Baudelocque*

---

(1) Ce ne peut être que le corps de *l'uterus* que *Winck* a voulu désigner, en disant que les fibres qui sont *au-dessus du col* restent dans l'inaction, et que dans cet endroit *l'uterus* est dans toute sa largeur.

nales du corps de l'*uterus* finissent à son col ;
et nous devons croire que ce qui le rend plus
dense que les autres parties de ce viscère,
n'est pas seulement son peu de tissu cellulaire, mais bien ce muscle orbiculaire dont la
vertu contractile est plus forte que celle des
autres, parce que ses fibres sont plus rapprochées.

ANTOINE PETIT, dans son mécanisme
sur l'accouchement, publié en 1766, reconnaît au col de l'*uterus* des fibres distinctes de son corps, puisqu'il dit, pag. 129,
quand le développement des fibres de l'*uterus*
est à sa fin, celui des fibres du col commence,
et ne s'interrompt plus jusqu'au moment de
l'accouchement, qui ne manque jamais d'arriver, dès que l'alongement forcé, ou la distraction a lieu, parce qu'elle fait naître l'irritation, et qu'à son tour celle-ci détermine la
contraction. »

Quoique *Levret* ne se soit pas expliqué très-
clairement sur la composition de l'*uterus*, sur
ses muscles et leurs fonctions, il me paraît
cependant avoir reconnu différens genres de
muscles, puisqu'il dit dans son mécanisme de
l'accouchement, que le fond de l'*uterus* est
antagoniste de son col ; il faut donc qu'il
ait reconnu des fibres musculaires distinctes,
séparées et comme entrecoupées dans leur longueur, sans lesquelles ce mécanisme ne pourrait avoir lieu ; car si les fibres du corps de

l'*uterus* et de son orifice spécial étaient les mêmes dans toute la longueur de ce viscère , il y aurait nécessairement concours et unité d'actions au même moment , ce qui n'existe certainement pas , puisque l'orifice spécial *est passif*, pendant que les fibres du corps se contractent de bas en haut, que les fibres de cet orifice spécial se laissent dilater orbiculairement; et que les fibres du corps remontent par leur accourcissement, celles de cet orifice , en proportion de leur développement ou dilatation.

Le vagin est passif pendant tout le temps de l'accouchement, comme pendant celui de la gestation, tandis que le fond et le corps de l'*uterus* sont séparément, et l'un après l'autre en activité, et dans une activité bien différente; car les contractions du fond de l'*uterus* pour le décollement du *placenta*, après l'accouchement, sont bien peu de chose, en comparaison de l'activité et de l'énergie de celles de son corps pour l'expulsion de l'enfant. Il est bien constant, bien certain, que les fibres longitudinales de ce viscère sont les plus actives , parce que ce sont elles qui souffrent réellement divulsion, extension forcée dans le commencement de l'accouchement ; ce sont leurs contractions qui forcent ce muscle orbiculaire à se dilater ; aussi cette partie devient-elle la plus souffrante dans le cours de cette opération ; c'est sur elle que se portent tous les efforts des contractions du corps de l'*uterus*, puisqu'elles poussent et chassent sur elles les contenus de la matrice : ces différentes actions de l'*uterus* sont trop manifestes pour qu'un Accoucheur un peu attentif puisse en douter.

La continuation de l'adhérence du *placenta* au fond de l'*uterus*, quelquefois long-temps après la sortie de l'enfant, et son décollement spontané, sont pour moi une conviction d'un autre plan de fibres dans ce viscère, puisque ce fond ne commence à entrer en contractions qu'après l'expulsion de l'enfant, et lorsque les fibres du corps se contractent beaucoup moins. Si ce fond se contractait par les mêmes fibres que le corps, ce qui aurait lieu pendant le travail d'enfantement, il détacherait nécessairement le *placenta* pendant le cours de cette opération, et occasionerait une perte plus ou moins abondante avant que l'accouchement soit à sa fin : cet événement est fort rare, et n'arrive que lorsque le *placenta* est en partie adhérent à une des parois de ce viscère ; parce qu'alors les contractions du corps de l'*uterus* détachent cette portion du *placenta*.

J'ai vu tous ces différens plans de fibres musculaires sur des femmes nouvellement accouchées ; je les ai vus sur des femmes de différens âges ; je les ai parfaitement reconnus sur les planches de J. J. Sue ; je n'ai pu m'empêcher de croire à leurs différentes actions, parce qu'encore une fois, les trois parties de l'*uterus* n'agissent pas ensemble dans l'accouchement, et que leurs actions sont séparées ; ce qui ne serait pas, si ce viscère n'était composé que de fibres qui partiraient de son fond, pour se terminer à la vulve, ou venir former son orifice spécial : j'ai encore observé que cet orifice remonte toujours vers le corps de l'*uterus* dans un accouchement naturel, en raison du progrès de sa dilatation, et je n'ai jamais senti le fond de ce viscère entrer en contraction qu'au moment du décollement du *placenta*.

Le Docteur *Lobstein* nous dit, p. 144 de son *Essai sur la nutrition du Fœtus* : « Lorsqu'on dissèque des femmes grosses, mortes peu de temps après l'accouchement, on peut se convaincre que l'union entre le *placenta* et la matrice, n'est pas très-intime ; on trouve dans ce cas, que l'arrière-faix peut être détaché avec beaucoup de facilité, de la surface de l'*uterus* à laquelle il adhère. » Cela est vrai ; mais j'observe au Docteur *Lobstein* qu'il ne faut jamais conclure des effets du mort au vivant, parce que dans le cadavre tout est ordinairement dans le relâchement et la détente, et qu'après vingt-quatre heures seulement, les filamens tomenteux du *placenta* peuvent être en partie détruits par l'imbibition des sucs dans lesquels ils trempent ; et que c'est cette manière de comparer qui l'a induit dans l'erreur où il me paraît être dans le §. 112 et suivans, qui en sont les conséquences, puisqu'il dit :

« Si donc il est constaté que la connexion du *placenta* avec la matrice, n'est pas très-forte, comment se fait-il que le premier reste attaché à la seconde pendant les contractions violentes qu'elle fait pour expulser l'enfant ? D'où vient que dans les cas naturels le *placenta* ne se détache jamais avant que le fœtus soit sorti ? On me dira que cela provient de ce que l'enfant pressé par la matrice contre le *placenta*, empêche que celui-ci ne se décolle ; mais qu'une fois le fœtus étant expulsé, les contractions agissent avec plus de force sur le *placenta*, resté seul dans la matrice. *Je ne sais si je m'abuse, mais il me paraît que cette explication n'est pas très-satisfaisante.* »

Le docteur *Lobstein* a grande raison de ne pas être satisfait de cette réponse : ce n'est pas là la solution que les Accoucheurs auraient dû lui donner ; ils auraient dû lui faire connaître qu'il est constant que l'*uterus* est formé de plusieurs genres de muscles qui ont leurs contractions séparées ; que le *placenta* étant ordinairement greffé au fond de l'*uterus*, les muscles longitudinaux de ce viscère ne peuvent, par leurs contractions, le détacher de ce lieu, attendu que ces muscles, en se contractant, ne font que s'accourcir et approcher le fond de ce viscère sur son orifice ; qu'ils chassent et poussent devant eux tout ce qui se trouve entre ce fond et cet orifice, sans faire contracter ce fond, qui a ses muscles séparés, et dont l'ac-

Solution de la question demandée par le docteur *Lobstein*.

tion est aussi séparée et indépendante de celle de ce corps; ce qui fait que le *placenta* reste encore adhérent à ce fond après l'expulsion de l'enfant; mais que lorsque le corps de l'*uterus* a chassé les contenus non adhérens, il se repose, et que pendant le repos du corps de l'*uterus*, le, ou les muscles du fond entrent en contraction à leur tour, pour détacher le *placenta*; et que dans les grossesses où le *placenta* a pris ses adhérences partie sur le fond, et partie sur le corps de l'*uterus*, il survient hémorragie utérine pendant que l'accouchement s'opère, et ce, en raison du décollement de la portion du *placenta* qui se trouvait adhérente au corps de l'*uterus*; tandis qu'après l'accouchement, on trouve encore adhérente, au fond de ce viscère, la portion du *placenta* qui y est greffée : sans cette connaissance particulière de la structure de l'*uterus*, on ne pourra se rendre raison de ce phénomène, ni de beaucoup d'autres.

Ce Docteur dit encore : « il est bien décidé qu'à chaque douleur la matrice se contracte, etc. » Oui, puisque c'est la contraction qui produit la douleur; mais le fond ne se contracte que quand le corps ne se contracte plus; et le corps de l'*uterus* est déja très-accourci et très-rétréci, que le fond conserve encore toute l'étendue nécessaire au *placenta*. Dans les cas de délivrance par art, on reconnaît à l'introduction de la main, le rétrécissement et accourcissement de ce viscère.

Si les Accoucheurs qui ont donné des renseignemens sur l'accouchement naturel au Docteur *Lobstein*, lui eussent expliqué l'action partielle et séparée des différentes parties de l'*uterus*, et notamment celles de son corps et de son fond, ils lui eussent évité beaucoup de suppositions, et ils l'eussent peut-être convaincu qu'il ne passe pas de sang de la matrice au *placenta*, en aucune manière, ni en aucun temps; ce dont il se convaincra un jour.

CHAPITRE XVI.

Moyen que la Nature emploie pour opérer l'Accouchement.

Nous avons prouvé que l'*uterus* est composé extérieurement et intérieurement de fibres musculaires; nous savons que toute fibre musculaire est susceptible d'une irritabilité plus ou moins grande; car l'irritabilité, disent les Physiologistes, est une propriété des fibres musculaires inhérente à leur substance, par laquelle elles ont la faculté de se contracter en s'accourcissant, ou de s'accourcir en se contractant, indépendamment de celle des nerfs qui s'y distribuent, et dont l'irritabilité a un effet différent; car le nerf irrité ne s'accourcit pas, mais la contraction qui lui survient lorsque son irritabilité est provoquée, en rétrécit le calibre, comprime la substance médullaire: cette compression ralentit ou arrête le fluide nerveux , suivant le degré d'irritation ; c'est ce qui fait quelquefois radoter les femmes en travail d'enfantement, lorsque les contractions sont très-fréquentes et de longue durée.

Mrs *Zimmerman , Haller* et *Housset* , ont démontré par diverses expériences, la différence des contractions de ces deux substances , conséquemment la différence de ces deux irritations , eh bien ! c'est l'irritabilité *musculaire* que la nature va mettre en jeu pour opérer l'accouchement, par le même agent qui a distendu la matrice pendant la grossesse.

L'irritation dont ce viscère est susceptible doit nous paraître d'autant plus surprenante , que jusqu'au moment de l'accouchement, nous le voyons dans un état parfaitement passif, et se laisser distendre en tous sens ; mais chaque chose à son terme : l'irritation de ce viscère va naître de son extension , car pendant les trois derniers mois de la grossesse, à-peu-près , l'ampliation de l'*uterus* ne se fait presque qu'aux dépens de son orifice spécial , comme je l'ai déja dit , parce que les fibres du corps ne peuvent presque plus s'étendre sans entrer en irritation ; mais sitôt que l'extension des fibres du col est finie, celles des fibres du corps ne pouvant plus s'étendre, prennent du ressort par l'irritation même, qui leur arrive lentement , à la vérité ; mais qui, marchant sans cesse, augmente tellement, qu'elle les met en contraction et en état d'expulser ce que contient ce viscère.

Pour lors tous les efforts des muscles du corps de l'*uterus* se portent sur les fibres orbiculaires de l'orifice spécial, qui s'étant déplié peu-à-peu dans les derniers mois de la grossesse , par le tiraillement des fibres du corps de l'*uterus* , a fini par détruire entièrement ce gland qui opposait une si grande résistance au fardeau de la grossesse : les fibres qui se sont déplissées et rangées les unes à côté des autres, n'offrent plus une si grande résistance , et elles ont tellement aminci la circonférence de cet orifice, que souvent on croirait toucher un parchemin mouillé plutôt qu'un muscle.

Les Médecins qui consacrent leurs veilles à la pratique des accouchemens , sont bien convaincus que la matrice est passive pendant tout le temps de la gestation , puisque dès le premier moment de la conception elle est distendue par un fluide contenu dans l'œuf, que nous appellerons désormais le *sac de la génération* (1) ; ce fluide augmente sans cesse jusqu'à ce que la fibre musculaire, parvenue à son dernier degré de développement, ne puisse plus s'étendre ; alors la goutte de fluide qui continue à s'introduire dans ce sac , occasionne divulsion à la fibre musculaire de l'*uterus*, qui se refuse à

*Comment arrive l'irritation de l'*uterus*.*

_____

(1) Ce sac est composé, comme nous l'avons dit à l'article des membranes, de deux, dont la plus externe est le *chorion* adhérant au *placenta* par un tissu cellulaire , et adapté à la paroi interne de l'*uterus*.

une plus grande ampliation : cette divulsion éveille entièrement la sensibilité de la fibre , la tire *gradatim* de l'inaction où elle a été pendant tout le temps de la gestation ; la sensibilité de cette fibre une fois provoquée , occasionne l'agacement ; l'agacement à son tour produit l'irritation ; et l'irritation soutenue et continuée augmente et détermine la contraction.

La contraction une fois commencée ne s'arrête plus que par intervalle, jusqu'à ce que l'*uterus* se soit débarrassé de tout le produit de la conception : c'est cet acte de la nature que nous appelons accouchement naturel , parce qu'il s'effectue par la seule énergie de ce viscère , lorsque l'enfant est dans une bonne situation et qu'il se trouve en 'proportion avec les dimensions des détroits du bassin (1).

L'enfant qui était l'objet d'action , et les eaux de l'*amnios*, le véritable agent de l'extension de l'*uterus* pendant la grossesse , deviennent à leur tour passifs, et sont soumis à l'action de ce viscère qui devient actif, et si actif, de passif qu'il était, qu'on serait tenté de croire qu'il a changé d'organisation , puis-

---

(2) Je dis *seule énergie de l'uterus*, parce que les secours qu'il reçoit du diaphragme et des muscles abdominaux , ne sont rien dans le premier temps du travail d'enfantement, peu de chose dans le second , en comparaison de ce viscère qui devient d'une activité et d'une force surprenantes.

qu'après s'être laissé dilater en tous sens pendant neuf mois, il revient sur lui-même, et se contracte au point qu'après avoir expulsé tout ce qu'il contenait, il se réduit presqu'à son volume antérieur.

LEVRET prétend que la contraction de l'*uterus* n'est que la cause prochaine de la douleur; je crois qu'elle est bien la cause efficiente, car tant qu'il n'y a pas de contractions, il n'y a pas de douleurs, et celles-ci suivent la progression des autres; ce que je démontrerai clairement par la suite.

SECTION PREMIÈRE.

Causes des Fausses couches et Accouchemens prématurés, ainsi que des prolongations de Grossesses.

TOUTES les fois que les fibres du corps de l'*uterus* résistent trop à l'agent qui doit opérer son ampliation, et que conséquemment, elle ne peut avoir lieu facilement, les fibres de l'orifice spécial de ce viscère commencent plutôt à se déplier, le bourrelet qu'il forme venant à s'effacer plutôt, procure l'accouchement que nous appelons fausse-couche, lorsqu'il arrive avant le sixième mois, et accouchement prématuré lorsqu'il arrive après ce terme, et avant neuf mois.

Ces accouchemens n'ont pas d'autre cause dans l'état naturel, et ne s'effectuent à des différens termes, que parce qu'alors les fibres orbiculaires de l'orifice spécial résistent moins que les fibres longitudinales du corps de l'*uterus*, ce qui est fort rare ; ceci arrive en raison de la force ou de la faiblesse de ce muscle orbiculaire ; car nous avons vu que le gland ou bourrelet qu'il forme pendant la vacuité de l'*uterus* s'est effacé peu-à-peu pendant la gestation, et qu'il a disparu plutôt ou plus tard ; ce qui fait qu'il y a des accouchemens naturels à des termes différens, comme à sept mois et demi, huit mois et quelques jours, et d'autres à dix mois révolus, sans qu'on puisse soupçonner erreur dans le calcul de la grossesse.

J'ai accouché, il y a peu de jours, d'un troisième enfant, une femme bien réglée, et dont cette troisième grossesse me confirme cette opinion. Cette femme parvenue au terme complet de neuf mois, fut prise de douleurs qu'elle regardait, d'autant plus, comme celles qui devaient produire l'accouchement, qu'elles furent accompagnées d'une tache assez rouge, ce qui la décida à me faire appeler. Ayant pris connaissance de son état, je trouvai l'orifice de l'*uterus* formant encore un bourrelet d'une certaine épaisseur ; je conclus qu'elle en avait encore pour un mois à-peu-près, parce que l'*uterus* n'était pas développé au point où il le faut pour provoquer l'irritation qui procure l'accouchement ; mon calcul s'est trouvé juste, car elle n'est accouchée qu'après trente-cinq jours de cet événement. D'après tous les calculs de cette dame, il est évident que la gestation a duré cette fois dix époques révolues, et qu'elle n'est accouchée que dans son onzième mois de grossesse ; cependant elle n'a rien éprouvé d'extraordinaire, ni au moral, ni au physique ; la seule raison que je puisse trouver de ce retard, est, qu'ayant toujours peu mangé pendant cette grossesse, l'enfant s'est développé plus lentement, et que l'*uterus* n'est parvenu cette fois à son dernier degré d'extension, qu'après dix mois révolus : malgré cette prolongation, l'enfant, qui était du sexe féminin, n'avait que 45 centimètres de longueur, ce qui équivaut à peine à 17 pouces.

Chez les femmes qui font fréquemment fausse-couche, sans causes connues, c'est chez les unes, la faiblesse de ce muscle orbiculaire ; chez d'autres, c'est la rigidité des fibres du corps de l'*uterus,* qui s'opposant à l'extension nécessaire au progrès de la grossesse, force cet orifice à se dilater plutôt. Dans ce cas, de fréquentes, mais légères saignées, et l'usage des bains tièdes y remédient ; tandis que pour les autres, il faut beaucoup de repos, et souvent l'usage continuel du lit, des coroborans et abstinence de tout acte qui pourrait provoquer la sensibilité, à plus forte raison l'irritabilité de l'*uterus ;* en un mot, ce sont les différens degrés de force dans les muscles du corps de l'*uterus,* et notamment la faiblesse

de

de celui de l'orifice spécial, qui empêchent la gestation d'être immuable.

CHAPITRE XVII.

Mécanisme de l'Uterus *pendant l'accouchement.*

L a nature opère l'accouchement par les contractions de l'*uterus*, qui par le froncement et accourcissement des fibres longitudinales de son corps, approchent, *sans le contracter*, le fond de ce viscère, ainsi que ce qu'il contient, sur son orifice, et forcent par ce moyen l'expansion du muscle orbiculaire de cet orifice, qui devient alors le but des contractions du corps de l'*uterus*, jusqu'à sa dilatation complète.

Dans le commencement du travail d'enfantement, l'*uterus* étant plein du produit de la conception, quelque irrité qu'il soit, l'accourcissement des fibres ne peut avoir lieu que très-difficilement, parce que l'irritation qui le produit, n'est pas encore parvenue à toute l'étendue de la fibre longitudinale, qui est enlacée par des circulaires qui arrêtent sa sensibilité et gênent ce froncement; c'est donc le peu de froncement et d'accourcissement de ces fibres qui fait que les contractions premières, conséquemment les premières douleurs qui en sont la suite, sont si légères et si courtes, et qu'il y a un si long intervalle entr'elles; mais lorsque ce froncement et accourcissement augmentent,

les douleurs se font sentir plus longuement,
plus fortement et plus fréquemment : la force
et la fréquence des douleurs suivent la fréquence et la véhémence des contractions.

Pour la plus grande intelligence de ce que
j'ai encore à dire, il faut supposer l'*uterus*
parvenu à la fin de son extension, divisé en
différens degrés ; cette division, une fois con-
venue, on sent que lorsque la fibre aura acquis
un degré d'accourcissement, le froncement
sera plus considérable, la contraction plus
longue, et la douleur plus forte que dans le
commencement ; et que lorsqu'elle sera parvenue au second degré, elle aura acquis encore
plus de force que lorsqu'elle était au premier,
ainsi de suite, de degrés en degrés ; et que
conséquemment les douleurs qui sont l'effet
des contractions, augmenteront à chaque degré
d'accourcissement qui aura lieu ; que le raccourcissement du corps de la matrice, poussant
le sac de la génération sur son orifice, en pro-
curera la dilatation, laquelle permettra à ce sac
de se glisser et de s'introduire dans cet orifice ;
et que les contractions du corps de l'*uterus*
qui suivront, cette introduction du sac de la
génération dans l'orifice spécial, feront descendre ce sac et le forceront de se prolonger
dans le vagin.

Il est facile de concevoir que cette opération
procure un vide dans la matrice, qui donne à
sa fibre une faculté plus grande de s'accourcir

encore ; et que ce raccourcissement augmenté
la force expultrice de la matrice, en même
temps que la dilatation de son orifice spécial,
qui, parvenue à un certain point, ne soutient
plus les membranes, et par là occasionne leur
rupture et l'écoulement de l'eau contenue dans
le sac de la génération.

On conçoit aussi que cet écoulement d'eau
produit encore un vide plus grand dans l'*uterus*,
ce qui donne plus de prise à ses fibres pour
augmenter leur accourcissement, et que plus
elles deviennent courtes, plus elles acquièrent
de force expultrice ; et que l'augmentation de
leur force, et le complément de la dilatation de
l'orifice, le conduisent enfin au degré d'irritation nécessaire, pour qu'il se débarrasse du
fardeau de la grossesse.

SECTION PREMIÈRE.

Causes des grandes douleurs de reins pendant
l'Accouchement.

La majorité des Anatomistes convient, qu'outre
les muscles longitudinaux et circulaires, dont
nous avons parlé, il y en a intérieurement de
transverses et d'obliques ; ils ont aussi la faculté
de se contracter, car c'est le propre de toute
fibre musculaire : lorsque ces muscles transverses se contractent, ils tendent à approcher
les parois de l'*uterus* les unes vers les autres, et
occasionnent par là ce que les femmes en

Autre
nouvelle
opinion
de l'Auteur.

Q..

travail d'enfantement appellent douleurs de reins.

. Quoique WILLIAM KENTISCH, neveu de *Semellie*, nous ait assuré en l'an 8, dans ses Lettres au C. *Baudelocque* (1), *que les maux de reins pendant l'accouchement, sont occasionnés par l'écartement que la tête de l'enfant opère sur les symphyses sacro-illiaques;* je le prie de me permettre d'en douter encore, et même de n'y pas croire, parce que ces douleurs existent souvent bien long-temps avant que la tête de l'enfant soit dans le cas d'opérer cet écartement, puisque dans de certains accouchemens, la première sensation douloureuse se passe dans les reins, et que ces douleurs existent ordinairement bien avant que les eaux se forment, et souvent soixante heures avant leur écoulement; conséquemment bien avant que la tête de l'enfant ne puisse opérer l'écartement dont il est question.

Pour que notre Anglais eût raison sur cet article, comme dans tout le reste de ses lettres, il faudrait deux choses; la première, que les douleurs de reins ne se fissent jamais sentir que dans les accouchemens où la tête se présente la première; la seconde, qu'elles n'existassent jamais avant l'écoulement des eaux, et qu'au

---

(1) *Voyez* la XXXIV.ᵉ Lettre de *William Kentisch*, au cit. *Baudelocque*, chez *Maradan*, libraire, rue Pavée Saint-André-des-Arcs.

moment où la tête s'engage dans le bassin ; mais lorsque ces douleurs existent avant qu'on ait pu *reconnaître* le travail d'enfantement, et qu'elles subsistent vingt-quatre, quarante-huit et quelquefois soixante heures avant l'écoulement des eaux de l'amnios , et qu'elles ne font faire nul progrès à la dilatation de l'orifice spécial de l'*uterus* , elles ont donc une autre cause. Si cet auteur peut réunir assez de faits pour constater ces deux points , je renoncerai à croire que j'ai trouvé la cause que j'assigne à ce genre de douleurs, toute vraisemblable qu'elle est ; car il ne faut pas oublier que c'est la contraction qui procure la douleur, et non pas la douleur qui occasionne la contraction , et que pendant l'intervalle des contractions , il y a peu , et souvent pas de douleurs.

Tant que ces douleurs de reins subsistent, l'accouchement n'avance pas , parce que ce genre de contractions ne remplit pas le vœu de la nature ; l'orifice spécial ne se dilate pas, parce que les contractions ne sont pas expultrices ; elles ne font pas descendre le sac de la génération, parce qu'elles ne le poussent pas sur cet orifice.

. Ce genre de contractions met les femmes dans un état d'autant plus pénible, qu'il dure souvent, comme je l'ai dit, soixante-douze heures sans que l'Accoucheur puisse efficacement y remédier, si ce n'est par la saignée , ou le bain, et quelquefois par l'un et l'autre , suivant la complexion, le tempérament de la femme, et la pléthore d'alors; mais sitôt que ce genre de contractions cesse, et que celles des fibres longitudinales commencent, l'accouchement marche rapidement, parce qu'alors les contractions de ces fibres deviennent d'autant plus fortes et expultrices, que les précédentes ont exprimé et fait rendre une grande quantité du mucus contenu dans l'interstice des mailles, formées par l'enlacement des fibres longitudinales, circulaires et transverses.

Il faut croire que ces muscles transversés ont une supériorité bien marquée sur les longitudinaux, chez quelques femmes; car il y en a qui n'accouchent jamais que par les maux de reins. J'en ai accouché, entre autres, deux, l'une cinq fois, et l'autre sept, chez lesquelles je n'ai pu rencontrer l'orifice spécial de l'*uterus* avant soixante heures de ce genre de douleurs.

D'après toutes mes recherches sur les muscles de l'*uterus* et leur usage, il m'a paru constant que ce sont les longitudinaux du corps de ce viscère qui, par leurs contractions multipliées, opèrent l'accouchement, et qu'ils sont, aussi bien que ceux du fond, antagonistes de son orifice spécial, qui est passif pendant cette opération, puisqu'il ne se laisse dilater qu'autant que le corps se contracte; et que les muscles du fond de l'*uterus*, servent spécialement au décollement du *placenta*: que tous ont concouru par

leur inaction pendant la grossesse, à l'extension et expansion de ce viscère, et qu'après
l'accouchement, ils concourent tous à son rapetissement par leurs contractions successives.

SECTION II.

Des différens temps de l'Accouchement.

LES auteurs qui ont écrit sur le mécanisme
de l'accouchement, auraient dû diviser la durée de cette opération en quatre parties, et par
conséquent admettre quatre temps pour son
exécution, au lieu de trois; car nous ne devons pas croire que la nature, cette mère si
sage et si prévoyante, passe subitement d'un
état passif, à un état aussi actif que celui de
l'enfantement, et qui, s'il ne commençait
qu'au moment des douleurs, occasionnerait une
révulsion subite et bien dangereuse dans les
fluides qui se portent à l'*uterus*, en si grande
quantité pendant la gestation.

Je lui rends plus de justice, et je me suis
convaincu que l'accouchement commence chez
beaucoup de femmes, plusieurs jours avant les
premières douleurs nommées *mouches*; chez
beaucoup d'autres moins tôt; mais chez les
unes, comme chez les autres, toujours avant
ces douleurs; nous en avons une grande preuve
dans les grossesses où le *placenta* s'est greffé
sur l'orifice de l'*uterus* : dans ces cas, l'hémorragie utérine commence plusieurs jours avant

la première mouche, elle augmente et suit la progression de la dilatation. Cette marche de la nature me fait admettre un premier temps *secret*, inconnu à beaucoup de femmes, parce que l'accouchement commence à leur insçu, puisque son commencement ne produit aucune douleur, et que la douleur ne se fait sentir qu'après la dilatation commencée; ce qui me fait croire que la femme arrive au second temps de l'accouchement, lorsqu'elle commence à souffrir; que le troisième commence après l'écoulement des eaux de l'*amnios*; et le quatrième lorsque l'enfant arrive au détroit inférieur du bassin.

On ne peut déterminer combien de temps la nature emploie à ce commencement *secret*, et sans douleurs; il doit y avoir là-dessus des variétés sans nombre, puisque chez le même individu, la fibre est tantôt plus, tantôt moins irritable, à plus forte raison chez les différens sujets; et que l'*uterus* est susceptible d'une extension, tantôt plus, tantôt moins considérable, avant que d'être assez irrité pour entrer en contraction, et produire au jour l'être qu'il contient.

Section III.

Des premiers symptômes de l'Accouchement.

Les symptômes certains auxquels on peut reconnaître que l'*uterus* commence à entrer en travail *secret* d'enfantement, sont la légèreté dont les femmes se félicitent quelques jours avant d'accoucher, ainsi que la cessation des douleurs de tiraillement dont elles souffraient avant, et le redressement du ventre; ce redressement n'est bien sensible que chez les femmes qui ne sont pas fort grasses; chez les unes, comme chez les autres, le ventre reprend plus ou moins la forme ovoïde perpendiculaire qu'il avait presque perdue pendant les derniers mois de la gestation.

Quelques jours après, et souvent le lendemain de ce redressement, l'abaissement du ventre est sensible, et l'émission, plus ou moins abondante de la liqueur lymphaticomuqueuse, ou de glaires, qui a lieu par la vulve, prouve qu'il y a eu quelques contractions, quoiqu'il n'y ait pas eu de douleurs (1).

Ces contractions légères et sourdes durent plus ou moins de temps, suivant l'irritabilité de l'*uterus* de la femme chez qui elles ont lieu ; mais enfin elles finissent par produire graduel-

______

(1) L'observation vient ici à notre aide, et nous prouve aussi ce fait chez les animaux domestiques ; la *chienne*, la *chatte*, la *vache*, la *jument* ont aussi un écoulement glaireux qui annonce le commencement de l'opération de la nature sans douleurs, et les gens qui ont un soin habituel de ces animaux, annoncent leur mise-bas souvent 48 heures avant les premières douleurs, et ne s'y trompent guères. Il est vrai que chez ces animaux la gestation est plus régulière que chez les humains; mais malgré cette plus grande régularité, *elle n'est pas immuable*, comme l'ont avancé quelques auteurs.

lement l'irritation nécessaire pour provoquer les contractions, comme je l'ai déja expliqué, et il est bien constant que c'est l'irritation de l'*uterus*, qui constitue à elle seule, toute l'activité et l'énergie que ce viscère déploie dans l'accouchement naturel.

Il y a long-temps que cette vérité est reconnue conforme aux loix de la physiologie, puisque par elle on conçoit facilement pourquoi le terme de la gestation varie, non-seulement chez les différens individus, mais chez le même; par elle on explique pourquoi rarement la nature pousse jusqu'à neuf mois complets, les grossesses de jumeaux; par elle on voit pourquoi la conception des môles est en général plus orageuse que la conception des enfans, et pourquoi l'*uterus* s'en débarrasse plutôt que des vraies grossess e s.

CHAPITRE XVIII.

Mécanisme plus détaillé de l'Accouchement.

LA base du mécanisme que je vous annonce, est fondée sur l'opinion d'*Antoine Petit*, Médecin célèbre de la Faculté de Paris, Professeur d'Anatomie et d'Accouchemens, qui le premier l'a émise dans ses cours, et publiée dans un Mémoire sur les Naissances tardives, en 1766, où il dit, p. 106 :

« On ne saurait douter que la cause de l'accouchement ne soit l'irritation que la matrice souffre , lorsque la grossesse est parvenue à son développement.

Par ce principe reconnu vrai , et constaté comme un fait certain par tous les bons praticiens , la question si long-temps indécise ,

Quelle est la cause qui détermine l'accouchement ?

paraissait résolue , et cette solution n'avait été contredite par personne, lorsqu'en 1797, ou an 5 de la République Française, un Médecin qui voulut garder l'anonyme, sous le titre d'*Amateur de l'Art des Accouchemens* , essaya de détruire les vérités fondamentales de cette solution, par une opinion dont l'invraisemblance est manifeste , et que j'ai démontrée fausse dans une disertation imprimé en 1799 , ou an 8 de la République Française.

Comme l'amateur de l'art n'a pas observé d'ordre, et qu'il a confondu les causes de l'accouchement avec celles de l'intervalle des douleurs , et que je l'ai suivi pas-à-pas, pour lui répondre à chaque phrase ; il s'ensuit que cette réfutation a peu d'ordre et beaucoup de redondances. Je vais vous présenter les moyens de l'amateur et mes objections dans un meilleur ordre , parce qu'elles pourront vous donner de grandes lumières sur le mécanisme de l'accouchement, pas encore assez détaillé dans les Auteurs qui en ont parlé.

L'amateur observe qu'il ne peut être de l'avis d'ANTOINE PETIT, qui ne dit pas que

l'irritation commence à l'instant où la fibre de
la matrice cesse de s'étendre, ce qui lui laisse
croire qu'il se passe quelques jours entre la
cessation de l'extension de la fibre de la matrice, et son irritation qui doit procurer l'accouchement ; car, dit-il, « si M. *Petit* avait
attribué l'effet de l'irritation aux fibres de la
matrice, à l'instant où leur développement est
achevé, je conçois qu'elles auraient pu en être
susceptibles, parce qu'alors elles étaient véritablement distendues, parce qu'elles étaient
alors dans l'alongement forcé, parce qu'alors
elles éprouvaient la distraction, d'où doit
naître l'irritation ; mais qu'il ait transporté cet
effet au moment où la contraction s'annonce,
où la douleur se fait sentir, je ne le conçois
plus, parce qu'elles ne sont plus dans l'état
qui les en rendait susceptibles : delà, il cherche
une autre cause déterminante, et croit la
trouver *dans le vide qui survient dans les
membranes qui contiennent les eaux et l'enfant.* »

Si Antoine Petit ne dit pas dans le paragraphe que j'ai cité, que l'irritation commence
au moment où cesse l'extension des fibres de
l'*uterus*, il le dit bien clairement et bien positivement dans celui-ci, pag. 129. *Enfin, quand
le développement des fibres de la matrice est
à sa fin, celui des fibres du col commence, et
ne s'interrompt plus jusqu'au moment de l'accouchement, qui ne manque jamais d'arriver,*

dès que l'alongement forcé, ou la distraction
a lieu, parce qu'elle fait naître l'irritation,
et qu'à son tour celle-ci détermine la con-
traction.

Si notre amateur eût su que l'accouchement
a un premier temps *secret* et presque inconnu (1), et que l'accouchement est toujours
commencé avant la première douleur, il n'eût
pas fait le raisonnement ci-dessus.

Antoine Petit n'a jamais cru, et par conséquent n'a jamais eu l'intention de faire croire
qu'il y a un intervalle entre l'impossibilité
de l'extension de l'*uterus* et son irritation ; à
la vérité, cet Auteur est trop laconique pour
des gens si peu instruits que l'*amateur,* et il
aurait fallu lui dire :

Au moment où la fibre de l'*uterus* ne peut
plus s'étendre, la violence que lui fait la continuité de l'affluence du fluide dans l'*amnios,*
l'irrite ; mais cette irritation, sagement pré-
vue et organisée par l'Auteur de la Nature, ne
pouvant arriver que graduellement, ne peut
se manifester au moment où elle commence,
parce qu'elle est trop légère alors ; mais on ne
saurait douter que la cause de l'accouchement
ne soit l'irritation que la matrice souffre, dès

____

(1) C'est le temps que la nature emploie à la préparation des douleurs, ou, pour m'exprimer comme *Antoine*
Petit, c'est le temps du prélude, que j'appelle premier
temps de l'accouchement, *temps secret et inconnu.*

que sa fibre est parvenue à son dernier point d'extension ; puisqu'alors la matrice qui était passive, prend une action qui augmente au point de faire croire qu'elle a changé d'organisation ; et le même moyen qui a opéré son expansion, devient le premier mobile, le premier agent de l'activité qu'elle va prendre pour l'évacuation de ce qu'elle contient, et son rapetissement. Il est possible que ce léger développement eût persuadé notre amateur, et l'eût empêché de tomber dans l'erreur. Il faudrait prouver que ce fait n'arrive pas ainsi, pour persuader qu'il y a un autre promoteur des contractions utérines.

Cet *amateur* trouve mauvais que l'Auteur de l'article accouchement, dans le Dictionnaire Encyclopédique, par ordre de matières, dise que « *la cause de l'accouchement réside dans la matrice ;* c'est cependant l'opinion des *Moriceau, Lamotte, Roëdérer, Burton, Haller, Puzos, Levret* et *Baudelocque.* Celui-ci est un peu en contradiction avec lui-même sur cet objet ; car voici ce qu'il dit à l'article des causes déterminantes de l'accouchement, seconde partie de l'art des accouchemens, pag. 187, S. 539 et 540 de l'édition de 1781.

« Les causes déterminantes communes de l'accouchement, sont toutes les choses capables d'exciter la matrice à se contracter, pour se délivrer des substances qui forment la grossesse. Les unes sont accidentelles, et produisent

l'avortement ou l'accouchement prématuré ;
les autres paraissent naturelles, en ce que leur
effet a presque toujours lieu au même terme,
et rarement avant la fin du neuvième mois.

« Les Physiciens ont pensé différemment
sur ces dernières ; les uns les attribuent au
fœtus, et les autres à la matrice même. Les
premiers ont cru que l'enfant excité par le
manque de nourriture, le besoin de respirer,
le poids incommode du *meconium* sur le canal
intestinal, sollicitait sa sortie, et s'efforçait
de franchir les obstacles qui s'y opposaient ;
les autres ont pensé que la matrice n'était
invitée à se contracter que par l'acrimonie des
eaux de l'*amnios*, ou la distension violente
qu'elle éprouve à la fin de la grossesse : ces
opinions ont été si victorieusement combattues, que nous ne devons pas nous en occuper. »

Ne croirait-on pas d'après cette phrase du
du cit. *Baudelocque*, que la distension violente que la matrice éprouve à la fin de la
grossesse, n'est pas plus une cause déterminante de l'accouchement, que toutes celles
qu'il a énoncées avant elle, puisqu'il la met
au nombre de celles *qui sont si victorieusement combattues, qu'il ne doit pas s'en occuper*, et ne croirait-on pas qu'il en a trouvé une
autre ? Eh bien ! écoutez-le dans le paragraphe
suivant, vous verrez cependant qu'il n'en
indique pas d'autre, puisqu'il dit, §. 541 :

» La vraie cause déterminante de l'accouchement à terme, réside certainement dans la matrice ; cette cause nous paraît agir constamment pendant la grossesse (1), quoique les effets, pour l'ordinaire, n'en soient sensibles qu'à la fin du neuvième mois. A chaque instant les fibres utérines distendues s'efforcent d'expulser les corps qui les affectent *désagréablement :* si elles n'y parviennent pas dans le premier temps, c'est qu'elles n'y sont pas alors également sollicitées, et qu'elles ne se développent pas toutes en même temps , et que l'action des unes est contre-balancée par la résistance naturelle des autres. Plus loin, il dit que la sortie de l'enfant est une fonction naturelle, dépendante de la force des organes de la femme ; que deux actions y concourent, et que la dernière se nomme *contraction,* semblable à celle des muscles ; elle dépend d'un *stimulus* quelconque, et peut être excitée par une irritation mécanique. »

Par tout ce que dit notre Professeur dans ce dernier paragraphe, il est évident qu'il recon-

---

(1) Le cit. *Baudelocque* est encore ici dans une bien grande erreur. La cause déterminante de l'accouchement n'agit pas pendant la grossesse, puisqu'elle ne commence qu'à la fin ; et que pendant tout ce temps, la matrice est dans une expansion passive. Elle est bien éloignée d'agir dans une grossesse sans accidens; car du moment qu'elle agit, l'accouchement commence, à quelque terme que la femme soit de la gestation ; ce qui produit les fausses-couches et les accouchemens prématurés.

naît

naît l'*irritation* pour cause première ou déterminante, et la *contraction* pourcause efficiente,
quoiqu'il l'ait mise au rang de celles si victo-
rieusement combattues, qu'il ne doit pas s'en
occuper.

Il ne faut pas croire que les fibres de l'*ute-*
rus s'efforcent pendant la grossesse , d'expulser les corps qu'il contient , ni que la distension luisoit désagréable dès le commencement
de la grossesse , comme le dit *Baudelocque ;*
car on n'en verrait jamais parvenir jusqu'à
neuf mois, attendu que *cette affection désagréa-*
ble n'est pas une affection morale ; mais qu'elle
ne peut être qu'une douleur qui continuerait
et augmenterait nécessairement d'intensité
par sa durée ; cette augmentation provo-
querait l'irritation ; conséquemment l'avortement plus ou moins tôt. Nous devons
croire, au contraire, à la manière dont se
fait l'expansion de l'*uterus ,* que cette ampliation ne lui est pas *désagréable ,* et qu'au lieu
de réagir sur le corps qui le distend, il se
prête à son ampliation en tous sens, ce qui
prouve qu'il est *satisfait ;* car c'est le propre
des corps organisés de s'épanouir par la vo-
lupté ; souvent même ils vont au - devant des
corps qui procurent le plaisir, et étendent leur
surface pour multiplier leur jouissance : nous
en avons une preuve convaincante dans l'acte
de la fécondation involontaire, où l'*uterus*
s'approche de la **vulve** pour trouver le gland

R

du membre viril que l'homme n'ose pousser dans le vagin. S'il nous était permis de parler au figuré et d'admettre un moral à l'*uterus*, nous dirions que son expansion lui est *agréable* au commencement et pendant la grossesse, et qu'elle ne lui devient désagréable qu'à la fin, par la fatigue qu'elle lui fait éprouver, puisque ce n'est qu'à ce moment qu'elle la fait cesser, par ses contractions, suite de sa colère, ou pour bien dire de son irritation.

Je reviens à mon sujet; notre *amateur* réplique à l'Auteur de l'article accouchement de l'Encyclopédie: « Il n'est pas douteux que ce viscère a la puissance de le terminer, mais il ne s'ensuit pas que l'agent qui produit le premier effet, et qui seul peut être considéré comme cause, réside dans la structure de cet organe. Le moyen par lequel une machine quelconque doit exécuter ses mouvemens, n'existe pas dans sa composition, et qu'on me passe la comparaison; une montre ne marcherait pas sans la clef qui la monte; or la clef n'existe pas dans la composition de la montre; le promoteur de la première contraction de la matrice n'existe pas plus dans sa structure. »

Par la comparaison dont l'*amateur* se sert, il me paraît qu'il croirait facilement que la cause qui détermine l'accouchement, réside dans l'*uterus*, s'il pouvait croire qu'il y a des montres et des pendules qui ont en elles-mêmes, et dans leur composition, le moyen qui les remonte ; car elles ont toutes en elles le moyen qui les fait marcher, puisque c'est le grand ressort qui étant roulé, tend à se dérouler, et met tous les rouages en activité. Certainement il existe de ces montres et pendules qui ont dans leur composition le moyen qui les remonte sans clef et sans aucune cause extérieure. Je certifie avoir vu une pendule de ce genre, qui fut établie pour prouver le mouvement perpétuel, qui le serait bien effectivement, si les métaux pouvaient toujours durer; il y avait trois ans qu'elle était en place sans qu'elle eût été touchée.

La comparaison de l'*amateur* est vicieuse en ce qu'elle établit un parallèle entre un corps vivant et un inanimé, entre une organisation de la nature, et une de la main des hommes, et sa conséquence n'est pas juste. Pour ne pas trop hasarder, il aurait dû dire : il pourrait bien se faire que le promoteur de la première contraction de la matrice, ne soit pas plus dans ce viscère, que la clef de la montre n'est dans la montre.

De ce que la clef de la montre n'est pas contenue dans la composition de la montre, il s'ensuit bien que le promoteur du mouvement de cette montre n'est pas dans sa composition, si elle ne peut se monter qu'avec une clef; mais il ne s'ensuit pas que le promoteur de la première contraction de l'*uterus*, ne soit pas dans ce viscère.

R..

Dans les montres qui n'ont besoin d'aucune clef, d'aucun moyen extérieur pour se monter, il est bien constant qu'elles ont en elles le promoteur de leur mouvement : eh bien ! si l'hypothèse de notre *amateur*, sur la cause qui détermine l'accouchement, était vraie, le promoteur de la première contraction de l'*uterus*, se trouverait cependant malgré l'amateur contenu dans la matrice ; *puisqu'il prétend que c'est le vide du sac de la génération.*

Quoique notre *amateur* se soit trompé sur la nature du premier promoteur de la contraction utérine, qui n'est pas le vide qui survient quelquefois dans le sac de la génération; il n'en est pas moins vrai que ce promoteur existe dans la composition de l'*uterus*, dans sa structure intime ; puisque, d'après tous les bons auteurs, je prouve que le promoteur de la première contraction vient de la matrice, et que celui qui l'exécute fait partie de sa substance et de son organisation.

Le promoteur du mouvement de l'*uterus* existe dans sa composition, puisque son irritabilité fait partie de son essence, et que le promoteur de cette irritabilité, n'est que la continuité de la distillation, dans l'*amnios*, du fluide que lui fournit cet *uterus*, qui, lorsqu'il est distendu autant qu'il peut l'être, ne peut plus en recevoir une goutte sans s'irriter.

L'auteur de l'article Accouchement dans le *Dictionnaire Encyclopédique*, ainsi que tous

ceux qui pensent comme lui , ont grande raison de dire que la cause de l'accouchement
réside dans la matrice. Je soutiens qu'elle y
réside doublement ; car cette cause est bien
son irritation provoquée, comme je viens de
le dire, par la continuité de la distillation du
fluide dans le sac de la génération : ainsi l'irritabilité de l'*uterus* , d'une part , et de l'autre ,
le fluide qui la provoque , étant les causes déterminantes de ces contractions, il est évident
que l'une de ses causes réside dans sa capacité ,
et l'autre dans sa propre substance , faisant
partie de son essence.

Une comparaison plus analogue à ce sujet ,
est celle du cœur , qui est un muscle creux
formé de plusieurs autres , et qui , après sa
vitalité, n'a pas d'autre cause pour l'entretien
de son mouvement , que son irritabilité provoquée et entretenue par l'arrivée et l'expulsion successives du sang de l'animal ; ses mouvemens de *systole* et de *diastole*, sont les suites
de son irritation, qui le forcent à se contracter
et à se relâcher alternativement ; car lorsque
la contraction dure trop long-temps , l'animal
meurt subitement, parce que le retour du sang
n'ayant pas lieu , l'irritation nécessaire à l'entretien du mouvement de ce viscère , ne peut
plus avoir lieu.

La matrice qui est aussi un muscle creux ,
et , comme je l'ai prouvé , un composé d'une
infinité de petits muscles, est douée d'une très-

grande irritabilité, et c'est de cette irritabilité, plus ou moins provoquée, qu'elle reçoit l'activité que nous lui voyons dans l'accouchement. Cette activité a dû bien surprendre les hommes qui les premiers y ont réfléchi, et ne sachant pas à quoi l'attribuer, puisqu'ils ne se doutaient pas alors de la structure de ce viscère, qui n'est pas encore bien connue de tous les Accoucheurs, ils s'imaginèrent que c'était l'enfant qui, disaient-ils, avait besoin de sortir : ils n'avaient pas encore fait attention que l'*enfant mort*, que la *môle* n'avaient aucun besoin, et qu'ils ne sortaient pas moins de ce viscère par les mêmes moyens que l'enfant vivant.

Je le répète, ce muscle qui, pendant neuf mois, a souffert tranquillement une expansion très-considérable, change tout-à-coup (aux yeux de ceux qui n'admettent pour premier temps de l'accouchement, que le commencement des douleurs); ce muscle, dis-je, change de mode et de manière d'être, puisqu'il devient actif et très-actif, de passif qu'il était ; mais il n'en change que par une irritation graduée : l'auteur de la nature n'ayant pas voulu que la femme fût exposée à une multitude d'accidens qui résulteraient nécessairement d'une révulsion subite de tous les fluides qui se portent à ce viscère plus abondamment pendant la grossesse, qu'en tout autre temps: c'est à opérer lentement et graduellement ce refoulement, que la nature emploie le temps *secret* du travail d'enfantement ; ce qui produit chez la femme une espèce de fièvre et de pléthore momentanées.

L'amateur dit : « la multitude des auteurs qui se sont occupés de la marche de cette cause, abusés par des apparences trompeuses, par des suppositions sans fondement, ou par des prestiges de leur imagination, sont tombés dans des erreurs à-peu-près semblables ; ils ont négligé de se servir du flambeau qui seul pouvait les éclairer dans les ténèbres qu'ils avaient à parcourir. »

Je réponds à notre *amateur* que les auteurs qui ont écrit sur cet objet, ont accordé à la partie musculaire de la matrice, la faculté de s'irriter par un stimulus quelconque, quoiqu'ils en ignorassent la nature. *Haller*, dans son *Traité de la Génération*, son *traducteur* dans sa Dissertation sur l'origine des eaux de l'*amnios*, *David*, dans sa Dissertation sur l'usage de ces eaux, disent que la cause qui détermine l'accouchement, est un *stimulus* qui provoque la matrice ; mais ils ne savent pas où le prendre ; il me semble cependant que du point où ils sont restés, il n'y avait plus qu'une conséquence à tirer, qu'un mot à dire, puisqu'ils accordent l'irritabilité à la fibre musculaire, ainsi qu'*Antoine Petit*, qui le premier a dit, que c'est l'irritation de ce viscère, provoquée par son extension forcée, qui procure sa contraction.

L'*amateur* dit : « je ne me flatte pas d'être plus heureux que tous les auteurs qui m'ont précédé dans cette recherche ; mais croyant que l'opinion que j'ai à proposer est plus près de la nature, lui est plus conforme que toutes celles qui jusqu'ici ont été émises, je me détermine à la publier, après avoir discuté celle de l'auteur célèbre qui m'a servi de guide. »

J'en demande pardon à l'*amateur*, mais l'opinion qu'il propose n'est pas plus près de la nature, puisqu'elle n'explique pas comment le vide du sac de la génération peut avoir lieu avant les contractions utérines ; ce qui devrait nécessairement arriver, pour que le vide du sac de la génération fût le stimulus, le premier agent de l'accouchement.

L'opinion de l'*amateur* est d'autant plus éloignée de la nature, que toutes les observations nous prouvent que ce ne peut être que l'irritation de la matrice qui provoque sa contraction ; et que cette irritation provient de la distraction ou extension forcée de ses fibres musculaires, dans l'accouchement à terme, et de l'irritation que ces mêmes fibres acquièrent par l'obstacle qu'elles rencontrent à leur accourcissement, lorsque le fluide qui augmentait leur extension a cessé de s'introduire dans le sac de la génération ; en un mot, dans tous les cas où la progression de la grossesse est arrêtée et où elle ne peut plus prospérer.

Je lui demande maintenant comment le vide du

sac de la génération, qui ne peut s'opérer avant les premières contractions de l'*uterus*, pourrait y donner lieu, et comment ce vide pourrait arriver; puisqu'il dit qu'*il faut que les membranes se décollent des parois de l'uterus* pour permettre la transudation des eaux de l'amnios; et ailleurs il dit, avec *Antoine Petit*, que c'est le froncement et accourcissement de la matrice, par conséquent ses contractions, qui rapprochent son orifice de son fond, décolle le sac membraneux, et en rompt les adhérences : il est évident, d'après ce raisonnement, qu'il faut d'autant plus de contractions pour en venir à ce point, qu'elles sont courtes et faibles dans le commencement.

Une preuve péremptoire que ce ne peut pas être le vide du sac de la génération qui soit la cause déterminante de l'accouchement, comme le prétend notre *amateur*, est le cas où les eaux s'écoulent spontanément, et sans une contraction connue; cette irruption subite et inopinée des eaux de l'*amnios* laisse toujours la femme sans douleurs, pendant un plus ou moins long temps, conséquemment sans grandes contractions : il y a cependant alors un grand vide dans le sac de la génération et dans la matrice, et plus il y a eu d'eau, plus le calme est long, car souvent il dure 48 heures.

Cette irruption subite et inopinée des eaux, sans douleurs préalables, nous prouve encore la nécessité d'admettre un temps *secret* à l'accouchement, puisque souvent la femme dort au moment où cette irruption a lieu, qui cependant n'a pu arriver sans un commencement de dilatation, et cette dilatation s'est opérée sans douleurs ; pourquoi le vide qui vient d'avoir lieu dans le sac de la génération, ne produit-il pas tout de suite les contractions nécessaires à l'accouchement, si ce vide est réellement le premier stimulant, le premier promoteur de la contraction utérine ? *L'amateur* n'en sait rien : eh bien ! il faut le lui apprendre, *car le flambeau dont il a voulu se servir, l'a laissé dans les ténèbres qu'il avait à parcourir.*

Le vide que l'évacuation, sans douleurs, des eaux de *l'amnios*, procure dans le sac de la génération, ne produit pas tout de suite les contractions nécessaires à l'accouchement, parce qu'alors la matrice n'était qu'au premier degré d'irritation qui devait le provoquer, et que l'irruption des eaux interrompt cette irritation ; mais dans ce cas *l'uterus* va rencontrer une autre cause qui fera naître son irritation, avec toute l'énergie nécessaire à l'expulsion des corps qu'il contient.

Cette irruption n'a eu lieu que par la faiblesse des membranes qui contenaient les eaux, et qui ont cédé au premier point de dilatation de l'orifice spécial de *l'uterus*, qui s'est opéré pendant le temps *secret* et inconnu du travail d'enfantement, et souvent pendant le sommeil, comme je l'ai dit; après cette évacuation, la fibre utérine a besoin d'un certain temps pour sortir de l'inertie où la jette cette évacuation subite et abondante (1), et pour parvenir au degré d'irritation où il faut qu'elle soit, afin de produire l'accouchement; voici comme elle y parvient:

Pendant le calme où reste la femme, après l'évacuation spontanée des eaux de l'*amnios*, et pendant lequel elle reprend quelquefois sommeil, le mouvement de ressort si naturel à l'*uterus*, qu'il a lieu même après la mort de la femme (2), opère le rapprochement de ses párois, et du fond de ce viscère sur les corps contenus; mais ces corps forment obstacle à ce rapprochement, et lorsque l'*uterus* est assez accourci pour comprimer ces corps, son irritation prend naissance dans l'opposition qu'ils apportent à la continuité de son rapprochement et rapetissement; plus il fait d'efforts pour s'accourcir encore, plus il s'irrite par la présence de ces corps contenus qui s'y opposent : voilà la cause des douleurs qui viennent *gradatim* après un long calme; car s'il n'y

Manière dont l'*uterus* acquiert l'irritation nécessaire à l'accouchement, lorsque les eaux se sont écoulées sans douleurs préalables.

----

(1) La durée de ce temps dépend de la disposition où se trouve la fibre musculaire de la matrice, lors de la rupture des membranes.

(2) L'accouchement qui a lieu quelquefois 10, 15, 20 heures après la mort de femmes qui n'ont pu enfanter, ou après une mort violente, démontre manifestement la puissance de ce ressort naturel de l'*uterus*.

avait plus rien dans la matrice, il n'y aurait pas, ou presque pas de douleurs ; mais il n'en est pas moins vrai que la première irritation qui a provoqué les contractions *secrètes*, et l'évacuation des eaux sans douleurs préalables, avait été occasionnée par la trop grande distension de la fibre utérine.

ROÉDÉRER a dit : « la matrice est un viscère principalemeut composé de fibres musculaires, de vaisseaux et de nerfs. Ces fibres sont extrêmement élastiques, et leur élasticité subsiste même après la mort ; en sorte qu'irritées par une cause quelconque, elles se contractent encore par une force qui leur est propre.... Plus loin il dit encore : la matrice est élastique, ainsi la cause qui la dilatait cessant d'agir, elle se contracte et se resserre d'elle-même ; à cette élasticité générale, s'en joint une autre particulière et propre aux animaux, qui rend la première plus forte et plus vive, et qui fait que les fibres se contractent lorsqu'elles sont irritées par quelque cause. Cette faculté qu'a la matrice de se contracter, réside dans les fibres musculaires qui l'environnent de toutes parts, et qui sont unies entre elles si étroitement qu'on ne peut les séparer par couches sans les déchirer. »

Le cit. BAUDELOCQUE dit, p. 88, sect. III de l'action de la *Matrice*, §. 235 : « la matrice, très-sensible et très-irritable, jouit, de même que les muscles, d'une action de ressort et de contraction. C'est par la première qu'elle tend continuellement à revenir sur elle même ; quand elle est distendue (1) ; mais c'est de la dernière qu'elle emprunte les forces nécessaires pour vaincre l'obstacle qui s'oppose presque toujours à ce retour, et pour se délivrer des corps qui la gênent et l'incommodent. »

Si notre amateur avoit besoin de plus d'autorités pour se laisser persuader, nous lui en trouverions encore, car tous les Physiologistes sont d'accord sur ce point.

Marche de la nature dans les Fausses-couches, dont la cause reste inconnue.

Nous ne pouvons nous empêcher de comparer ici l'*uterus* et l'eau qui arrive dans l'*amnios* à deux ennemis, puisque l'un, par essence, doit toujours être concentré sur lui-même et réduit à son plus petit volume, tandis que

---

(1) Il faut encore observer ici au cit. *Baudelocque*, que la matrice ne tend jamais à revenir sur elle-même, tant qu'elle est distendue sans irritation, et qu'elle n'y revient sans irritation, que quand la cause de la distension vient à cesser.

Il aurait dû dire : c'est par la première de ces qualités, que l'*uterus* oppose continuellement une douce et molle résistance à son extension ; car ce n'est pas autre chose que la résistance naturelle de l'élasticité de ce viscère qui contre-balance l'effort de l'extension ; il n'y a nulle action contractile de sa part ; car cette action une fois commencée ne s'arrête que par la vacuité totale de l'*uterus* et le retour à son état presque primitif.

l'autre par son arrivée successive et continue pendant la gestation, tend sans cesse à l'étendre : le fait est qu'ils sont antagonistes l'un de l'autre, et que les fibres utérines, par la dilatation qu'occasionne cette accumulation d'eau dans le sac de la génération, sont comme un ressort toujours prêt à se détendre, dès que la force extensive diminuera ou cessera d'augmenter.

Le premier effet de la cessation d'accroissement de cette eau est de laisser les deux parties au même état, et de les tenir en équilibre pour un temps. Mais la cessation de l'accroissement de l'eau est nécessairement suivie, quelque temps après de sa diminution, par la déperdition journalière des fluides ; conséquemment elle laisse alors aux fibres musculaires de l'*uterus*, la supériorité et la faculté de revenir sur elles-mêmes, comme ferait le ressort que vous auriez eu la force de tendre, pour un moment, dans un sens inverse à son état naturel.

Ainsi donc, sitôt qu'une chûte, ou quelque mouvement forcé, aura pu interrompre la communication des membranes du sac de la génération avec l'*uterus*, et que par une raison quelconque, il ne se portera plus de fluide à à l'amnios pour étendre le domicile de l'enfant ; le mouvement de ressort de l'*uterus* n'étant plus retenu, n'étant plus arrêté par la distension continue, entre en action, et avec plus ou moins de temps, parvient à lui faire comprimer les corps qu'il contient ; ces contenus, dont la présence lui fait obstacle pour son rapetissement complet, l'irritent d'autant plus, qu'ils offrent une plus grande résistance, et cette irritation détermine plutôt ou plus tard les contractions, qui enfin produisent l'expulsion de ces contenus.

Si la nature n'opérait pas ainsi dans la plupart des fausses-couches, où serait le stimulant qui détermine celles où il n'y a aucune cause connue d'irritation ? Car ce n'est pas seulement parce que la grossesse ne prospère plus, que la matrice s'en débarrasse, puisque souvent une femme porte son enfant mort plusieurs mois, et qu'il est très-rare que la cause qui occasionne cette mort produise subitement l'avortement ; mais parce que la présence des corps contenus s'opposant à son rapetissement complet, l'irrite ; car la constitution et l'organisation de l'*uterus* sont telles, qu'il faut que ce viscère soit contracté ou distendu par un agent doux, qui le soutienne également dans tous ses points ; et du moment que cet agent n'opère plus son effet, l'*uterus* reprend son état naturel.

Pour que le vide qui survient quelquefois dans le sac de la génération fût la cause première, le promoteur, la cause déterminante de l'accouchement à terme, il faudrait que ce vide arrivât toujours, et nous savons le contraire : il est si vrai que ce vide manque souvent d'arriver, que l'on trouve très-fréquemment après une grande dilatation de l'orifice spécial de l'*uterus,* les membranes tendues, présentant une hémisphère si pleine d'eau, quand les membranes sont très-fortes, qu'elles ne peuvent s'alonger et descendre dans le vagin, ce qui n'est pas ainsi quand il y a déja du vide dans l'*amnios.*

Si cette vérité eût été connue de l'amateur, il n'aurait pu s'empêcher de voir que ce n'est pas son vide imaginaire, mais bien réellement l'extension forcée de la fibre musculaire qui fait naître son irritation, et que c'est l'irritation graduée et poussée jusqu'à un certain point qui détermine la première contraction, laquelle est suivie de beaucoup d'autres qui prennent de l'énergie et de l'intensité, parce que tant que la cause de l'irritation subsiste, elle en augmente l'effet ; et il n'aurait pas pris le vide du sac de la génération, qui ne peut s'opérer, quand il a lieu, que par les contractions utérines, pour la cause première de ces contractions.

Lorsque ce vide survient, il est cause secondaire, il devient collaborateur de l'irritation, en facilitant l'introduction du sac de la génération dans l'orifice spécial de l'*uterus ;* car selon notre amateur même, « *pour qu'un vide quelconque ait lieu dans le sac de la généra-tion, il faut que ce sac soit décollé des parois*

de

de la matrice. » Je lui observe que ce décolle‑
ment ne peut avoir lieu, ne peut s'opérer natu‑
rellement sans contractions utérines, et que
sans les contractions du corps de l'*uterus*,
l'orifice spécial ne se dilate pas ; car sa dilata‑
tion ne peut avoir lieu que par le rapproche‑
ment du fond de l'*uterus* sur son orifice ; et ce
rapprochement ne peut s'effectuer que par le
froncement et accourcissement des fibres du
corps de ce viscère ; ce que nous appelons
contractions des fibres du corps de l'*uterus*.

Nous sommes donc forcés de reconnaître
que rien ne peut décider la contraction uté‑
rine dans l'état naturel, que l'irritation de
sa fibre musculaire, qui arrive par sa distrac‑
tion, ou extension forcée, et par un *stimu‑
lus* quelconque dans l'état non naturel, c'est‑
à-dire, dans l'accouchement prématuré. Je
prie aussi notre *amateur* de faire attention
qu'il faudrait toujours beaucoup plus de temps
que la nature n'en emploie ordinairement,
pour que le vide qui peut s'opérer par la tran‑
sudatior des eaux, fût assez considérable dans
l'*amnios,* pour donner prise à la fibre muscu‑
laire, et lui faciliter son accourcissement ;
tandis que la dilatation de l'orifice spécial une
fois commencée, fournit plus promptement
un vide dans la matrice. Quelquefois cet ori‑
fice est si souple et si disposé à la dilatation
qui se fait alors si rapidement, que la transu‑
dation n'aurait pas le temps d'opérer un vide

S

dans l'amnios ; car il est des accouchemens où on sent l'orifice spécial remonter à chaque contraction ou douleur, quoique pendant ce temps rien ne transude des membranes.

Si *l'amateur* eût été praticien, il saurait qu'il y a des accouchemens où le sac de la génération est si ferme et si sec, que rien ne peut transuder ; qu'il est tendu jusqu'au moment de sa rupture, quelle que soit la dilatation de l'orifice de l'*uterus* ; et que souvent il n'y a pas d'autre obstacle à la fin de l'accouchement, que la solidité de ce sac, qui, quelquefois, est si ferme et si sec dans la portion qu'il présente, qu'il se déchire au bord du *placenta*, plutôt que de crever à la partie qui s'est prolongée dans le vagin, et que l'enfant arrive la tête couverte de ses membranes (1). Il saurait encore que souvent l'Accoucheur ne parvient qu'avec beaucoup de peine à procurer la crevasse de ce sac, et qu'il y a des cas où il est obligé d'employer plus que ses doigts pour opérer cette rupture.

Smellie dit en parlant du *chorion* et de l'*amnios*, ces deux membranes forment ce qu'on appelle le sac de la génération, qui, s'il est trop

______

(1) C'est ce qu'on appelle enfant né coiffé, et ce qui est une faute de l'Accoucheur, ou de la Sage-Femme, qui n'a pas connu le moment où il fallait aider la nature, en perçant les membranes, pour éviter à la mère des douleurs superflues.

épais et trop fort, peut rendre l'accouchement fâcheux, et s'il est, au contraire, trop mince, peut donner trop tôt issue aux eaux.

De Leury dit, les membranes sont dans un état contre-nature, lorsqu'elles sont trop fines, trop délicates, et ne résistent pas assez aux contractions utérines, se rompent trop promptement, et rendent l'accouchement pénible, en laissant échapper les eaux trop subitement : elles gênent pendant le travail, lorsqu'elles sont trop fermes, trop dures, trop épaisses, qu'elles ne se rompent pas au temps fixé par la nature.

Baudelocque dit, les membranes sont tantôt d'un tissu très-serré et très-dense, tantôt d'un tissu très-fin et très-délicat, ou très-lâche. Dans le premier cas, elles peuvent retarder l'accouchement, en résistant trop long-temps aux efforts de la matrice ; dans le second cas, en se déchirant trop tôt, elles peuvent le rendre plus pénible et plus laborieux, non pas comme le pense le vulgaire, parce qu'il se fait à sec, mais par d'autres raisons qu'on déduira par la suite.

Si notre *amateur* avait pratiqué, il saurait, non-seulement tout ce que ces auteurs viennent de dire ; mais il saurait aussi qu'il y a peu d'accouchemens où se sac puisse être pincé dans l'intervalle des contractions, ce qui prouve bien qu'il n'y survient pas toujours du vide, et qu'on ne doit pas regarder ce vide, lorsqu'il

S..

survient , comme l'agent principal , comme le premier moteur des contractions ; et que lorsqu'il se rencontre , il devient auxiliaire , en facilitant l'engagement du sac de la génération dans l'orifice de l'*uterus*.

Quoiqu'*Antoine Petit* donne à ce vide plus de valeur qu'il n'en mérite , il nous apprend qu'il ne suffit pas pour opérer l'accouchement, puisqu'il nous dit , p. 29 du Mémoire précité : « *Ce n'est pas à la seule diminution des eaux que les membranes doivent la puissance qu'elles ont de s'avancer dans le vagin ; il se passe aussi quelque chose du côté de la matrice qui contribue à produire cet effet ; à chaque contraction sa cavité se resserre , elle reste toujours plus petite qu'elle n'était auparavant.* »

L'*amateur* réplique à ce paragraphe : « il est évident que la cavité de la matrice ne reste plus petite à chaque contraction, que parce que, par son effet , le fond de la matrice continue à se rapprocher de son orifice ; *mais ce n'est pas ce qui en prouve la nécessité.* »

J'en demande pardon à l'*amateur*, il est nécessaire en pareil cas, que l'effet suive la cause, ou la nature manquerait son but ; car si la matrice ne restait pas plus courte après quelques contractions, elle ne prendrait pas plus de forces, et il y aurait à craindre que le sac de la génération , ainsi que ce qu'il contient , ne restât plus long-temps à la même place. Il pa-

raît avoir prévu cette objection, puisqu'il dit
en suite :

« Les membranes sont si peu extensibles,
qu'il est impossible qu'elles eussent pu s'avancer dans le vagin sans l'abaissement du fond
de la matrice, suite nécessaire de leur décollement et de la transudation des eaux. Il me
paraît donc que ces trois moyens concourent
également à leur donner cette puissance ; c'est
une omission de l'auteur de ne l'avoir attribuée
qu'à la diminution de la cavité de la matrice et
à la transudation des eaux. »

J'observe à l'*amateur* que le prolongement
des membranes dans le vagin, est bien une
suite nécessaire de leur décollement, puisque
ce décollement s'opère par la dilatation de
l'orifice spécial de l'*uterus*, qui remontant
vers son fond, abandonne ces membranes en
les décollant, et leur livre passage ; mais
qu'elles le peuvent sans la transudation des
eaux, parce que ces membranes sont plus extensibles que ne le croit l'*amateur*, et que le
vide qui y survient quelquefois, provient peut-
être plus de leur extension que de la transudation des eaux à travers leurs pores, qui ne peuvent plus être directes entre les deux membranes après leur décollement, et aussi parce
que du moment que l'orifice de l'*uterus* est dilaté, les eaux qui appuient continuellement
sur ces membranes, et qui sont poussées par
les contractions utérines sur la portion qui

Autre nou-
velle opi-
nion de
l'auteur.

n'est plus soutenue, peuvent les alonger.

Rien d'impossible dans mon hypothèse, car ces membranes ne sont pas irritables, et sont au contraire très-extensibles, ce à quoi n'a pas réfléchi notre *amateur*, et il faut n'avoir jamais arrêté ses idées sur tous les phénomènes qui accompagnent la grossesse, pour n'être pas sensiblement frappé, non-seulement de l'extension de l'*uterus*, mais spécialement de celle des membranes du sac de la génération, qui d'un point, gros comme une graine de pavot, qu'était ce sac en sortant de l'ovaire, est parvenu à plus de trente centimètres de longueur (1), sans la largeur, comme on le trouve au moment de l'accouchement.

Quoi! M.ʳ l'*amateur*, vous voulez que nous vous croyons praticien, quand vous nous dites que *les membranes sont si peu extensibles,* etc., tandis que l'on peut assurer que pendant la gestation, ce grain est devenu un sac d'un milliard de fois plus grand qu'il n'était originairement! Ces membranes sont bien plus extensibles que la matrice qui suit l'impulsion que lui communique ce sac.

L'amateur dit encore : « l'observation vient à notre aide, elle va confirmer la bonté de la doctrine, nos réflexions, et les conséquences que nous en avons déduites. Les grandes douleurs ne s'annoncent que lorsque les mem-

____

(1) Environ un pied d'ancienne mesure.

branes ont pu s'avancer dans le vagin , ou pour
parler le langage le plus ordinaire , lorsque les
eaux ont pu se former ; mais elles ne le peuvent
qu'au moyen des effets dont je viens de parler.
Mais par ces mêmes effets, la résistance ne
peut non-seulement plus agir que très-faible-
ment sur un seul ; il en résulte donc qu'elle a
perdu la plus grande partie de sa puissance ;
qu'elle est alors très-affaiblie. »

Il faut apprendre à notre *amateur*, que quoique les douleurs augmentent pendant que les
eaux se forment, la femme n'en est pas encore
aux grandes , qui ne commencent ordinairement qu'après l'écoulement de ces eaux.

Burton dit expressément : « lorsque le travail est un peu plus avancé , les eaux amassées
à l'orifice de la matrice servent de guide ; à
mesure que l'orifice se dilate , le poids des
eaux y pousse et y engage les membranes ;
c'est ce qu'on appelle la formation des eaux. »
Par ces mots, *lorsque le travail est un peu plus
avancé*, il est évident que la femme n'en est
pas encore aux grandes douleurs.

Il faut aussi apprendre à *l'amateur* que la
résistance qu'oppose le sac de la génération,
diminue d'intensité, lorsque la dilatation de
l'orifice de l'*uterus* permet l'introduction d'une
partie de ce sac dans cet orifice ; parce qu'alors
il s'alonge, et que l'action de la matrice devient d'autant plus forte, que le sac se prolonge
davantage dans le vagin ; parce que le vide de

la matrice augmentant par cette marche, donne
au rapprochement de son fond sur son orifice
une plus grande facilité; par conséquent au
corps de la matrice plus de raccourcissement
et plus d'énergie aux contractions subséquentes
qui deviennent par degrés, telles qu'elles occasionnent enfin la rupture de ce sac, et procure
par là l'écoulement des eaux; et que c'est après
cet écoulement des eaux, que se déploie bien
la force expultrice de l'*uterus*, parce que deux
causes nouvelles concourent à augmenter son
irritation, 1.º le plus grand volume, 2.º la solidité du corps poussé dans l'orifice de la matrice en remplacement de la poche des eaux ;
d'où il résulte aussi deux espèces de douleurs,
qui en se **réunissant** en occasionnent la véhémence. ,

C esdouleurs prennent alors une intensité
inconnue à la femme qui accouche pour la première fois ; parce que la pression du contenu
sur le contenant, est d'une nature bien opposée
à celle du sac de la génération ; que le contenu
est rapproché du détroit inférieur du bassin,
qui offre une résistance encore plus grande que
celle de son excavation ; et que l'*uterus* se
trouve comprimé entre deux corps durs, la
tête de l'enfant et les os du bassin.

L'AMATEUR tire de ses réflexions une conséquence fausse, puisqu'il dit : « il est donc constant que ce viscère, la matrice, a d'autant plus
de force, que la résistance a d'autant plus de
faiblesse. »

Ce raisonnement est bon en mécanique physique. L'*amateur* a sans doute oublié qu'ici il est question d'un mécanisme organique, où tout se passe différemment. L'expérience journalière apprend à un Accoucheur, que la contraction de l'*uterus* est d'autant plus forte, que la résistance l'est plus aussi, *et vice versâ;* que cette contraction est d'autant plus faible, que la résistance est moindre.

Les accouchemens prématurés, et ceux d'enfans morts, fournissent aux Accoucheurs et aux Sages-Femmes, des preuves incontestables de mon assertion. Il y a dans ces cas, trois raisons de la faiblesse des contractions utérines, 1.º la matrice n'a pas été distendue jusqu'à l'irritation, et celle qu'elle éprouve alors prend sa source dans la présence des corps qu'elle contient, parce qu'ils s'opposent à son rapetissement; 2.º les corps contenus sont, dans ces cas, d'une souplesse telle, qu'ils sont aisément moulés au passage que leur livre l'orifice de l'*uterus;* conséquemment il y a peu de résistance de la part du contenu, et de ce premier contenant; 3.º les corps contenus offrent un volume ordinairement très-inférieur à l'espace du second contenant le *bassin;* conséquemment point de résistance de la part de ce second contenant : il n'y en a donc que de la part du premier contenant, l'*uterus.*

Ce qui se passe au moment de la délivrance, en est une autre conviction ; car après la sortie de l'enfant, le contenu est peu de chose, en comparaison de celui expulsé ; aussi les contractions par lesquelles l'*uterus* se débarrasse de l'arrière-faix, sont-elles bien faibles. Ainsi donc, *ce n'est pas par la faiblesse de la résistance, que la matrice acquiert plus de force,* comme le prétend notre *amateur*, mais bien par l'augmentation de son irritation et raccourcissement ; car plus une fibre est courte, plus elle a de force.

L'*amateur* croit trouver la confirmation de tout ce qu'il vient de dire, dans la phrase d'*Antoine Petit*, qui dit, p. 106 de son Mémoire précité : « *à mesure que le travail s'avance et que la matrice s'ouvre, le décollement des membranes s'étend, et gagne successivement, en montant vers le fond de la matrice, jusqu'à ce qu'il soit arrivé proche du* placenta, *alors les eaux sortent et l'accouchement s'achève.*

Antoine Petit ne dit pas là que les forces de la matrice augmentent par la faiblesse de la résistance ; il décrit l'opération de la nature, l'action de l'*uterus* ; il nous peint la manière dont le décollement du *chorion* s'opère ; mais il ne fait de ce décollement, ni un obstacle, ni une accélération à l'accouchement.

L'*amateur* dit, avec une sorte de surprise : « il est cependant des auteurs qui ont attribué la violence des douleurs à une résistance plus grande du corps sur lequel les fibres de la matrice agissent. » M.ʳ *Baudelocque* partage cette opinion , et s'explique à cet égard de la manière qui suit :

« La douleur de l'enfantement est toujours proportionnée à la force des contractions qui la déterminent ; comme celles-ci sont très-faibles dans le commencement du travail, les douleurs sont alors si légères , qu'il est passé en usage de les désigner sous le nom de *mouches ;* si elles sont plus aiguës sur la fin , c'est que l'action de la matrice est plus forte , que ses fibres sont plus tendues , qu'elles sont sensibles , qu'elles agissent sur un corps qui leur résiste davantage. »

J'observe à l'*amateur* que ceux qui ont cette opinion pensent juste ; c'est ce qui me fait dire qu'il faut bien distinguer le temps où ces corps apportent une résistance réelle ; car la résistance première que nous avons établie à l'orifice de l'*uterus* , n'est rien en comparaison de celle qu'apporte la tête de l'enfant , et il faut encore observer que ce corps n'offrirait qu'une résistance médiocre , si le contenant ne lui en offrait une bien plus grande , ce qui occasionne les enclavemens. La résistance que le bassin offre à la tête de l'enfant , est quelquefois si grande, que toute l'énergie de l'*uterus,* aidé des forces du diaphragme , des muscles pectoraux et abdominaux , devient inutile , et qu'il faut des forces bien supérieures pour vaincre cette résistance et terminer l'accouchement.

L'*amateur* s'étonne que le C. *Baudelocque* dise que *les fibres sont alors plus tendues* ; il ne peut concevoir, dit-il , qu'elles soient *plus tendues* , qu'elles deviennent plus sensibles ; puisqu'elles ne sont plus le siège de la douleur, et que c'est au contraire par leurs contractions qu'elles la déterminent.

Je suis ici d'accord avec l'*amateur* ; car on ne peut disconvenir que le C. *Baudelocque* a tort de se servir de l'expression *plus tendues* ; il aurait dû dire là , ainsi qu'à la ligne 24 de la p. 17 , *plus contractées* , pour ne pas induire ses élèves en erreur ; parce que *tendues* présente l'inverse de *contractées* , puisque contractées et froncées sont synonymes ; mais il n'en est pas moins vrai que la fibre plus contractée , est plus irritée et plus irritable encore ; car la contraction du premier degré amène l'irritation nécessaire au second degré de contraction ; et celle du second degré de contraction, amène l'irritation nécessaire au troisième ; et ainsi de suite. Il ne faut pas oublier que c'est l'irritation qui a provoqué la première contraction , et que la matrice parvenue au point d'irritation qui produit sa contraction , ne s'arrête plus que par intervalle ; et qu'au contraire , cette irritation et les contractions qui en sont la suite , vont toujours en augmentant , jusqu'à ce qu'enfin elles aient débarrassé l'*uterus* de la majorité du produit de la conception.

L'*amateur* dit encore, « qu'il ne conçoit pas comment les fibres de la matrice raccourcies , sont plus sensibles ; puisque selon lui , elles ne sont plus le siège de la douleur , et que c'est au contraire leur contraction qui produit la douleur. »

Pour bien concevoir ceci comme partie de ce qui a été dit , il ne suffit pas d'être amateur de l'Art , il faut encore en être praticien ; parce que c'est par l'exercice de cet Art que l'on apprend, 1.º qu'à quelque degré d'accourcissement que soient les fibres du corps de la matrice pendant le travail d'enfantement , conséquemment qu'à quelque degré de dilatation que puisse être son orifice , les fibres du col, celles du muscle orbiculaire , n'en sont pas moins irritées par la distraction , que la tête , les épaules et le corps de l'enfant lui occasionnent successivement ; et qu'il ne peut recouvrer le calme , que lorsqu'il est débarrassé de l'enfant ; 2.º que la matrice est toujours irritée par l'obstacle qu'elle rencontre au complément de son rapetissement , puisqu'il est de son essence d'y travailler sans cesse , dès que l'agent qui le distendait cesse son effet.

Si l'*amateur* veut que je revienne à son opinion , il faut qu'il me dise quel est le promoteur des contractions qui chassent de l'*uterus* une môle qui est souvent sans membranes et conséquemment sans eaux ? Après bien des réflexions sur ce produit bizarre de la nature, et sur son expulsion, que l'on pourrait regarder comme prématurée en raison de la possibilité de l'extension de l'*uterus*, j'ai reconnu que cette expulsion prématurée en apparence, tient à l'absence du fluide qui distend uniformément ce viscère pendant une bonne grossesse.

Mon opinion, ou pour bien dire celle d'*Antoine Petit*, mon maître, que je défends, est plus près de la nature que celle de l'*amateur*, puisque par elle on explique tous les phénomènes qui précèdent, accompagnent et suivent l'accouchement; et que par elle on rend raison de la cause qui détermine les accouchemens de différens termes, et encore de l'expulsion des fausses-couches et des fausses-grossesses; car dans le cas où l'*uterus* contient une môle charnue, qui est ordinairement, comme je viens de le dire, sans sac, et sans eaux, quel est le promoteur des contractions qui doivent l'expulser, si ce n'est l'irritation de ce viscère qui commence plutôt que dans une vraie grossesse? parce que les môles touchent immédiatement la matrice, et que par leur accroissement, elles en touchent de plus en plus une portion plus grande, et provoquent par là sa sensibilité, qui ne se trouvant pas émoussée par les eaux, comme dans la grossesse, produit plutôt l'irritation; et qu'une fois l'irritation graduée et poussée au point de procurer la contraction, tout marche comme dans l'enfantement, c'est-à-dire, par les contractions de l'*uterus*, qui ne trouvant pas d'aussi grands obstacles, ne déploient pas la même énergie, parce que l'irritation ne parvient pas au même degré.

L'*amateur* dit encore : « l'action des corps contenus dans la matrice, d'une part, et la résistance qu'ils opposent à cette action, de l'autre, établissent une espèce d'équilibre qui se soutiendra jusqu'à ce que le développement des fibres de cet organe soit achevé ; dès qu'il l'est, cet équilibre est rompu, la matrice rentre dans ses droits, et les corps qu'elle contient ne lui opposent plus qu'une résistance plus ou moins soutenue. »

J'observe à l'*amateur* qu'il n'y a pas d'actions de la part des corps contenus dans l'*uterus*, et que pour être conséquent il eût dû dire : l'action de la matrice, d'une part, et la résistance des corps qu'elle contient, d'autre part, établissent etc.

Il continue, et dit : « mais quoiqu'il soit vrai qu'elle se soit alors réemparée de sa puissance active, il ne l'est pas moins, qu'ayant été engourdie et comme assoupie pendant l'espace de neuf mois, elle a besoin d'un moyen qui la réveille, qui provoque son action ; ce moyen quel qu'il soit, doit être considéré comme la cause déterminante de l'accouchement. »

Je suis ici parfaitement d'accord avec l'*amateur : le moyen qui tire la matrice de l'engour-*

dissement où elle a paru être pendant neuf mois, quel qu'il soit, doit être considéré comme la cause déterminante de l'accouchement. Ce moyen l'est bien réellement, et il faudrait être de mauvaise foi pour nier ce fait ; mais il ne s'en suit pas que ce soit le vide qui peut quelquefois survenir dans le sac de la génération, qui soit ce moyen, puisqu'il n'est pas stimulant ; nous en avons une conviction dans les écoulemens spontanés de l'eau de l'*amnios*, dans le premier temps de l'accouchement ; d'ailleurs, quoi de plus propre à éveiller la sensibilité de la fibre utérine que son extension forcée ; quoi de plus propre à déterminer son irritation ? Je le prie d'observer qu'il vient de dire : « *que dès que le développement des fibres de la matrice est achevé, l'équilibre dont il vient de parler est rompu, et que la matrice rentre dans ses droits.* »

Je lui demande maintenant, quels sont les droits de la matrice ; si ce n'est de s'accourcir et rapetisser lorsqu'elle ne peut plus prolonger son extension, et lorsque la cause qui la distendait a cessé ; si ce n'est encore celui de se débarrasser du fardeau de la grossesse, qu'elle ne peut plus supporter sans irritation ?

Encore une fois, pour que ce fût le vide de l'*amnios* qui donnât lieu à la première contraction de l'*uterus*, il faudrait que ce vide pût exister avant le décollement des membranes, lequel décollement ne peut arriver, au contraire,

traire , que par quelques contractions ; il faudrait encore que le fluide qui, depuis neuf
mois, a continuellement coulé dans l'*amnios ,*
cessât tout-à-coup de s'y introduire sans cause
connue; mais notre *amateur* est convenu que
cette cessation ne peut avoir lieu qu'après le
décollement des membranes, qui rompt les
canaux par lesquels ce fluide parvient dans le
sac de la génération.

Qui donc maintenant procurerait à l'*uterus*
ses premières contractions , si ce n'est l'irritation provoquée par son extension forcée? Il en
est de cette irritation, comme de celle d'un
engorgement, qui ne devient douloureux que
quand il est à un certain point, et ce certain
point dépend encore du local où se forme l'engorgement. Si ce local est souple, et qu'il y ait
beaucoup de tissu cellulaire, l'engorgement
fera beaucoup plus de progrès avant de devenir douloureux, que s'il se forme dans une
partie musculaire où la fibre a beaucoup moins
de tissu cellulaire.

L'AMATEUR dit encore, « on me dira, sans
doute, que l'adhérence des membranes ne
s'étend pas jusqu'à la fibre musculaire : elle
ne peut donc ni gêner, ni comme enchaîner
son action. »

L'adhérence du sac de la génération n'étant,
pour ainsi dire, qu'une chimère, ne peut ni
gêner, ni enchaîn.. l'action de la fibre musculaire; et puisque l'*amateur* avait prévu cette

T

objection, il était inutile d'en faire un obstacle plus chimérique encore : c'est opérer comme Dom Quichotte.

L'amateur continue sur le même ton, et dit : « j'accorde volontiers les prémices, mais je nie sans balancer la conséquence ; je suis tellement persuadé du contraire, que je défie les objectans de me prouver que la dilatation puisse faire un progrès bien sensible pendant le temps que l'adhérence des membranes résistera à l'action de la matrice ; que cette action deviendra assez forte pour assurer l'arrivée du second temps ; qu'elle puisse rapprocher le fond de cet organe ; que les eaux puissent se former : cependant tous ces effets doivent précéder la fin du travail. »

J'observe en passant à notre *amateur*, que la bonne logique ne permet pas de nier la conséquence d'un principe qu'on a accordé ; et je lui observe encore qu'il est impossible de donner matériellement la preuve qu'il demande relativement à l'adhérence des membranes, si ce n'est sur le cadavre, où il verra que la moindre attraction détruit cette prétendue adhérence ; mais quoiqu'il n'en soit pas ainsi du vivant, la nature de ces adhérences n'est pas capable de résister à l'action d'une contraction franche de l'*uterus*, et elles ne sont pas aussi fortes que celles du *placenta*, qui cependant ne résistent pas ordinairement aux contractions franches de la place qu'il occupe. Tant que le travail d'enfantement n'avance pas, ou parce que l'orifice résiste, ou parce qu'il n'y a pas de contractions franches, le corps de ce viscère ne pourra s'accourcir, ni remonter l'orifice vers son fond ; conséquemment le décollement du *chorion* ne pourra pas avoir lieu.

Je puis bien certifier que ce n'est pas l'adhérence de cette membrane à la paroi interne de l'*uterus*, qui cause ce retard ; mais bien le défaut de contractions longitudinales, car on ne verra jamais d'accouchemens naturels languir dans ce que j'appelle le second temps, toutefois que l'Accoucheur ou la Sage-Femme assurera que les contractions sont franches ou expultrices. Il est constant que dans aucun genre d'accouchemens, l'adhérence des membranes ne peut arrêter les progrès du travail ; puisque encore une fois, cette prétendue adhérence n'est qu'une application intime du *chorion* à la paroi interne de l'*uterus*, soutenue de quelques vaisseaux lymphatiques capillaires, mais plus particulièrement par la compression que l'eau exerce sans relâche sur ce sac.

L'*amateur* dit encore : « ils me diront peut-être que cette cause depend bien moins de la résistance des corps contenus dans la matrice, que de son action, et ils ajouteront qu'elle n'a pas le même degré dans toutes les femmes ; mais ils voudront bien me dire pourquoi cette action est si différente ; pourquoi elle n'est, et ne peut être la même »

T..

Ces questions prouvent évidemment que l'amateur n'est ni grand Praticien, ni Physiologiste, quoiqu'il se soit dit Accoucheur ; car il saurait que toutes les femmes ne peuvent pas avoir la même constitution ; que les unes sont plus irritables que les autres, et que cette variété s'observe chez le même individu dans les différentes grossesses, parce que la disposition physiologique n'est pas toujours la même.

L'*amateur* dit encore, « ils voudront bien observer que quoiqu'il soit vrai que la matrice n'a pas le même degré de force dans toutes les femmes, il l'est aussi qu'elle en a assez dans toutes pour remplir l'objet auquel elle est destinée, et que les femmes faibles accouchent aussi facilement que les fortes. »

J'apprendrai à notre amateur, que généralement, toutes choses égales d'ailleurs, les femmes faibles accouchent plus facilement que les fortes, les raisons en sont sensibles. Chez les femmes faibles, l'orifice de *l'uterus* est ordinairement plus souple, le volume des contenus est souvent moindre que chez les femmes fortes ; la résistance des contenans est moindre, parce que tous les ligamens sont moins forts, conséquemment l'accouchement plus prompt.

L'*amateur* dit, « s'ils attribuent un prolongement du commencement du travail aussi long à l'inertie de ce viscère, ils voudront aussi m'apprendre quel est le moyen qui fait cesser cette inertie ; quel est celui qui réveille son action, qui la rend assez puissante pour terminer l'accouchement ? »

J'ai donné d'avance la réponse à cette demande ; mais pour ne rien refuser à l'amateur, il faut lui répéter pour la troisième ou quatrième fois, que l'*uterus* est un muscle creux, doué de deux qualités bien opposées, savoir : d'une extension passive jusqu'à un certain point ; mais que sitôt qu'il est parvenu à ce point, l'irritation s'en empare, et que cette irritation fait naître sa contraction, qui lui donne la faculté de chasser tout ce qu'il contient, et de revenir à son premier état, et que le fluide destiné à augmenter sa capacité, et qui a rempli cette tâche jusqu'à ce moment, devient le premier moteur du contraire, c'est-à-dire, de l'action par laquelle ce viscère va travailler à son rapetissement, par l'irritation que ce fluide produit en continuant de couler dans le sac de la génération, et en distendant forcément l'*uterus*.

Mais cette irritation, ainsi que les contractions qui en sont la suite, ne pouvant avoir lieu que difficilement dans le commencement du travail, le rend long et languissant ; mais qu'une fois que les contractions réitérées ont un peu dilaté l'orifice de l'*uterus*, cette dilatation permet au sac de la génération de s'introduire dans cet orifice ; et que cette introduction du sac de la génération dans l'orifice de ce viscère, l'irrite légèrement dans le commencement ; mais que cette dilatation, augmentée par les contractions subséquentes, fait descendre le sac de la génération, et le force à se plonger dans le vagin ; que cette opération irrite graduellement l'*uterus*, y procure un vide qui donne à sa fibre une plus grande facilité de s'accourcir ; et que cet accourcissement augmente la force expultrice de ce viscère, en même temps que la dilatation de son orifice qui, parvenue à un certain degré, occasionne l'écoulement des eaux contenues dans le sac de la génération, par la rupture des membranes qui le composent ; et que cet écoulement produit un vide encore plus grand dans l'*uterus*, qui donne encore plus de prise à sa fibre longitudinale, pour augmenter son raccourcissement.

Il faut encore lui répéter que plus la matrice se contracte, plus elle s'irrite par l'opposition qu'elle rencontre à son rapetissement dans ce qu'elle contient encore ; et que plus elle devient courte, plus elle acquiert de force : que l'augmentation de ses forces et le complément de la dilatation de son orifice, la conduisent enfin au degré d'irritation nécessaire, pour qu'elle se débarrasse du fardeau de la grossesse. Voilà la marche progressive d'un accouchement naturel, quoique lent dans son début, et dont la lenteur n'a pas d'autre cause

dans le commencement, qu'une faible irritation des fibres longitudinales ; car alors les
corps contenus n'opposent pas encore de résistance : ce sont , au contraire , les premiers
contenans, savoir l'*uterus* et le sac de la génération.

L'*amateur* dit, « les accouchemens précipités forment une espèce à part ; dans ceux-ci , la
résistance est absolument nulle, la matrice se
décolle entièrement de ses membranes par ses
premiers efforts, et si la séparation du *pla-*
centa s'y joint, le sac entier de la conception
pourra franchir le passage, comme l'ont dit et
observé quelques Auteurs, il n'y aurait jamais
d'accouchemens précipités si cela n'était pas
ainsi. Cette circonstance n'est pas sans danger
pour les femmes, car outre l'hémorragie mortelle qui peut être, et en est quelquefois la
suite , elles sont encore exposées à la déchirure de leurs parties extérieures et à celle de
l'orifice de la matrice. Nous avons ici une nouvelle preuve que c'est au décollement plus ou
moins prompt des membranes , qu'est dû le
retard , ou la brièveté de l'accouchement. »

Je nie cette pretendue preuve ; et quoique
tout se passe à-peu-près comme l'amateur le
décrit , personne, autre que lui, ne peut voir
une nouvelle preuve, que c'est au décollement,
plus ou moins prompt des membranes, qu'est
dû le retard, ou la brièveté de l'accouchement ;
je ne vois dans ce cas qu'une irritation bien

prononcée, dont les effets se succèdent rapidement, et qui abrègent tous les temps du travail ; mais j'y vois aussi l'accroissement de cette irritation, qui pendant le dernier temps de l'accouchement, donne aux contractions utérines une énergie telle, qu'elles expulsent l'enfant, de manière que l'Accoucheur ne peut en ralentir la sortie, quoique évidemment trop rapide.

En même temps, j'observe à notre amateur, que les accouchemens où le sac entier de la génération a pu franchir le passage, comme il le dit, ont plutôt lieu dans un cas de relâchement, que dans ce que nous appelons un accouchement précipité, qui présente plutôt une preuve d'irritation que d'atonie ; qu'il peut y avoir, et qu'il y a effectivement des accouchemens précipités, sans que le sac de la génération franchisse le passage, et que les accouchemens précipités s'opèrent par des contractions très-rapprochées et très-énergiques dans le second et le troisième temps : elles sont telles au quatrième, qu'on peut les regarder comme des fureurs utérines, et que l'Accoucheur a beau prévoir la déchirure de la fourchette, il est rare qu'il puisse l'empêcher : que cette précipitation ne doit pas occasionner l'hémorragie dont il parle, parce que ce sont des contractions précipitées, à la vérité, qui opèrent ces accouchemens ; mais que ces contractions n'en produisent pas moins le raccourcissement et le retrécissement de l'*uterus* ; conséquemment l'oblitération d'une partie de ses cellules, et la tortuosité des vaisseaux utérins ; et qu'ainsi, par cela seul, elles s'opposent à ce que l'hémorragie devienne mortelle.

SMELLIE dit à ce sujet, « à mesure que la matrice se contracte par l'accouchement, le sang artériel ne peut plus y couler en aussi grande quantité qu'il faisait, lorsque ses vaisseaux étaient distendus. Les fluides qui s'y distribuent se dégorgent (1) insensiblement dans la veine-cave ascendante, et les vaisseaux eux-mêmes qui étaient distendus, allongés, et qui paraissaient s'écarter les uns des autres, se contractent aussi par degrés, et dans une telle direction, qu'ils rendent à la matrice la même forme, et le même diamètre qu'elle avait avant la grossesse. »

J'observe encore à notre amateur qu'il faut pour ce genre d'accouchemens un concours de circonstances bien difficile à rencontrer : 1.º de la part de l'*uterus* une grande irritation dès le commencement, ce qui n'est pas très-ordinaire ; 2º. une souplesse extrême à l'orifice spécial de l'*uterus* ; 3.º cet orifice bien

______

(1) SMELLIE exprime ici par *dégorgement*, ce que j'appelle reflux et dimotion. La différence de son expression à la mienne, n'en prouve pas moins la marche de la nature, et la nécessité de comprimer ce viscère dans une atonie, pour y ralentir la circulation, en attendant qu'il se contracte.

direct à la vulve ; 4.º une position d'enfant bien directe aussi à cet orifice ; 5.º dans cet enfant un volume moindre que le bassin n'offre d'espace ; 6.º des membranes bien assez fortes pour résister au poids des eaux et de l'enfant ; sans cela, il ne pourrait y avoir d'accouchemens précipités du genre dont il parle.

L'amateur ajoute, « il est néanmoins certain que l'irritation est la compagne du travail ; le spasme, les tremblemens, le vomissement, le dureté du pouls, sa vélocité, et la rougeur de la figure, le démontrent évidemment ; mais cette irritation est l'effet des douleurs, et elle ne devient plus sensible, que par leur augmentation et leur violence : dans l'opinion de notre Auteur, au contraire, c'est la douleur qui est l'effet de l'irritation. »

Oui, certainement, la douleur est l'effet de l'irritation qui produit les contractions utérines ; mais l'irritation générale de tout le système de la femme, est, au contraire, l'effet des douleurs ; et il n'en est pas moins vrai qu'*Antoine Petit* et tous ceux qui pensent comme lui, ont raison de dire que l'irritation de l'*uterus* seule, qui existe long-temps avant celle dont l'amateur vient de nous faire le tableau, est la cause première des contractions de ce viscère, et que ce sont ces contractions qui produisent les douleurs de l'enfantement ; car une partie des symptômes que notre *amateur* vient de détailler ne commence que dans la complication des douleurs, qu'avec la douleur secondaire, et quand la femme commence à s'*épreindre*, ou à s'aider de ses forces pectorales et abdominales; ce qui n'arrive ordinairement qu'après l'écoulement des eaux de l'*amnios*.

L'*amateur* dit encore : « après bien des réflexions assez long-temps et souvent renouvellées, j'apperçois en partie d'où naît la cause de la contraction utérine , dans ce que PETIT nous dit sur la légèreté et l'agilité des femmes, lorsque leur ventre tombe et s'abaisse; j'y ajoute qu'elles éprouvent un bien-être qui leur était inconnu, au moins à beaucoup d'entre elles, depuis long-temps. Cet état est la suite du rapprochement du fond de la matrice sur son orifice, représenté par la chûte et l'abaissement de leur ventre ; mais lorsque j'y joins que l'orifice a commencé de s'ouvrir , ce qui est démontré par les matières lymphatico - glaireuses qui s'écoulent des parties sexuelles , j'apperçois complètement son origine, et je prétends qu'elle est la suite de ces deux effets. »

L'état que l'*amateur* vient de décrire, est la suite de l'effet de l'irritation qui a commencé à s'emparer des fibres musculaires de l'*uterus*; car le ventre de la femme grosse resterait le même, si une légère irritation n'avait pas porté dans tout le systême utérin , plus de ressort, plus de chaleur et plus d'activité, que les jours précédens ; et l'abaissement du ventre qui n'est pas occasionné , comme le croit l'*amateur*, par *le rapprochement du fond de l'*uterus *sur son orifice*, car il faudrait pour cela de grandes contractions ; mais par une extension complète et un commencement de dilatation de cet orifice, qui permet au volume de la grossesse de former une proéminence assez considérable dans le vagin.

Un commencement de dilatation , que l'*amateur* admet, ainsi que l'écoulement des matières lymphatico-glaireuses, ne pouvant provenir que de quelques contractions utérines, ne devraient avoir lieu qu'après les premières douleurs, appelées *mouches*, s'il n'y avait pas au commencement de ce travail, des contractions utérines sans douleurs ; ce que j'appelle temps *secret*, premier temps de l'accouchement.

La légèreté et l'activité dont les femmes grosses se félicitent quelques jours avant l'accouchement, sont une conviction qu'une légère irritation a commencé de s'emparer de l'*uterus* ; qu'elle a remonté tout le système musculaire de ce viscère ; qu'elle a porté du ton et du ressort dans tout le système vasculaire de la femme par quelques légères contractions, qui ont commencé à refouler, à dégorger, comme le dit *Smellie*, une portion des fluides qui se portaient à la matrice. Comment concevoir que l'abaissement du ventre pût rendre les femmes plus légères et plus agiles , s'il ne leur survenait pas plus de ressort, puisque le poids qu'elles portent est encore le même ?

Il me paraît bien démontré par tout ce qui vient d'être dit, que le travail d'enfantement commence quelque temps, et souvent quelques jours avant les douleurs dites *mouches ;* tout nous prouve jusqu'à l'évidence, qu'il faut nécessairement admettre un premier temps *secret* inconnu, qui dure tantôt plus, tantôt moins, suivant que le tempérament (1) de la femme, ou que les circonstances apportent une disposition plus ou moins prochaine, ou plus ou moins éloignée à l'irritation ; mais nous ne pouvons pas douter un moment que les douleurs de l'enfantement ne soient l'effet de l'irritation de la fibre musculaire de l'*uterus* portée à un certain degré, et que cette irritation ne soit née de l'extension forcée de la distraction de ce viscère.

L'*amateur* continue et dit : « si l'on fait attention combien la première contraction est courte et légère, on n'aura plus de peine à se persuader qu'un moyen aussi faible ait pu la déterminer ; sur-tout si on veut bien se rappeler que celles qui succéderont, ne deviendront plus vives que par l'accroissement de la transudation, et le progrès du décollement des membranes. *Je répète donc avec une certaine con-*

---

(1) J'entends par tempérament, la constitution physique, l'état des muscles et des fluides dont le corps humain est composé.

fiance, que ce vide est véritablement la cause déterminante de l'accouchement. »

Je sais parfaitement que le premier mouvement imprimé à la fibre utérine, est si faible et si léger qu'on ne doit pas le prendre pour de l'irritation, tout au plus pour du ton et du ressort ; mais aussi on sait que le ton et le ressort qui s'accroissent successivement dans une partie irritable, parviennent à un degré tel qu'ils occasionnent et décident son irritation; c'est précisément ce qui arrive à l'*uterus* pour l'accouchement; tandis que nous avons vu que quelque grand que fût le vide qui survient dans le sac de la génération au commencement du travail, et lorsque les eaux s'écoulent spontanément, il laisse la matrice sans autre action que celle de son ressort naturel, souvent pendant vingt-quatre et trente-six heures, suivant la quantité d'eau qui s'est écoulée, parce que l'irritation n'était qu'à peine commencée.

Nous avons vu ce qui retire la matrice de l'engourdissement et de la stupeur (pardonnez-moi l'expression), où paraît l'avoir jetée cette évacuation spontanée ; mais dans l'état naturel et le plus fréquent, nous voyons que c'est ce fluide qui arrive continuellement et goutte à goutte, et dont la force augmente d'intensité par le volume qu'il acquiert avec le temps, et par la force qui le pousse. Tous les Physiciens connaissent la force d'une très-mince colonne d'eau, qui fait un tel effort sur

le tonneau le mieux cerclé , qu'elle le fait crever. Ici la masse d'eau de l'*amnios* distend jusqu'à irritation , et si la matrice n'avait pas un
côté par où elle pût s'ouvrir , elle creverait
comme le tonneau.

Je crois à la brièveté des premières contractions , et à la légèreté des premières douleurs,
puisque je conçois encore celles plus courtes
et plus légères qui les précèdent. J'en ai donné
les raisons, et je leur ai assigné une cause suffisante ; j'y ai réfléchi assez long-temps pour
me persuader que cette brièveté et légèrèté ne
peuvent être occasionnées par le vide qui peut
quelquefois survenir au sac de la génération ;
mais qu'elles sont l'effet du ressort que le commencement de l'irritation a porté dans le systême de la femme , pendant le temps *secret,*
ou, comme le dit *Antoine Petit ,* pendant que
la matrice prélude et essaie ses forces ; et que
les contractions ne deviennent plus sensibles et
plus douloureuses, que par l'accroissement de
cette irritation, qui suit le progrès de l'accouchement ; et que ce progrès n'a lieu que par
l'accroissement de la dilatation de l'orifice spécial de l'*uterus.*

Je demande encore une fois à notre *amateur,*
pourquoi la contraction de l'*uterus* aurait lieu
dans un moment où le sac de la génération
doit encore être plein , si c'était le vide qui
dût opérer cette première contraction, au lieu
de l'irritation ; tandis que cette contraction ne

peut avoir lieu lorsqu'il est survenu un grand vide par l'écoulement spontané des eaux de *l'amnios?*

J'en suis fâché pour *l'amateur*, mais je crois que son hypothèse, qui n'est qu'un sophisme, ne persuadera personne, *parce qu'il est impossible d'y trouver la cause de la première contraction;* puisque d'après lui-même, il faut, pour que le vide s'opère dans le sac de la génération, *décollement des membranes et commencement de dilatation.* Il doit convenir d'après son raisonnement, que ni l'un, ni l'autre de ces événemens, ne peut avoir lieu *sans contractions utérines secrettes, ou connues.* Encore une fois, qui occasionne ces contractions, *si ce n'est l'irritation des fibres musculaires de l'*uterus, *qui ne manque jamais d'arriver par leur trop grande extension?*

Cette opinion est une vérité reconnue de tous les praticiens, et nous sommes d'autant plus forcés à l'admettre, qu'on la trouve à tous les genres d'accouchemens; tandis que le vide du sac de la génération ne se rencontre que quelquefois, et qu'il est souvent très-plein et très-tendu dans l'intervalle des douleurs, à quelque degré que soit la dilatation; que les môles qui n'ont jamais de sac avec des eaux, n'en sont pas moins expulsées à des différens termes et par les mêmes moyens; et, enfin, que cette opinion est la seule par laquelle on puisse rendre raison de tout ce qui précède, accompagne

pagne et suit l'accouchement , et toute expulsion quelconque de *l'uterus*.

Cette opinion est d'autant plus près de la nature , que par elle seule on conçoit pourquoi
le terme de la gestation n'est pas immuable ,
non-seulement chez les différens individus ,
mais chez le même ; par elle seule on conçoit
aussi pourquoi il est rare que la gestation des
jumeaux soit poussée jusqu'à neuf mois ; par
elle seule on voit évidemment pourquoi la conception des môles est généralement plus orageuse que la conception des enfans ; et que
c'est par elle seule qu'on conçoit facilement
encore comment la matrice acquiert la possibilité de se débarrasser des fausses-grossesses ,
bien plutôt que des vraies.

Si notre *amateur* n'eût pas pris l'effet pour
la cause , il ne demanderait pas à quoi bon ces
préparatifs de plusieurs jours qui précèdent le
commencement du travail , s'ils ne doivent pas
ressusciter l'action de la matrice.

Quelqu'envie que j'aie de terminer cette discussion , je ne puis m'empêcher de répéter encore une fois à l'*amateur* , « que la nature ne
passe jamais subitement d'un état à un autre ,
lorsqu'elle n'est pas troublée dans ses opérations ; et que si dans l'accouchement elle ne
procédait pas lentement , elle occasionnerait
de grands désordres , non-seulement par la
cessation subite de tous les fluides qui , pendant
la grossesse, se portent à *l'uterus* avec plus

V

d'abondance que dans tout autre temps, mais encore par la révulsion, le refoulement d'une portion de ceux que contiennent les vaisseaux utérins, au moment où commence l'accouchement; c'est ce refoulement, augmenté par le progrès du travail d'enfantement, qui occasionne la pléthore et l'espèce de fièvre dans laquelle se trouvent presque toutes les femmes qui accouchent (1). Voilà une belle occasion d'admirer la sage prévoyance du Créateur; car c'est à éviter des accidens à celle qui doit accoucher, que sont employés les jours de préparation qui précèdent les douleurs de l'enfantement.

Nous ne pouvons pas douter un moment que c'est la résurrection (2) du ressort de la matrice qui donne aux femmes la légèreté et l'activité

____

(1) La pléthore des vaisseaux devient quelquefois si considérable, que les contractions ne peuvent plus avoir d'effet; alors le progrès du travail ne marche plus comme l'accoucheur avait lieu de s'y attendre d'après le début, spécialement quand tout est bien disposé, et que les contractions sont franches. Dans ce cas, une saignée fait cesser l'obstacle par le dégorgement qu'elle opère, et peu après les contractions reprennent leur marche, et l'accouchement, après s'être arrêté, reprend son progrès, et finit comme par enchantement. Mais il faut être bien sûr que c'est la pléthore qui fait l'obstacle; car une saignée faite mal-à-propos retarderait plutôt l'accouchement qu'elle ne l'avancerait, et pourrait devenir la source d'une perte qui succéderait à l'accouchement par l'atonie qu'elle pourrait procurer à l'*uterus*.

(2) Passez-nous l'expression.

que nous leur voyons avant les douleurs de l'enfantement ; c'est le ton que procure cette résurrection qui produit l'effet que j'appelle le redressement du ventre, qui lui fait reprendre sa forme ovoïde.

C'est la résurrection de l'*uterus*, poussée jusqu'à l'irritation et jusqu'aux contractions, qui occasionne le rapprochement du fond de ce viscère sur son orifice spécial, par le raccourcissement des fibres de son corps : enfin, c'est cette résurrection qui augmente le ton de tout le système, et c'est cette augmentation de ton qui fait cesser les douleurs de tiraillement et de pesanteur que les femmes éprouvent dans les derniers mois de grossesse.

C'est encore l'augmentation de ressort, et la cessation des douleurs de tiraillement et de pesanteur, qui procurent aux femmes un état de bien-être qui n'est que momentané et comparatif, puisqu'il les conduit insensiblement à un genre de douleurs plus actives : voilà ce qui se passe au premier temps de l'accouchement.

C'est bien la résurrection du ressort de la matrice qui la conduit d'un état passif à un état aussi actif que celui l'accouchement, qui, en irritant par degré la fibre utérine, la force à se contracter, ce qui détermine l'orifice à se dilater ; c'est bien cette résurrection qui donne à l'*uterus* l'action tonique qu'il exerce sur le sac de la génération, qui le force à se glisser dans la dilatation de son orifice ; et c'est

V..

cette opération de la nature , qui , en augmentant la dilatation de cet orifice , augmente aussi l'irritation et la force expultrice qui déterminent enfin la rupture de ce sac : voilà ce qui se passe au second temps de l'accouchement , et qui amène le troisième : le reste est une suite nécessaire de ce que je viens de dire, et vous est assez connu pour que je me dispense d'en tracer le tableau.

Mais pour ne pas laisser ici la division du temps de l'accouchement incomplète, je dirai seulement que j'admets pour troisième temps, tout celui que la nature emploie à faire parcourir à la tête de l'enfant l'excavation du bassin, et à l'amener à vue ; et, enfin, pour quatrième temps , celui qui se passe depuis le moment où la tête est à vue , jusqu'à l'expulsion, ou extraction complète de l'enfant.

Une dernière preuve sans réplique , que c'est l'irritation de la fibre musculaire qui donne à *l'uterus* toute l'énergie qu'il déploie dans un accouchement d'un bon genre , est l'état de faiblesse et presque d'inaction où il tombe après sa vacuité.

Sublatâ causâ , tollitur effectus.

J'ai évidemment prouvé que l'accouchement, cette précieuse opération de la nature, est due à la résurrection de *l'uterus ,* occasionnée par son irritation ; en conséquence , je conclus qu'il faut que *l'amateur* reconnaisse qu'il a donné beaucoup trop d'importance à ce vide qui peut quelquefois survenir dans le sac de la génération, et beaucoup trop aussi à l'adhérence de ce sac avec l'*uterus;* et qu'il faut spécialement qu'il convienne que c'est bien réellement l'irritation de ce viscère qui est le premier promoteur de l'accouchement, à quelque terme qu'il arrive, quand il a lieu naturellement; et qu'il faut absolument qu'il laisse à *Antoine Petit* l'avantage d'avoir le premier résolu ce problême :

Quelle est la cause qui détermine l'accouchement ?

CHAPITRE XIX.

De la cause de l'intervalle qui existe entre chaque douleur de l'enfantement.

L'AMATEUR croit trouver la cause de l'intervalle qui existe entre chaque douleur de l'enfantement, dans la résistance des corps contenus dans la matrice.

Je crois au contraire qu'*elle existe dans la cessation de la contraction de la fibre musculaire*, dont l'essence veut qu'après la contraction qui procure la douleur, cette fibre se relâche et cesse de se contracter, conséquemment d'occasionner douleur; car c'est la contraction parvenue à un certain point, qui fait naître la douleur.

L'*amateur* se plaint de ce que tous les auteurs qui ont écrit sur l'art des accouchemens, n'ont fait qu'annoncer les douleurs inséparables de cette fonction, en exprimant les différences qu'elles présentent, suivant les différens temps du travail : « j'ai beau les parcourir, dit-il, je trouve dans tous, qu'elles sont très-légères dans le principe, qu'elles se rapprochent dans le milieu, et que sur la fin du travail elles sont très-violentes : tout cela est vrai ; mais ils ne nous apprennent pas pourquoi elles sont si légères dans le commencement, et si violentes sur la fin. »

J'ai prouvé dans la première partie de cette dissertation, que c'est le peu d'accourcissement et de froncement de la fibre musculaire longitudinale, qui fait que les premières contractions, conséquemment les premières douleurs, sont si courtes et si légères ; et que sitôt que ce froncement, ou contraction, augmente, les douleurs deviennent plus fortes et plus longues. La preuve de cette assertion existe dans l'énergie que les contractions et douleurs acquièrent à mesure qu'elles engagent une portion des membranes du sac de la génération dans l'orifice de l'*uterus ;* parce qu'elles occasionnent à l'orifice de ce viscère une distraction plus grande que celle qu'il a supportée jusque là; et que sa dilatation finie, et l'évacuation des eaux de l'*amnios* opérée, la distraction de ces fibres est entretenue et augmentée par la présence de la tête, qui remplace le sac de la génération, et comprime ce viscère d'une manière bien plus douloureuse que ne le faisaient les eaux dans le sac de la génération, puisqu'il tient ce viscère entre deux corps durs, la tête de l'enfant et les os du bassin. Voilà les causes de la progression et augmentation des douleurs de l'enfantement, réunies à l'irritabilité de ce viscère qui augmente en raison de l'obstacle qu'il trouve à son rapetissement.

L'*amateur* examine le *Mécanisme de l'Accouchement*, par *Levret*, il trouve que cet auteur dit de plus que les autres : « si les corps contenus dans la matrice n'apportaient aucune résistance à cet organe, lors de ses contractions, la femme accoucherait sans douleurs. »

Levret aurait dû dire *presque sans douleurs,* et il aurait pu ajouter cette autre vérité : si l'accouchement pouvait s'opérer *sans contractions utérines,* la femme accoucherait presque sans douleurs; car il ne faut pas oublier que c'est la contraction qui a fait naître la douleur, et ne pas croire que c'est elle qui procure la contraction, puisque souvent l'Accoucheur attentif, annonce la douleur quelques secondes avant qu'elle ne se fasse sentir.

Une autre preuve encore, est que la femme accouchée et délivrée, éprouve pendant plusieurs jours des douleurs à chaque contraction que l'*uterus* opère pour parvenir à son rapetissement complet; il est évident que les douleurs occasionnées par ces contractions, ont une autre cause que la résistance des corps contenus dans l'*uterus*, puisque ce viscère est alors en pleine vacuité. Je crois que cette cause agit avant et après les corps contenus ; aussi cette cause ne donne-t-elle pas aux douleurs la même étendue, ni la même force, que les corps contenus ; car les contractions, ou douleurs, après que la femme est délivrée, sont ordinairement très-légères, presque comme celles du second temps de l'accouchement, que l'on appelle *mouches*.

Il faut aussi observer que les premières douleurs ne proviennent pas de la résistance des corps contenus, mais bien des contenans ; car l'orifice de la matrice oppose quelquefois une longue résistance aux contractions de son corps et aux contenus même : l'expérience nous démontre que les contenans résistent aux contenus, comme les contenus résistent aux contenans ; car l'un et l'autre ont successivement leur résistance.

L'*amateur* observe que les douleurs de l'enfantement forment la partie la plus essentielle du mécanisme de cette grande opération; elles présentent un problême difficile, mais non pas impossible à résoudre. « Nous ignorons, dit-il, pourquoi elles sont séparées les unes des autres ; pourquoi elles se rapprochent et deviennent plus vives ; pourquoi, enfin, elles sont si accélérées et si violentes lorsque l'accouchement est prêt à finir. »

Il n'y a que l'*amateur*, ainsi qu'une partie

des Sages-Femmes, qui ignorent la cause de tous ces *pourquoi ;* il faut la lui apprendre : je répète donc qu'il est de l'essence de la fibre utérine, comme de toute autre fibre musculaire, de se reposer après chaque contraction, quelle qu'elle soit ; et qu'elle ne peut recommencer son froncement, ou sa contraction, qu'après un repos marqué, et son accourcissement que graduellement, à moins qu'il ne lui arrive subitement une grande cause d'irritation. Voilà pourquoi les douleurs sont séparées ; car *dire que la contraction cesse par la résistance qu'elle trouve dans le contenu , comme le prétend l'amateur,* c'est dire une chose contraire à l'expérience journalière , puisque les contractions, ou douleurs, prennent de la force et de l'énergie en raison de l'obstacle qui s'oppose au raccourcissement de la fibre utérine, et que depuis l'écoulement des eaux de l'*amnios,* jusqu'à la fin de l'accouchement, l'intervalle se rapproche et devient plus court, si cet accouchement doit se terminer naturellement ; parce qu'alors les corps contenus font une résistance réelle , et qu'enfin dans la vacuité complète de l'*uterus ,* l'intervalle entre les contractions existe encore.

Le fait est certain, l'intervalle entre les douleurs d'enfantement et le calme bien marqué, n'ont pas d'autre cause que la cessation de la contraction utérine ; et la cessation de ce calme, ou la reprise de la douleur, n'a pas d'autre cause que le retour de la contraction; que l'Accoucheur attentif peut annoncer avant la douleur, comme je l'ai déja dit.

L'amateur dit : « *Petit* s'exprime de la manière qui suit, pag. 37 du mémoire précité, » lorsqu'au commencement du travail, la matrice essaie ses forces, et prélude, pour ainsi dire, par des efforts légers et de courte durée; on voit bien que sa cavité se trouvant exactement pleine, ce qu'elle contient doit résister également de tous côtés, excepté vers le vagin; or, cette résistance arrête le coup en quelque sorte, et le suspend, ce qui fait que l'effort est de courte durée; la douleur que l'effort produit est petite et passe vîte. »

Je dis, « tant que la matrice est encore pleine, c'est elle qui résiste à elle-même de tous côtés, excepté du côté de son orifice où elle résiste moins et moins long-temps; c'est cet orifice qui résiste aux contractions de son corps, car la résistance des corps contenus est presque nulle dans le commencement, et n'a d'effet bien réel, qu'après la dilatation complète de cet orifice.

L'amateur dit, « voilà le principe; la conséquence, j'ose le dire, saute aux yeux. Il est évident, en effet, que si la résistance des corps contenus dans la matrice arrête et suspend le coup, ou si on l'aime mieux, le premier effort; elle est réellement la cause de l'intervalle plus ou moins long qui se marquera entre le premier effort et le second , de même que dans tous ceux qui leur succéderont ; et il en résulte encore, que tant que la résistance sera entière et pourra agir également de tous côtés , les efforts seront de courte durée , et la douleur continuera d'être petite , de passer vîte , et ne produira aucun effet sensible. »

J'observe à l'amateur, que s'il était vrai que l'intervalle des douleurs provînt de la résistance que les contractions éprouvent par les corps contenus dans l'*uterus ;* et que si cette résistance arrêtait l'effort, comme il le dit , il ne devrait plus y avoir de contractions, et que cet effort arrêté ne devrait plus revenir , tant que cette résistance resterait entière , que cependant nous voyons constamment le contraire.

Qu'il me dise donc , lorsque la contraction ou la douleur produit un grand effet , comme lorsqu'elle détache le *placenta* et le chasse de la matrice, quelle est la cause de l'intervalle d'alors ; et pourquoi, après la vacuité complète de l'*uterus,* il y a encore des douleurs et des intervalles entre ces douleurs , si c'est la résistance des corps contenus dans la matrice qui doit les occasionner? Il doit savoir qu'après la vacuité complète de ce viscère, les intervalles entre les douleurs sont plus longs que dans tout autre temps. Quelle en est donc la cause, puisqu'il n'y a plus de corps contenus dans l'*uterus*? Il n'en sait rien, je la lui apprendrai dans un instant.

Raison peremptoire qui prouve que notre *Amateur* est ici, comme dans l'autre partie, dans une erreur absolue.

Si la résistance des corps contenus dans l'*uterus* était la cause des intervalles qui existent entre les douleurs de l'enfantement , ils devraient être au moins plus longs quand ces corps opposent une résistance bien réelle aux efforts des contractions expultrices ; c'est précisément le contraire : ces intervalles sont infiniment plus courts et les douleurs plus fréquentes, parce que l'*uterus* s'irrite par l'obstacle que les corps contenus apportent à son rapetissement, qui est son but principal. Delà naissent la fréquence et la véhémence des douleurs dont notre *amateur* desire connaître la cause.

Il faut bien se persuader que dès le premier moment que l'*uterus* cesse de s'étendre , il tend sans cesse à se rapetisser, et il y travaille , 1°. par son mouvement de ressort, qui n'étant plus distendu , le ramène sur lui-même ; 2.° par ses contractions qui chassent tout ce qui s'oppose à son rapetissement, jusqu'à ce qu'il soit parvenu , à-peu-près , au volume qu'il avait avant son développement ; et lorsque ce viscère est prêt à y parvenir, les douleurs que ses contractions occasionnent sont presque aussi faibles que celles du commencement de l'accouchement, 1.° parce que l'irritation qui était la suite de la distraction des fibres musculaires n'existe plus, puisqu'elle a cessé avec la sortie de l'enfant ; 2.° parce que le froncement de ses fibres devient plus court, puisque l'*uterus* est à moitié réduit.

Les dernières contractions de l'*uterus* parvenu à sa vacuité complète, s'opèrent sans douleurs, comme les premières se sont opérées pendant le temps inconnu du travail d'enfantement, car la réduction de ce viscère n'est pas encore à son dernier point lorsque l'accouchée cesse d'avoir des contractions douloureuses ou tranchées ; il faut qu'il se contracte encore pour parvenir au complément de sa réduction.

SECTION PREMIÈRE.

Causes des Douleurs et de l'intervalle de ces Douleurs après la vacuité complète de l'Uterus.

J'ai dit, les contractions douloureuses que la femme éprouve après être accouchée et délivrée, ont une autre cause que la présence des corps contenus dans l'*uterus*, puisqu'il est alors en pleine vacuité, et cette cause agit avant et après la résistance des corps contenus dans ce viscère : voici sur quoi je me fonde.

Nous ne pouvons nous dissimuler que l'*uterus* n'a pu parvenir au point de développement où il est dans la grossesse à terme, sans une grande extension dans ses fibres musculaires ; mais encore dans les mailles ou intervalles de ses fibres, qui se croisent et s'enlacent les unes dans les autres. Ces mailles étendues en tous sens, et ces fibres séparées, ont dû, pour se soutenir, admettre dans le tissu cellulaire de leurs interstices (puisque la matrice ne perd rien de son épaisseur par cette extension), un fluide qui est devenu muqueux par son séjour, et la chaleur que ce viscère acquiert de plus en plus (1). Il faut que l'*uterus* le déplace par ses contractions, pour parvenir à son rapetissement complet ; car après la délivrance où est le corps résistant aux contractions, et en conséquence occasionnant douleur, si ce n'est cette humeur muqueuse qui s'est logée, comme je viens de le dire, pendant l'extension de l'*uterus*, et qui en apportant gêne et obstacle au mouvement de ressort, et s'opposant au froncement, et rapetissement complet des fibres musculaires, les irritent et les forcent à entrer de nouveau en contraction ? Les douleurs que ces contractions procurent sont légères, à la vérité, parce que l'obstacle est faible.

N'en doutons pas : c'est bien une portion de cette humeur qui empêche que l'*uterus*, après sa vacuité complète, ne se réduise promptement au volume qu'elle doit reprendre ; et c'est le déplacement successif de cette humeur opéré par les contractions utérines, qui fait éprouver à l'accouchée les douleurs que nous appelons tranchées (2), qui ont aussi leurs

---

(1) C'est cette humeur que la femme répand plus abondamment dans le commencement du travail de l'accouchement qu'à la fin, parce qu'alors elle est en plus grande quantité.

(2) Il ne faut jamais donner de calmans assez puissans

intervalles, et qui durent, tantôt plus, tantôt moins, suivant la quantité de l'accumulation et la consistance de cette humeur. ·

Rien n'est plus certain, que c'est cette humeur muqueuse qui rend les contractions douloureuses après la délivrance ; et il n'est pas hors de vraisemblance que le temps nécessaire au déplacement de cette humeur, coopère à l'intervalle des douleurs dans le commencement du travail, comme elle y contribue après la délivrance. Je crois trouver une preuve de cette assertion dans ce qui se passe dans les différens temps du travail de l'accouchement ; car observez bien que l'intervalle des douleurs est plus long dans ce que j'appelle le premier et le second temps, que dans le troisième, parce qu'il a plus de cette humeur à déplacer, et que l'intervalle après la délivrance existe, parce qu'il en reste encore à déplacer, et qu'enfin les contractions qui réduisent l'*uterus* à son plus petit volume, ne sont plus douloureuses, parce que cette humeur est entièrement dissipée.

Nous ne pouvons plus douter que ce ne soit elle qui rend les contractions utérines douloureuses après la délivrance ; si nous faisons attention, que les femmes chez qui la fibre utérine est infiltrée, n'ont point ou presque

pour les arrêter ; elles sont d'absolue nécessité pour la réduction ; mais on peut par quelques potions antispasmodiques modérer la fréquence et la véhémence des accès.

point de tranchées , parce que cette humeur étant beaucoup plus fluide , s'échappe facilement , quoique plus lentement , et parce que , dans ces cas , le mouvement du ressort de l'*uterus* suffit pour déplacer cette humeur.

L'*Amateur* , après avoir beaucoup divagué en confondant la cause de l'accouchement avec celle de l'intervalle des douleurs , finit par se résumer et répéter avec confiance : *la cause de l'intervalle qui existe entre les douleurs de l'enfantement , est due à la résistance des corps contenus dans la matrice.* »

Je nie formellement que la cause de l'intervalle qui existe entre les douleurs de l'enfantement , soit due à la résistance des corps contenus dans l'*uterus* , 1.º parce que l'*amateur* ne l'a pas prouvé ; que non-seulement j'ai détruit son systême , mais que de plus j'ai prouvé dans la première partie , que les corps contenus dans l'*uterus* étaient , dans de certains accouchemens , la cause de la reprise des douleurs , ce qui est bien éloigné d'être la cause du calme qui existe entre les douleurs et qu'ils sont toujours la cause de l'irritation secondaire des fibres utérines ; 2.º parce que l'intervalle entre les douleurs diminue au moment même où les corps contenus dans l'*uterus* opposent une résistance bien réelle , au moment où ces corps, par leur volume et leur consistance, augmentent la force et la fréquence des contractions utérines (1) , ce qui ne

______

(1) Un fait certain est que, plus la résistance est forte, devrait

devrait pas être , si cette résistance était la cause réelle de cet intervalle ; 3.º parce que l'observation prouve que les contractions utérines ne se rapprochent pas, et que l'intervalle entre les douleurs subsiste long-temps , lorsque la cause qui a produit l'écoulement des eaux est douce , et n'a pu provoquer l'irritation ; car souvent cet intervalle est de 24 à 36 heures ; qu'au contraire l'accouchement commence toujours après l'écoulement des eaux , lorsqu'une cause violente a pu en procurer l'évacuation. Si la chose se passait autrement , la nature serait en contradiction avec elle-même, puisque dans toutes les opérations où elle n'est pas troublée , elle agit toujours doucement et par une gradation lente et bien nuancée. Tous les Naturalistes sont parfaitement d'accord sur ce point.

Je demande maintenant à notre *amateur* pourquoi l'intervalle qui existe entre les douleurs de l'enfantement, cesse tant qu'il y a des corps dans la matrice, puisque son opinion est que, *la résistance de ces corps produit l'intervalle entre les douleurs, et qu'ils sont la cause du calme ou de la cessation de cette douleur ?* Il n'en sait rien , et un Médecin qui n'accouche que par hasard ne peut le savoir : il faut donc le lui apprendre.

---

plus les contractions sont fortes et rapprochées , tant que les forces de la femme peuvent y suffire ; conséquemment moins il y a d'intervalle entre les douleurs.

X

L'intervalle des douleurs cesse, et la contraction de l'*uterus* reprend, parce que pendant le calme, ou l'intervalle, le mouvement de ressort qui est de l'essence même de ce viscère, qui tend sans cesse à sa vacuité, lorsqu'une fois il est rendu à lui-même, rapproche les parois de l'*uterus*; ce rapprochement des parois rencontrant des corps qui s'opposent à sa continuité, renouvelle l'irritation, et par là fait renaître la contraction, et conséquemment fait cesser le calme, ou l'intervalle, dont il est question.

Nous ne pouvons pas douter que la résistance des corps contenus dans l'*uterus*, ne soit la cause de la reprise des douleurs, ou contractions, comme je viens de l'expliquer; et que ce ne soit eux qui font cesser le calme, ou l'intervalle qui existe entre chaque douleur de l'enfantement: *ce ne sont donc pas les corps contenus dans la matrice, qui procurent les intervalles qui existent entre les douleurs de l'enfantement*, comme le prétend l'*amateur*.

Tout ceci me paraît assez prouvé pour conclure que *c'est la cessation de la contraction qui donne l'intervalle qui existe entre les douleurs de l'enfantement;* et que cette cessation est naturelle à tout ce qui est doué de la faculté de se contracter; et *que c'est la reprise, le renouvellement de la contraction qui fait cesser cet intervalle, ou ce calme, que les femmes éprouvent entre les douleurs de l'enfantement.*

J'ai fait de mon mieux pour éviter un plus grand nombre de répétitions ; mais pour ne pas laisser sans réplique, la majeure partie du mauvais raisonnement de ce Docteur, j'ai été forcé de me répéter, ce qui servira à mieux inculquer dans la mémoire les principes sur lesquels ce mécanisme est fondé ; d'ailleurs, je les crois moins désagréables au lecteur, que le renvoi au paragraphe où il en a été question.

CHAPITRE XX.

Des Naissances tardives et des prématurées

Nous savons que la durée de la gestation varie dans les différentes espèces d'animaux. Il est ici question de savoir si elle est immuable pour chaque espèce, comme le prétendent quelques auteurs, et si l'humanité est assujettie à la même invariabilité.

Je ne sais quand nos Physiologistes cesseront de comparer l'homme à la brute ; M.ʳ de Buffon nous donne dans son *Histoire Naturelle*, une assez bonne leçon pour nous en empêcher : « pourquoi, dit-il, avilir l'homme mal-à-propos, et vouloir nous forcer à ne le voir que comme un animal, tandis qu'il est en effet d'une nature très-différente, très-distinguée, et si supérieure à celle des bêtes, qu'il faudrait être aussi peu éclairé qu'elles le sont,

X..

pour les confondre. » Au fait, quiconque a une profonde connaissance de l'influence du moral sur le physique , concevra facilement que l'humanité ne peut être assujettie à la même invariabilité que l'animalité. Des hommes exercés à suivre la marche de la nature , doivent donner à leurs décisions un degré de force et de vérité , que ne peuvent avoir celles de ceux qui défendent une proposition négative , pour laquelle on ne peut donner que des probabilités et pas une preuve physiologigue ; ainsi , quand des hommes du savoir desquels on ne peut douter , et d'un mérite aussi universellement reconnu qu'HIPPOCRATE , ARISTOTE , GALIEN , PLINE , RIOLAND , KIPERUS , GASPARD RIÉS , CARDAN , AMATUS LUSITANUS , HEISTER , BLANCARD , SENNERT , SEKENCKIUS , WANSVIETEN , CHANVALON , BUFFON , PETIT , RENARD , VERNAGE , BOURDELIN , COCHU , BELLETESTE , BARBEU DU BOURG , CONIER , GERVAIS , MOREAU , DISDIER , RAVENET , DUFOUAR , SUE , TENON , et beaucoup d'autres nous disent que la durée de la gestation se prolonge , quelquefois jusqu'à *dix* , *onze et douze mois* ; on peut lés croire , 1.º parce que le fait ne répugne pas au jugement de gens qui ont des connaissances dans l'histoire naturelle et la physiologie , et qui sont sans préjugés ; 2.º parce qu'il n'est pas contradictoire aux loix physiques et morales auxquelles la grossesse est soumise ; 3.º et parce qu'on ne peut apporter une preuve démonstrative du contraire.

Si vous avez bien conçu la gradation du développement de l'*uterus*, et si vous vous souvenez que la femme brune et la blonde ont une fibre d'une nature différente; que dans certaines grossesses, la fibre est plus relâchée que dans d'autres, chez la même femme, vous vous convaincrez facilement que la gestation ne peut pas être immuable, puisque sa durée est soumise à l'extension de l'*uterus*, plus ou moins prolongée, et que l'accouchement n'a lieu que lorsque ce viscère ne peut plus s'étendre, et qu'il est assez irrité pour entrer en contraction.

Ainsi donc les Naturalistes et les Médecins qui ont pensé que la gestation n'est pas immuable chez les animaux; et qu'elle est encore moins assujettie à un terme préfixe chez les humains, sont meilleurs observateurs et physiologistes que ceux qui combattent cette opinion, contre laquelle ils ne peuvent énoncer une loi physiologique de laquelle découle la nécessité absolue de la naissance immuable de l'enfant, neuf mois après sa conception; car de ce que les naissances arrivent presque toujours à ce terme, vouloir en tirer la conséquence qu'elles doivent toujours et invariablement arriver à pareille époque, c'est tomber dans l'erreur où l'ancienne ignorance des loix physiologiques a jeté nos antécesseurs, et méconnaître ,

non-seulement les exceptions de la nature,
mais encore l'influence du moral sur le physique dans l'espèce humaine qui a souvent tant
d'empire et d'activité sur les opérations du
corps humain, qu'elle en *arrête*, *accélère*,
ralentit, et *souvent en pervertit* les effets; ce
qui change beaucoup l'ordre et le laps de temps
qu'exigent les différentes fonctions vitales.

Si ceci avait besoin de plus de développement, nous pourrions le prouver encore par
une opération plus sensible et plus à portée de
tout le monde. Ne savons-nous pas que l'estomac met plus de temps à digérer la même
dose et les mêmes alimens, un jour que l'autre;
et que ce qu'il a bien digéré pendant que l'ame
était calme, il n'a pu le digérer lorsqu'elle a
été troublée ou agitée, et que la crainte et le
chagrin suspendent et ralentissent les fonctions
dé ce viscère, d'où dépend le soutien de nos
forces et de notre vitalité? Conséquemment
d'après l'état de l'ame de la mère, cet organe
a une très grande influence sur le développement plus ou moins prompt, plus ou moins
actif de la vitalité de l'*homme* dans le sein
de la femme, puisqu'il dépend de la quantité
et de la qualité des sucs nourriciers qu'elle lui
fournit.

La gestation est une fonction animale soumise, comme toutes les autres, aux impressions
physiologiques et morales de la femme, sujette
par conséquent aux mêmes accidens qui peu-

vent déranger ses autres fonctions; donc elle peut être avancée ou retardée, non-seulement par l'irrégularité des mouvemens du fluide vital et sa distribution, qui peuvent être *ralentis, assoupis même* et *troublés* par quelques affections extraordinaires; mais encore parce que cette fonction est en outre soumise à l'action du viscère qui renferme tout le produit de la conception, et que l'on sait être susceptible plus ou moins tôt, plus ou moins fortement d'une irritation qui détermine toujours l'expulsion de ce qu'il contient : une partie des accouchemens prématurés et l'expulsion des môles, ainsi que les accouchemens précipités, en sont une preuve irrévocable. Ce viscère est sujet à des vicissitudes que nos anciens regardaient comme des caprices; ce qui leur a fait dire, et particulièrement à *RIOLAND* : *que la matrice est un animal dans un autre.*

SECTION PREMIÈRE.

Des Naissances tardives.

D'APRÈS tous les écrits contradictoires qui ont été publiés depuis 1764, jusqu'en 1769, et sur-tout après les célèbres consultations de 1766 et 1767, nous ne pouvons plus douter de la possibilité des naissances tardives; et cette question médico-légale, « *Le terme de l'accouchement dans l'espèce humaine, peut-il s'étendre et se prolonger jusqu'au onzième ou douzième mois inclusivement, et même par delà ?* résolue par l'affirmation des plus grands Physiologistes de nos jours, nous interdit toute discussion à cet égard. Ainsi je ne ferai que rapporter succinctement une partie des faits sur lesquels est fondée la décision des hommes les plus célèbres qui sont entrés en lice sur cet objet.

Parmi les anciens Observateurs et Naturalistes, on compte *Aristote* (1), qui dit au chap. 4 du livre *de Generatione Animalium*, l'homme seul, de tous les animaux, naît à 7, 8, 9, 10 et souvent 11 mois.

PLINE, *Histoire naturelle*, liv. 7, chap. 4, dit : « La gestation chez les humains peut durer toute une année et plus »

GALIEN paraît être de cette opinion.

RIOLAND en est aussi, puisqu'il a vu, dit-il, des grossesses de 12, 13, 14, 15 mois et plus.

KIPÉRUS, dans son *Anthropologie*, donne les causes de cette variété, qui vient, dit-il, des divers climats (1), de la différence

____

(1) Quoiqu'*Aristote* croie assez à l'immuabilité de la gestation chez les animaux, il n'a pu cependant s'empêcher de nous transmettre une observation d'une chienne qui avait eu trois portées : la première à deux mois de plénitude, la seconde à deux mois et demi, et la troisième à trois mois; ce qui prouve irrévocablement que la nature a des exceptions à ses loix ; et que la gestation n'est pas immuable chez les animaux, à plus forte raison ne peut-elle l'être chez les humains.

(1) M. CHANVALON, célèbre Naturaliste, a fourni

des saisons, de la bonne ou mauvaise qualité de la semence, de l'état de la matrice et du sang de la mère.

Gaspard Ries attribue la variation des naissances humaines aux différens états où se trouvent les mères. » Ce qui est plus raisonnable que la qualité de la semence; car si elle n'eût pas été bonne, elle n'eût pas fécondé.

Salomon, chap. 8 du livre de *la Sagesse*, *Ménandre* et *Virgile* reconnaissent le terme de dix mois pour conforme aux loix de la nature.

Y a-t-il des accouchemens bien avérés au terme de onze mois commencés ou révolus ? Nous en trouvons dans *Pline*, dans *Galien*, dans *Rioland*, dans *Cardan*, dans *Amatus Lusitanus*.

Heister, à l'article *de l'Accouchement*, p. 314, dit qu'il faut poser pour principe que le terme de neuf mois est le plus ordinaire, et que le temps marqué par la nature est celui qui s'écoule depuis sept mois jusqu'à onze; il est évident, dit-il, que les femmes accouchent fréquemment dans tous les temps de cet intervalle, et nous avons de lui une observation, qu'une femme est légitimement accouchée après treize mois.

---

des observations qui prouvent cette opinion par les remarques qu'il a faites sur les variations frappantes qu'il y a eu aux Isles méridionales, dans le terme de la gestation des animaux qu'on y a transportés.

Blancard explique dans ses *Institutions*, tom. 2, chap. 25, p. 278, les causes des naissances tardives et des prématurées.

Sennert, Philippe Hoffman, Gaspard Posner, Louis Gaudefroy, Seckenckius, Lamotte et autres confirment qu'il y a eu à leur connaissance des accouchemens après onze mois de gestation.

Sennert s'accorde avec *Aristote* sur la variété du temps de la gestation, et adopte avec *Pline*, comme régulier, tout accouchement qui se fait dans le cours d'une année ; *et il ajoute qu'il n'ose affirmer que l'enfant né avant sept mois ne soit pas viable.*

D'après tous ces faits, nous ne pouvons nous empêcher de conclure que c'était une opinion reçue chez les anciens Philosophes et Médecins, que le terme de la gestation dans l'espèce humaine, loin d'être préfixe à neuf mois, peut être prolongé jusqu'au treizième mois.

Voyons maintenant ce que pensent les contemporains.

Heffter, dans sa dissertation imprimée à *Erfort*, en 1745, reconnaît, p. 7, la possibilité de l'accélération, comme du retard de l'accroissement du fœtus ; car il dit : *Constat fœtum, incrementa valdo pere variare, aliosque celeriùs, alios tardiùs increscere.* Il conclut que le terme de l'accouchement peut être avancé comme reculé ; à plus forte raison s'il eût connu le mécanisme et l'organisation de l'*uterus*, d'où dépend le terme de la gestation et l'époque de l'accouchement, et s'il eût su, ce qui est généralement admis maintenant par tous les Physiologistes, que l'enfant ne sort de l'*uterus*, que parce qu'il en est chassé par ce viscère, et qu'il est purement passif dans sa sortie qui dépend entièrement de l'action de l'*uterus*, attendu que s'il était en son pouvoir de s'aider, il ne pourrait le faire qu'en crevant ce viscère, contre le fond duquel il faudrait qu'il appuyât ses pieds pour parvenir à accélérer lui-même sa naissance (1).

M. DE BUFFON admet une variation dans la gestation des animaux. Si les observations de ce célèbre Naturaliste avaient besoin de témoignage, je pourrais les confirmer; car j'ai deux faits bien constatés : l'un, en faveur de la prolongation, chez une *vache* qui mit bas cinq jours plus tard que le terme ordinaire, le jour unique de la possibilité de la fécondation ayant été écrit, et la *vache* ne pouvant retourner au *taureau* qui était enfermé dans un village à deux lieues de son habitation où on l'avait ramenée, laquelle habitation était séparée par un village intermédiaire entre celui où était le *taureau*, et deux bras de rivière

---

(1) D'après l'organisation de l'*uterus*, je crois que cet accident ne peut avoir lieu, que quand les eaux de l'amnios n'ont pas été évacuées à propos.

qu'il fallait passer dans un bac ; laquelle *vache* n'a jamais été en liberté, puisqu'il n'y a pas de pacage dans ce pays : l'autre, en faveur des naissances prématurées, par une *chatte* qui donna la liberté à huit petits, neuf jours avant le terme ordinaire de la mise-bas de cette espèce d'animal.

Cette variation chez les animaux, quoique légère en comparaison de celle qui a lieu chez les humains, n'en est pas moins une grande preuve en faveur des possibilités que nous admettons chez eux ; car les animaux, par *leur position sur la terre*, *l'absence des maladies*, le *défaut de passions* et l'uniformité de leurs vie et mœurs, doivent naturellement être assujettis à un terme plus constant. S'il n'est pas préfixe chez eux, que doit-on espérer des humains, chez qui la position de l'enfant dans le sein de la mère est si fréquemment perpendiculaire, qu'il appuie presque toujours sur la porte par où il doit arriver, et chez qui les passions jouent un si grand rôle, et influent tant sur leur physique ?

Il est certain que le principe vital, que cet agent de notre existence anime tous nos organes d'une manière distincte et particulière à chacun d'eux, puisque nous pouvons perdre l'usage de quelques-uns, sans éprouver diminution de vitalité dans les autres. Il est évident aussi qu'il donne à certains organes, chez quelques individus, une vie plus active, qu'à d'autres ; c'est d'après ces principes que nous devons regarder la vie de *l'uterus* et de tout l'appareil de la génération, comme une vie spéciale et distincte de toute autre, et sur laquelle les affections morales ont une très-grande influence. La vitalité de *l'uterus* est pour ainsi dire une seconde ame pour le sexe, ou, pour ne scandaliser personne, cette puissance a une telle connexion, une telle collé-ration avec *l'uterus*, après une nubilité parfaite, qu'elle le meut et le dirige à son gré ; ce qui distingue encore beaucoup la femme des femelles.

La *haine*, la *crainte*, *l'ennui*, le *chagrin*, chez ce sexe ordinairement doué d'une sensibilité extrême, produisent la faiblesse, l'anéantissement, on peut dire, la *mort momentanée* de cet organe, tandis que la *satisfaction*, le *contentement* et la *joie* lui donnent un degré de vitalité qu'il n'aurait pas sans elles. Toutes ces affections de l'ame produisent au moins sur *l'uterus* activité, ou ralentissement de son principe vital, conséquemment de son action dans le fruit qu'il nourrit ; delà, accélération ou retard dans le développement et accroissement de ce fruit ; delà, activité ou suspension dans le développement de *l'uterus*, dont le dernier degré doit amener l'irritation qui détermine l'accouchement : conséquemment accélération, ou prolongation de grossesse.

D'après toutes ces considérations, l'immuabilité de la gestation ne peut être appliquée à l'espèce humaine ; au contraire, la grande variété du terme dans cette fonction doit lui appartenir exclusivement, non - seulement à cause de l'influence du moral sur le physique, mais encore en raison des évènemens multipliés auxquels l'exposent les différens alimens, les variétés de température de l'atmosphère et les différentes maladies dont elle est susceptible.

Levret, le plus célèbre Accoucheur de nos jours, réplique, au sujet du paragraphe 86 de *Mauriceau*, qui dit, les femmes portent le plus ordinairement leurs enfans dans le ventre neuf mois entiers ; quelques-unes le portent même encore plusieurs jours par - delà ce terme ; mais on n'en voit point qui passent entièrement le dixième mois ; *Levret*, dis-je, réplique, cette décision est un peu hasardée, quant à la seconde proposition ; car on ne peut raisonnablement détruire le dilemme suivant :

La nature peut être tardive, si elle peut être hâtive.

Si elle peut s'accélérer de deux mois, pourquoi ne pourrait-elle pas être en retard d'un ? En effet, ou il n'y a jamais d'enfans de sept mois à terme parfait, ou il peut y en avoir à neuf qui ne le soient pas encore ; or, il est incontestablement prouvé qu'il y a des femmes qui accouchent à sept mois d'enfans aussi forts et aussi vigoureux, que s'ils en avaient neuf ; que d'autres mettent au monde à neuf mois des enfans si petits et si faibles de constitution, quoique se portant bien d'ailleurs, qu'on serait tenté de croire qu'ils n'ont que sept mois : *donc si la nature peut être précoce, elle peut aussi être lente dans son opération ; ce qui évince beaucoup le sentiment de notre auteur.* »

Mauriceau dit encore, les enfans qui naissent après le terme de neuf mois accomplis, sont toujours plus gros qu'à l'ordinaire.

Levret réplique : ceci est néanmoins vrai, dans le cas où l'enfant, par quelque cause à nous inconnue, séjourne dans la matrice au-delà du temps où il aurait dû naturellement en sortir ; mais des circonstances particulières dérangent l'ordre le plus naturel ; conséquemment les enfans ne naissent pas d'autant plus gros et plus robustes qu'ils approchent du terme de neuf mois, comme le prétend Mauriceau (1).

Le citoyen Baudelocque croit aussi aux naissances tardives, comme aux prématurées. Il paraît incliner plus pour les prématurées, que pour les tardives ; mais il craint de compromettre son jugement, ou par suite de sa modestie il ne veut rien dire sur une chose qu'il ne conçoit pas plus que la génération ; car il

---

(1) Il y a erreur dans la rédaction de cette phrase ; car pour émettre l'opinion de *Levret*, il faut lire, *que les enfans ne naissent pas d'autant plus gros, qu'ils ont*

ne nous dit rien qu'une sage-femme ne nous ait appris.

Voici comme il s'exprime sur ce sujet, page 184, §. 532 : quand on fait attention *entre* la grande disproportion qui se rencontre *dans* plusieurs fœtus du même terme ; j'observe que pour parler bon français dans le siècle où nous sommes, il eût dû dire : quand on fait attention à la grande disproportion qui se rencontre *entre* plusieurs fœtus du même terme ; on ne peut s'empêcher de convenir que les uns ne soient viables plutôt, et les autres plus tard, selon leur force et leur constitution ; mais en général ils le sont d'autant moins qu'ils naissent dans un temps plus voisin de celui de leur parfaite maturité.

Les causes qui déterminent la naissance de l'enfant, avant le temps fixé par la nature, peuvent aussi influer sur sa vitalité ; celui de

---

plus dépassé le terme de neuf mois dans la matrice.

Je certifie en avoir reçu de très-gros, venus au monde avant le complément du neuvième mois de gestation.

J'en ai reçu d'autres faibles et d'une moyenne grosseur après avoir dépassé dans la matrice le terme de neuf mois, les uns de 12, 16 et 20 jours, parce que les causes de prolongation du séjour de l'enfant dans le sein maternel sont des affections physiques, ou morales de la mère qui, en retardant le développement et accroissement de l'enfant et de ses annexes, retardent forcément l'extension de l'*uterus*, nécessaire pour provoquer son irritation qui doit déterminer l'accouchement.

sept

sept mois, par exemple, qui vient naturellement, offre plus d'espoir que celui de huit mois, dont la naissance n'est que l'effet d'une cause violente et accidentelle.

L'époque la plus ordinaire de l'accouchement, est la fin du neuvième mois de la grossesse; mais il n'est pas invariable. On peut naître plutôt ou plus tard; des femmes accouchent naturellement à sept mois ou à huit, et d'autres ont porté leurs enfans au-delà du neuvième, sans qu'on puisse soupçonner d'erreur dans leur calcul. Voilà tout ce qu'il dit : jugez d'après cela.

L'opinion qui admet les naissances tardives, me paraît très-analogue à la marche de la nature, qui n'est pas si régulière et si invariable que l'ont voulu persuader les auteurs du système contraire. La nature tend sans cesse à son but, et marche d'un pas égal, quand rien ne l'arrête; mais chez les humains elle est soumise à tant d'événemens contraires, que cette marche est au moins ralentie, quand elle n'est pas empêchée.

De toutes les opinions que je viens de rapporter sur les naissances tardives, il faut distinguer celle d'*Antoine Petit* plus amplement détaillée dans sa savante dissertation sur ces objets, imprimée en 1767. Elle prouve jusqu'à la conviction, que l'expulsion du fœtus hors la matrice, dépend de l'état de ce viscère, et que conséquemment à ce principe certain,

Y

le terme de la gestation peut être reculé, comme rapproché par plusieurs causes : joignons-y non-seulement celle de la plus saine partie des écrivains modernes, comme nous l'avons fait; mais encore celle de différentes Facultés de Médecine qui se sont fait un devoir de l'admettre et de la professer publiquement, comme doctrine et principe nécessaires au bonheur des sociétés. Les Facultés de *Halles*, de *Heidelberg*, de *Helmstadt*, de *Giessen*, d'*Ingolstadt*, de *Leipsick*, et peut-être encore quelques autres que je ne connais pas, se sont fait honneur de publier ce principe.

La comparaison du fœtus dans le sein de sa mère, avec l'œuf dans le four à poulets, ou sous la poule même, tant réclamée par *M. Louis*, comme une preuve incontestable de l'invariabilité de la naissance des animaux à un terme préfixe, est absolument vicieuse; je ne conçois pas qu'elle ait pu passer, et comment ses antagonistes n'en ont pas saisi le vice et le ridicule, on pourrait même dire l'absurdité de cette comparaison. Ici l'animal a tout ce qui lui est nécessaire pour son accroissement. Il n'y aurait que l'interruption totale de la chaleur qui pourrait le faire manquer, ou une interruption momentanée qui pourrait le ralentir, ce qui arrive effectivement; car la naissance des poulets couvés par la poule, n'est déja pas aussi exacte que celle des fours; elle varie du matin au soir, c'est-à-dire de 10

à 12 heures , en raison du temps que la *poule*
emploie à ses repas et à ses fonctions excré-
mentitielles ; elle varie encore suivant la température de la saison et de l'atmosphère , car ceux
que l'on fait couver au printemps, lorsque les
nuits et les matinées sont encore fraîches , ou
lorsque cette saison est humide, n'éclosent souvent qu'au milieu du 22.e jour , tandis que les
couvées du mois de juin ou de juillet devancent
toujours de huit à dix heures. Cette naissance des
poulets varie encore suivant la grosseur de la
couveuse et l'abondance de son plumage ; car les
œufs de *poule* ordinaire , couvés par une *poule-
d'Inde* tenue dans un endroit chaud , même en
janvier, donnent constamment leurs poulets
dans le courant du vingtième jour : je n'en ai
vu aucun aller jusqu'au vingt-unième , quand
la bête a couvé volontairement.

Nous ne sommes pas aussi certains que le
fœtus dans le sein de sa mère , reçoive continuellement et à des doses suffisantes , les sucs
nécessaires à son accroissement, même dans
l'état de bonne santé , parce que des excès de
fatigue de la part de la mère peuvent en détour-
der une portion , à plus forte raison une affection morale ou physique. Une maladie inflammatoire , par exemple , qui épaissit beaucoup la lymphe , qui force à une évacuation
abondante de sang, ne prive-t-elle pas le fœtus
d'une partie de la dose lymphatique qu'il recevait avant ce moment ? la diète à laquelle on

est obligé de tenir la mère, n'est-elle pas encore une diminution dans les sucs nourriciers nécessaires au développement de cet enfant qui doit cesser de croître , ainsi que ses annexes, pendant un plus ou moins long-temps ? Indépendamment de ces causes, la frayeur qui s'empare de l'ame de la malade , et qui s'oppose à l'activité du fluide vital , retarde encore le retour à la santé et aux forces digestives de la mère.

Il me paraît que tous ces événemens qui ne peuvent avoir lieu dans l'œuf , devaient faire rejeter cette comparaison comme trop inégale; ils sont bien capables de retarder le progrès du fœtus , et de le tenir long-temps languissant quand ils ne le tuent pas. Conséquemment il faut à la nature au moins autant de temps , pour réparer le tort que cette maladie a occasionné au fœtus , qu'elle a pu durer ; et s'il le fallait , je démontrerais qu'il lui faut un temps plus long que celui de la maladie : d'après cela, il est évident, que dans un cas pareil la femme grosse peut porter son enfant par-delà le neuvième mois , aussi long-temps au moins qu'a duré la maladie ; ce qui n'arrive pas, parce que la femme n'est pas plutôt convalescente , qu'elle veut jouir de ses forces, et ne sachant pas à quel point la matrice a été affaiblie , elle charge l'orifice de ce viscère de tout le fardeau de la grossesse qui ne tarde pas à décider la dilatation de cet orifice, et à permettre la naissance du fœtus qui végétait encore une heure avant cet événement.

Plus j'ai lu et relu ma collection des *pour et contre* les naissances tardives, plus je me suis convaincu que MM. *Bouvard* et *Louis* ont soutenu une mauvaise cause, et une opinion bien dangereuse à la société; car pour éviter le malheur d'introduire quelquefois un étranger dans une famille, on court le danger d'un malheur plus grand encore, de priver beaucoup d'enfans légitimes, de ce précieux présent, faute de connaître les exceptions aux loix de la nature, et parce qu'on ne suit que sa marche la plus naturelle, qui cependant est assujettie à une très-grande variété chez les humains; car je suis persuadé que sur mille femmes qui ont eu dix enfans chacune, on n'en trouvera pas deux qui n'aient éprouvé cette variété, au moins dans une partie de leurs dix grossesses. Rien n'est aussi faux que l'assertion de M. *Louis* sur l'immuabilité de la gestation chez les animaux, à plus forte raison chez les humains, où mille événemens peuvent la retarder beaucoup, comme nous venons de le prouver; et où nous en trouverons beaucoup aussi qui peuvent l'accélérer.

Voyons maintenant l'opinion d'un auteur célèbre de nos jours, en faveur des naissances prématurées, et sur quoi il fonde cette possibilité.

SECTION DEUXIÈME.

Des naissances prématurées.

Si malgré les précautions qu'un Accoucheur instruit et intelligent peut prescrire suivant les circonstances, la femme ne peut éviter un accouchement prématuré, et que l'enfant naisse à six mois, par exemple, il ne faut pas pour cela désespérer de le conserver ; la vitalité est quelquefois établie à ce terme. Le fluide vital, l'action du cœur, des artères, des organes digestifs peuvent être beaucoup plus développés et plus forts chez un individu de six mois, que chez beaucoup d'autres, non-seulement parvenus à ce terme, mais à celui de sept et huit mois ; par conséquent il faut tenter tous les moyens qui sont en notre pouvoir, pour soutenir et conserver cette vitalité qui est encore problématique parmi nous, parce qu'ordinairement on abandonne ces individus à cause qu'ils ne peuvent teter, au point qu'on ne pense pas même à leur donner de l'eau sucrée.

David (1) nous dit dans son *Traité de la Nutrition du Fœtus*, « Plusieurs faits nous prouvent que des enfans sont viables avant le septième mois, et que d'autres ne le sont

______

(1) David, mort à la fleur de son âge, était docteur en médecine, maître en chirurgie de Paris ; il devint gendre du célèbre *Lecat*, et fut professeur royal de chirurgie et d'anatomie à Rouen, etc.

pas même au huitième; mais toujours est-il qu'il faut un concours de circonstances très-favorables, pour qu'un enfant né dans le sixième mois après qu'il a été conçu, puisse continuer à jouir de la vie.

Quand on se rappelle, d'après les loix que suit l'accroissement du fœtus, la disproportion qu'il doit y avoir entre celui qui vient à ce terme, et l'enfant qui naît à la fin du neuvième mois, l'on trouve que le rapport de sa surface, à la masse du premier, étant beaucoup plus grande que le dernier, le fluide ambiant dans lequel ils sont plongés, doit avoir sur celui-là une action incomparablement plus grande que sur celui-ci; action à laquelle il n'a à opposer que des organes encore trop faibles pour se la rendre salutaire.

Si l'on joint à cette considération, que les organes de la digestion et de la chylification sont peu propres à remplir leurs fonctions respectives; que l'aliment naturel à cet individu, et qui ne peut se trouver que dans la mamelle de sa mère, lui étant peut-être refusé, ne peut être suppléé par le lait d'une nourrice déja pernicieux à un enfant de neuf mois bien conditionné; l'on voit combien il est difficile qu'un enfant né avant le septième mois, soit viable. Il s'en faut cependant de beaucoup que je range sa vitalité dans la classe des choses impossibles, lors même que des faits assez nombreux n'en auraient pas démontré la possibilité : un enfant parvenu à ce terme peut avoir acquis un accroissement qui fasse varier à son avantage le rapport de sa masse à sa surface.

L'action du cœur, des artères, des organes digestifs, peut être beaucoup plus développée et plus forte chez cet individu que chez tout autre parvenu au même terme, et cela en raison de la vigueur du tempérament du père et de la mère (1), et être par ce moyen plus en état de lutter avec succès contre les intempéries de l'air, pendant que celui qui sera né dans le huitième mois, peut, par un concours de circonstances opposées, n'être pas viable.

Je vais ici rapporter plusieurs faits qui prouvent cette possibilité.

Fortunio Licetti (2), connu par un grand

______

(1) J'ajoute, et de l'état où sont leurs humeurs, spécialement celles de la mère, au moment de la fécondation, et en raison du laps du temps qui se sera écoulé depuis qu'ils ne se sont pas livrés aux possibilités de la fécondation; car on sent parfaitement qu'après une longue continence, non-seulement les organes régénérateurs sont plus forts, mais aussi que les sucs nourriciers sont plus élaborés; qu'ils doivent par conséquent opérer plus promptement le développement de *l'homocule*, qui doit être pénétré d'un fluide vital plus spiritueux et plus énergique, que quand les pères et les mères se sont fatigués par de fréquentes possibilités de fécondation, quoiqu'infructueuses; delà peut naître à six mois chez un individu conçu avec ces précautions, la vitalité qui souvent n'est pas établie à sept ni à huit chez d'autres.

(2) Licetti, connu sous le nom de *Fortunius Licet-*

nombre d'écrits, était né avant le sixième mois, n'étant pas plus grand que la main. Il avait eté élevé, dans les premiers temps, à la chaleur d'un four, à-peu-près de la manière employée par les Egyptiens pour faire éclore leurs poulets, et il a vécu environ quatre-vingts ans, selon quelques auteurs.

L'avorton de Marseillan, né en 1748, au cinquième mois de la grossesse de sa mère, offre un phénomène plus singulier. M. *Brousset* dit que pendant les quatre premiers mois après sa naissance, il vécut à la façon des fœtus, sans crier, sans teter, sans faire aucune ex-crétion ni aucun autre mouvement que celui d'avaler quelques gouttes de lait tiède ; après ces quatre mois, ou neuf mois après la con-ception, il est tout-à-coup sorti de cette es-pèce de léthargie; il a crié, teté, remué ses membres, et a pris un tel accroissement, qu'à seize mois il était devenu plus fort que ne le sont ordinairement les enfans de cet âge.

Cette histoire est confirmée par une à-peu-près semblable, que *Thébésius* a consignée dans

---

tus, fils d'un médecin, célèbre médecin lui-même, né à *Rapallo* dans les Etats de *Gênes*, vint au monde le 3 octobre 1577, avant le sixième mois de la grossesse de sa mère, dont l'accouchement fut avancé par la peur que lui causa l'agitation de la *mer*, en passant de *Reco* à *Rapallo*. C'est pour cette raison qu'on lui donna le sur-nom de *Fortunius*. Il vécut 79 ans et quelques mois. Cet auteur a composé plus de cinquante traités.

les nouveaux mémoires de l'académie des curieux de la nature. Il y est fait mention d'un enfant né à sept mois, qui ne cria qu'au neuvième ; mais il était encore faible à l'âge de 25 ans.

Le fils de *Thomas Suighi* , qui naquit au sixième mois, ne put pas teter , fut nourri du lait qu'on lui versa dans la bouche à la faveur d'un entonnoir , et nonobstant ces circonstances , il parvint , selon *Cardan* , à un âge avancé.

Je joins ici un fait qui est parvenu à ma connaissance, l'an 11 de la République Française. JULES MODIÉ, fils du citoyen *Modié*, officier du génie, au service de la République française, aujourd'hui directeur des fortifications de *Jacio* , ville de *Corse*, département de *Liamone* , est né l'an 6 de la République, dans le sixième mois de la gestation de sa mère qui était restée grosse à Marseille , au départ de son mari pour Bastia. M.me Modié ne pouvant vivre sans la compagnie de son époux , se rendit à Bastia , où elle accoucha , dans son sixième mois de grossesse, de ce fils si petit et si faible , qu'il ne put teter dans les premiers temps de sa naissance. Les parens qui l'ont vu à Marseille , l'an 10 de la République Française, m'ont assuré qu'il était aussi grand , aussi fort et aussi intelligent que le sont ordinairement les enfans de quatre ans, venus au monde après neuf mois de conception ; ils n'ont pu me donner des détails sur la manière dont il a été élévé jusqu'au moment où il prit le teton ; ils m'ont seulement dit qu'il a été nourri par artifice. Cet enfant est maintenant dans sa sixième année.

Le nain Bébé, du Roi *de Pologne* Stanislas, retiré à *Nancy*, ville capitale de la Lorraine, qui a été vu depuis 1741, jusqu'en 1764, où il mourut âgé de 23 ans, n'ayant pas plus de 29 pouces de haut, qui ne pesait qu'une livre au moment de sa naissance, qui fut mis tout emmailloté dans un sabot, et dont le squellette a été déposé au cabinet d'histoire naturelle du jardin des Plantes de cette ville, nous est encore une preuve que la vitalité peut être établie quelquefois beaucoup avant l'accroissement ordinaire aux humains ; car quoique son historien, M. le comte de Tressan ne nous donne aucune des dimensions de ce fœtus lors de sa naissance qui lui était inconnue, le poids d'une livre dont il est fait mention, et son premier berceau qui fut un *sabot*, annoncent manifestement que cet enfant n'avait pas les dimensions ordinaires à l'humanité naissante.

Le nain et la naine qui furent vus, en l'an 10, au palais du Tribunat, et qui n'étaient ni du même pays, ni de la même famille, et tant d'autres que nous ne connaissons pas, prouvent évidemment, que la vitalité n'attend pas toujours le développement ordinaire, et qu'elle s'établit souvent beaucoup plutôt chez certains individus que chez d'autres.

J'aurais pu augmenter le nombre des exemples qui prouvent que ces enfans peuvent survivre à une naissance très-prématurée, mais j'ai cru leur multiplicité superflue ici. Je renvoie à cet égard à l'ouvrage du célèbre M. Hoin, chirurgien-accoucheur à Dijon, mon premier maître, qui a pris soin de recueillir de pareils faits insérés dans une excellente dissertation sur la vitalité des enfans.

Denman ne croit pas aux naissances tardives; mais bien aux prématurées. Il dit, section 11, *du terme de la gestation*, p. 554, « Les exemples de femmes accouchées avant le terme de la gestation, sont innombrables. Comme il n'est aucune marque dans l'apparence externe qui nous autorise à déterminer avec précision si l'enfant a complété son terme dans la matrice, ce point restera douteux, excepté pour autant que nous soyons à même de juger par la probabilité générale, ou par la taille de l'enfant. Il est tant d'accidens capables de donner à l'*uterus* sa disposition à expulser l'enfant, que son expulsion prématurée ne doit jamais surprendre. »

Dans ce sens *Denman* a grande raison, les naissances prématurées que nous appelons fausses-couches le prouvent assez fréquemment; mais ici j'appelle naissances prématurées, celles où les enfans pourraient vivre, si on leur administrait dans ce pays les soins qu'il me paraît qu'on prend d'eux en *Italie*.

Je crois que l'on pourrait entretenir la vitalité chez ces créatures par des soins dirigés avec intelligence envers elles. Pour y parvenir, il faut autant que faire se peut, les soustraire aux grandes impressions de l'air qui exerce sur ces fœtus une action d'autant plus douloureuse, qu'ils sont plus éloignés du terme ordinaire de la vitalité, que la nature paraît avoir généralement établie au septième mois de la gestation. Il faut donc commencer par leur couvrir la physionomie avec une mousseline claire, pour ralentir l'accès de l'air, et en modérer les effets dans leurs faibles poumons.

Il faut aussi faire la réflexion que l'eau qui entourait le fœtus dans le sein de sa mère, lui conservait une chaleur uniforme et constante, parce que ce fluide n'est pas exposé aux vicissitudes de l'atmosphère, et qu'au contraire, celui où il vient d'arriver, est sujet à de fréquens et sensibles changemens ; en conséquence, il faut chercher à lui rétablir cette chaleur si nécessaire au développement et accroissement de tous les animaux, que sans elle il n'y a pas d'existence assurée : on y parviendra par un entourage épais de coton, ou de laine recouverte d'une mousseline.

Si on n'habite pas un climat naturellement chaud, il faudra tenir cet individu dans une chambre échauffée par un poêle, dont la chaleur serait entretenue jour et nuit. On placerait dans le coton qui envelopperait l'enfant, un thermomètre qui devra s'élever jusqu'au vingt-huitième degré environ, terme de la chaleur ordinaire de l'eau dans laquelle ce fœtus nageait avant sa naissance ; et pour s'éloigner le moins possible de la marche de la nature , et par conséquent ne pas donner à cet enfant un air trop sec, il faudra entretenir sur le poële un vase d'une superficie proportionnelle, dans lequel il y aura toujours de l'eau, et de temps en temps apporter dans cette chambre une autre vase plein d'eau bouillante que l'on mettra sur ce poële pour en laisser évaporer une grande dose, en sorte que l'air de cette chambre soit chaud ; mais plûtôt un peu humide que sec.

Je crois aussi nécessaire de le baigner plusieurs fois le jour dans un très-petit volume d'eau un peu chaude, pour réparer, le plus possible, la perte du bain dans lequel la nature le tiendrait encore, s'il n'était pas né ; et pour empêcher que sa transpiration insensible ne forme croûte sur sa peau et n'en oblitère les pores ; tous ses langes doivent être de mousseline. La position horizontale sur un plan incliné de la tête aux pieds, est la plus favorable et celle qui convient le mieux pour faciliter la déglutition du lait qu'on lui donnera.

Comme les organes digestifs sont excessivement faibles à ce terme, et que les vaisseaux qui doivent en recevoir le produit, sont d'un calibre très-étroit, on conçoit que la première nourriture qu'on puisse donner à un individu aussi faible, doit être très-séreuse, et qu'il faut en donner au plus une cuillerée chaque fois, dans les premiers jours, et répéter cette dose toutes les trois heures. On sent que la nourriture la plus analogue à une créature de cet âge, serait le lait de la mère; mais comme il est rare d'en avoir dans ces circonstances, il faut commencer par du petit-lait tiède, dans lequel on ajoutera par suite, et successivement de plus en plus, quelques gouttes de lait de vache le plus nouveau possible.

Par ce moyen un enfant né avant le terme ordinaire de la vitalité pourra exister quelques temps à la manière des fœtus, se développer, s'accroître et faire cesser parmi nous le problême de la vitalité chez les enfans nés avant le septième mois de la gestation, ce qui n'est plus un problême en *Italie*.

Si nous n'avons pas d'exemples de cette possibilité dans nos pays, c'est que la température nécessaire pour ce genre d'existence ne s'y trouve pas naturellement, et qu'il n'y a jamais rien de prêt pour pareil évènement; que d'ailleurs la malheureuse prévention où l'on est, que le fœtus ne peut avaler, fait que personne n'a encore tenté aucun des moyens qu'on peut avoir à sa disposition.

D'après tout ceci, nous ne pouvons nous empêcher de conclure, qu'indépendamment des accidens connus et dangereux pour la mère et l'enfant, il y a certainement des causes qui déterminent les naissances prématurées, comme il y en a qui retardent le terme ordinaire de la naissance ; ce qui me paraît bien prouvé par les écrits des plus célèbres Physiologistes de nos jours, publiés depuis 1765, jusqu'en 1769, auxquels il faut réunir les observations que j'ai faites dans la section des naissances tardives, p. 332.

Il me paraît raisonnable de croire que si l'auteur de la nature eût fixé un terme immuable à la naissance de l'homme, il eût aussi fixé invariablement le développement de l'*uterus*, puisque c'est ce développement qui décide le terme de la gestation ; car j'ai prouvé que la constitution de ce viscère est telle, que son irritation produit l'accouchement, et il est constant que cette irritation peut être provoquée plutôt comme plus tard, suivant le plus ou moins prompt développement de l'*uterus*, et aussi suivant le degré de sensibilité ou d'inertie de ce viscère ; il est donc très-manifeste que le terme de l'accouchement peut être prolongé, comme accéléré.

Quand on a bien observé la nature, on trouve qu'elle a des exceptions à ses loix, et qu'elle n'est immuable que dans quelques-unes, chez les humains spécialement. Dans nos climats tempérés ,

tempérés, par exemple, il est des loix de la nature , qui , quoique générales , ne sont cependant pas immuables. Les filles deviennent ordinairement nubiles depuis 14 jusqu'à 16 ans; cependant on en trouve quelquefois qui le deviennent à 10 et 11 , comme dans les pays méridionaux, et d'autres qui ne le sont pas encore à 18. Nos femmes sont ordinairement fécondes depuis 16 jusqu'à 40 et 45 ans au plus ; cependant j'en ai accouché une à 52 , une autre à 53, et une encore à 55 ans et quelques mois ; d'autres en ont accouché à 58 et 60 ans. Et dans ce moment , *brumaire an XI* , le journal des *Annonces de Paris* , nous dit que dans la commune d'*Aucin* près *Valenciennes* , une femme de 58 ans vient de donner le jour à une fille.

CHAPITRE XXI.

Principes certains pour éviter les hémorragies utérines, ou pertes de sang au moment de la délivrance.

Leroux, Maître en chirurgie et célèbre Accoucheur à Dijon , a bien traité les différentes causes de perte dans un ouvrage imprimé à Dijon , en 1776 : qui a pour titre : *Observations sur les Pertes de sang des Femmes en couche, et sur les moyens de les guérir.*

Levret nous a laissé un bon moyen d'extraire quelquefois la cause des pertes qui sont occasionnées par la présence d'un corps étranger dans *l'uterus*. On ne peut se dissimuler que sa pince à faux germes ne soit bien imaginée, quoiqu'elle se trouve souvent trop forte; mais les praticiens peuvent, comme moi, en faire faire de différens calibres, pour choisir au besoin, suivant la dilatation qui se présentera (1).

Levret dit, le premier de tous les accidens qui soit à redouter après la sortie de l'arrière-faix, est la perte de sang. Cette perte peut dépendre alors ou de l'inertie de la matrice, ou du déchirement de quelques-unes de ses parties, ou seulement de la crevasse de quelques vaisseaux utérins, ou enfin de la retention d'un corps étranger quelconque.

La perte de sang qui procède de l'inertie de la matrice, offre le danger le plus pressant; elle est aussi fâcheuse que la prostration des forces, puisqu'elle y conduit promp-

---

(1) LEVRET, dont la célébrité surpasse, à juste titre, celle de tous les Accoucheurs qui existent actuellement, est le premier qui ait donné des connaissances aussi étendues sur les maladies de *l'uterus*. C'est à lui que nous sommes redevables d'une autre pince précieuse, qui porte facilement et sûrement la ligature sur les polypes utérins qui avant lui étaient des sources de mort.

LEVRET se rendit célèbre chez toutes les nations par les perfections qu'il a données au forceps, et auxquelles des milliers d'individus doivent aujourd'hui leur existence.

tement, et elle est d'autant plus redoutable, qu'elle foudroie, pour ainsi dire, la malade, c'est-à-dire, qu'on la voit périr dans le temps qu'on le soupçonnait le moins.

A l'égard des hémorragies qui sont occasionnées par la dilacération des parties, ou par la crevasse de quelques vaisseaux, on ne peut en porter de jugement, que dans les circonstances même ; au reste, on conçoit qu'il doit être relatif à la noblesse de la partie déchirée, à la grandeur de la lésion, à la situation ou au genre de vaisseau qui laisse échapper le sang, etc.

Quant à la perte de sang qui a pour cause la rétention de quelque corps étranger dans la matrice, le moyen le plus sûr et le plus efficace pour la faire cesser, est sans contredit l'extraction prompte de ce même corps étranger. »

Mais j'ai vu ce que ce grand praticien n'a sûrement pas vu, puisqu'il n'en dit rien ; j'ai vu, dis-je, l'inutilité des différentes pinces, à cause du défaut de dilatation de l'orifice spécial de l'*uterus* ; *et j'ai vu dans les mêmes circonstances, non-seulement l'inutilité des astringens, mais leur danger.* C'est ce qui me détermina en l'an 6, à publier les moyens par lesquels je les ai remplacés ; moyens qui m'ont toujours si bien réussi, que je suis peut-être le seul qui puisse hardiment se flatter de n'avoir laissé mourir aucune femme par les pertes de sang, pendant le cours de quarante années de pratique.

Z.

Maintenant que je vous crois bien pénétrés de tout le mécanisme d'un accouchement naturel ; il me reste à vous faire connaître le moment favorable pour la délivrance, le moment où la nature veut *souvent* être aidée dans cette opération ; car il y a plus d'accouchemens qui se feraient seuls, que de délivrances seules, sans accidens. C'est le point difficile et dangereux de l'accouchement naturel : si on délivre trop tôt ou trop tard, on expose la femme au danger d'une hémorragie, qui lorsqu'elle ne devient pas mortelle, nuit toujours beaucoup au rétablissement de sa santé, et lui devient d'autant plus funeste, que souvent elle la met hors d'état d'allaiter son enfant, ce qui est un grand malheur quand elle en a le projet.

Levret dit, au sujet de la délivrance : « quoique l'enfant soit hors de la matrice, la femme n'est pas encore quitte de tout danger, puisque l'arrière-faix ne sort ordinairement que quelque temps après l'accouchement ; le détachement du *placenta* a un temps marqué par la nature, c'est à l'art de saisir avec précision, ce moment déterminé pour en accélérer à propos l'extraction. »

Ce paragraphe est dans une grande opposition à celui du cit. *Baudelocque*, qui dit, tome 1, chap. 5, de la délivrance, pag. 3o9, §. 853 : « la délivrance serait presque toujours l'ouvrage de la nature, si on lui donnait le temps de l'opérer. Il faut avouer que nous y contribuons bien peu, quoique le public se persuade le contraire, et regarde ici notre ministère, comme *l'ancre du salut de la femme.* »

Il est difficile de concevoir le motif de cette phrase, non-seulement si contradictoire avec *Levret*, mais même avec tous les bons praticiens. En second lieu, il est faux que la délivrance s'opérât presque toujours par la nature, si on l'abandonnait à elle-même. Que de victimes n'a pas fourni ce principe ! mais par suite du peu de solidité dans les siens, le citoyen *Baudelocque* convient, quelques lignes plus bas, que des préceptes trop généraux ont été funestes aux femmes, et qu'il va soigneusement distinguer les accouchemens où on est forcé de délivrer. Il dit encore un peu plus loin : « la délivrance qui se fait naturellement comprend deux temps, celui du décollement du *placenta*, et celui de son expulsion. La matrice est l'agent principal de cette double opération, son action seule, force le *placenta* à se détacher ; mais elle a *souvent* besoin d'être aidée pour se délivrer entièrement de cette masse, la contraction des muscles abdominaux vient à son secours. »

Vous voyez ici que notre professeur convient *que la nature qui détache le placenta, a souvent besoin d'être aidée pour en débarrasser entièrement l'utérus,* dans lequel il reste-

rait long-temps , je vous assure , dans beaucoup de circonstances , malgré le secours des
muscles abdominaux que lui prête le citoyen
Baudelocque , qui n'a pas encore observé qu'en
pareil cas , ces muscles n'ont de puissance
qu'autant que leurs efforts sont réunis à ceux de
l'*uterus* , qui en fait très-peu après le décollement du *placenta ;* et que dans ce moment ,
les femmes sont naturellement peu disposées à
pousser sans contractions utérines ; que d'ailleurs il arrive souvent que l'*uterus* ne détache
pas entièrement ce *placenta* , et qu'à supposer
l'action des muscles abdominaux , elle ne sert
à rien alors , qu'à faire perdre un flot de sang
chaque fois qu'elle agit.

Notre professeur compte-t-il pour rien le
peu d'aide que l'on donne , non pas toujours
pour le décollement du *placenta ,* mais seulement pour sa sortie de l'*uterus ?* Il ne devrait
pas ignorer que la présence de ce corps , quoique détaché , empêche les contractions complètes de ce viscère , et par ce moyen , entretient une hémorragie intérieure ; car les contractions de l'*uterus* , après le décollement
du *placenta* , sont ordinairement si éloignées
et si peu énergiques , que la femme aurait le
temps de perdre tout son sang avant que ce
viscère eût entièrement expulsé ce corps , si
elle n'était secourue à temps , ou si la femme
n'aidait pas elle-même cette sortie , en tirant
le *placenta* par le cordon ombilical , lorsqu'elle
est seule.

Quand le faible secours que l'accoucheur prête à la femme, dans une délivrance, même naturelle, ne servirait qu'à lui éviter la perte de dix ou douze onces de sang qui se serait écoulé de plus, par les efforts inutiles de la nature, pour l'expulsion de ce *placenta* détaché naturellement, ce serait toujours un grand service, puisqu'il coopérerait par là à un rétablissement plus prompt et plus assuré. Pourquoi donc, en commençant l'article de la délivrance, jeter une espèce de défaveur sur les soins d'un accoucheur, en disant qu'*il est d'une bien légère utilité dans cette opération, et que le public est dans l'erreur en le regardant comme l'ancre du salut de la femme* (1)? Oui, certainement, l'accoucheur instruit, intelligent et d'un jugement sain, est souvent le sauveur des femmes dans l'opération de la délivrance, qui est pour leur santé après l'accouchement opéré par les seules forces de la nature, d'une importance plus grande que ne semble le connaître le citoyen *Baudelocque*, et les femmes doivent plus de reconnaissance à celui qui leur évite une perte, qu'à celui qui les en retire, après l'avoir laissé établir ou occasionnée par son ignorance. D'ailleurs, ce précepte peut être dangereux, en occasionnant la négligence des accoucheurs

____

(1) Cette phrase a échappé à la sagacité du cit. *Baudelocque*, car il est à présumer qu'il n'avait pas plus l'intention de déprécier ses soins que ceux de ses collègues.

qui croiront à leur peu d'utilité dans cette opération ; car les élèves sont plus disposés à croire leur maître et professeur que les autres.

Je suis persuadé que sur cent accouchemens que la nature opérerait seule, il n'y en aurait pas quarante où la femme serait délivrée, sans accidens, par la seule nature. Dans la majeure partie de ces accouchemens, l'*uterus* a tant d'énergie, à ses dernières contractions expultrices qu'elles détachent entièrement ou en partie le *placenta*; s'il est entièrement détaché, l'*uterus* reste long-temps contracté sur lui, le retient, et ne laisse pas échapper de sang à l'extérieur; mais l'hémorragie n'en a pas moins lieu intérieurement, le sang se coagule et s'amasse entre le *placenta* et le fond de l'*uterus*; l'accoucheur ou la sage-femme qui croit faire un acte de prudence, en attendant les contractions, ou tranchées, n'est averti du danger, que par les syncopes qui surviennent à l'accouchée. La perte a fait tomber l'*uterus* dans une inertie dont il n'est pas facile de le retirer, et ce cas peut devenir mortel.

Souvent lorsque la femme est accouchée seule, et que l'accoucheur ou la sage-femme arrive peu après, rien ne paraît pressant au premier moment; mais on n'est pas plutôt à la besogne, que le danger se manifeste, et si dans ce cas on vide la matrice des caillots qui s'y sont formés, la femme court le plus grand danger.

Les Médecins qui destinent leurs veilles et leurs soins au soulagement des femmes en travail d'enfantement, ainsi que les sages-femmes, doivent bien se persuader que pour qu'un accouchement soit heureux, ils ne doivent jamais contrarier la nature que quand elle fait mal, et ne rien faire sans une nécessité absolue; c'est-à-dire qu'ils doivent la laisser agir, lorsqu'elle s'acquitte bien de ses fonctions, et l'aider lorsqu'elle ne peut seule conduire son opération à bien.

La crainte de ne pouvoir plus délivrer une femme, si on ne le fait pas peu après l'accouchement, a souvent fait commettre bien des fautes aux jeunes accoucheurs et aux sages-femmes. Pour les rassurer contre ces craintes, et leur prouver qu'on ne risque jamais rien d'attendre pour délivrer, lorsqu'on est certain que le *placenta* est encore adhérent dans toute son intégrité, et que conséquemment il n'y a pas de perte; j'ajouterai à mes principes plusieurs faits qui prouvent qu'on peut attendre plusieurs jours après l'accouchement pour délivrer, et qu'on évite de grands malheurs, en temporisant dans de certaines circonstances, en attendant la volonté de la nature qui en donne le signal.

Grande erreur des jeunes accoucheurs et sages-femmes, source de beaucoup d'accidens.

LEVRET dit à ce sujet, il ne faut jamais se mettre en devoir d'aider la nature dans l'extraction de l'arrière-faix, qu'elle ne l'ait préparé à se détacher, ou qu'elle ne paraisse bien

disposée à permettre sa sortie. L'arrière-faix
est censé disposé à sortir, toutes les fois qu'il
s'écoule du sang abondamment, soit avant,
soit pendant, soit immédiatement après la
sortie de l'enfant.

D'après mon opinion, ce symptôme est une
preuve qu'il est détaché, au moins en grande
partie; mais le signal que donne la nature,
pour être aidée dans la délivrance, consiste
ordinairement dans des contractions utérines
douloureuses, désignées sous la dénomination
de *tranchées*. Souvent ces contractions sont si
légères, qu'elles ne sont pas douloureuses;
mais quelque légères qu'elles soient, si elles
se répètent, elles prennent de l'énergie, et
poussent le sang du *placenta* dans le cordon ombilical, de manière à le gonfler, le
rendre très-ferme, et à le faire tourner dans la
main (1), lorsque la veine forme la spirale, si
on ne le presse pas, et si on a eu soin d'y
mettre une ligature avant que d'en séparer
l'enfant. Ces symptômes n'existent pas lorsque
le *placenta* est détaché.

Cette ligature n'est pas toujours d'une nécessité absolue; mais elle le devient, quoi

____

(1) Il est bon d'observer que cela n'arrive que dans
les accouchemens à terme; dans les fausses couches, le
même signal ne peut avoir lieu; mais les *tranchées*, quoique légères, annoncent le décollement du *placenta*, qui
est suivi d'une abondance plus ou moins rouge dans les
lochies qui existaient avant ce décollement.

(363)

qu'en disent le cit. *Baudelocque* et quelques
modernes accoucheurs d'après lui ; parce
que dans le cas d'une longue adhérence
du *placenta*, le sang qui y est contenu et refoulé dans le cordon par les premières contractions de *l'uterus* après cet accouchement,
ne pouvant s'échapper, facilite le décollement de ce *placenta*, en le tenant toujours
ferme et gonflé; si au contraire le sang s'écoule
par le cordon à chaque contraction, faute de
cette ligature, le décollement du *placenta* ne
s'opère pas si facilement, parce qu'il s'est
affaisé après le vide de ses vaisseaux, et que
l'uterus par ses froncemens en resserre les
radicules, et souvent en retient quelque portion dans les plis et sinuosités qu'il forme
d'abord, pour son accourcissement. J'ai fait
là-dessus plusieurs expériences, et j'ai toujours remarqué qu'il fallait faire plus d'efforts
sur le cordon ombilical, pour délivrer, quand
on n'a mis aucune ligature à cette partie, que
quand on y en a laissé une. Dans ce cas, si
une portion du *placenta* ne se déchire pas,
une partie des membranes retenues par les
fronces de *l'uterus*, y reste, ou si le cordon est
faible, il casse à son entrée dans le *placenta*,
et force l'accoucheur à l'opération du délivre
par art; ce qu'il faut éviter autant que possible (1). Une autre raison encore qui rend cette

Raisons
pour les-
quelles il
faut une li-
gature à la
portion du
cordon om-
bilical lais-
sée au
placenta.

______

(1) Lorsqu'on a été à l'opération du délivre, ou ce qui

ligature d'une précaution nécessaire est le cas des jumeaux dont les *placenta* peuvent quelquefois avoir quelques branches de communication.

Les accoucheurs qui sont d'une opinion contraire, disent que l'écoulement du sang du *placenta* par le cordon ombilical, rend ce placenta moins volumineux et sa sortie plus facile ; telle est l'opinion du citoyen *Baudelocque*, qui regarde cette ligature comme dangereuse, parce qu'elle conserve le *placenta* dans son volume naturel. Il me semble que c'est une grande erreur que de craindre la difficulté de la sortie du *placenta*, après l'accouchement, à cause de son volume ; mais il faut réellement

revient au même, lorsqu'on a forcément délivré la femme, on trouve la face convexe du *placenta*, celle qui adhérait à l'*uterus*, conséquemment la face utérine, raboteuse et comme déchiquetée, tandis que dans la délivrance naturelle, cette face est douce et unie, et présente une espèce de poli, résultat de la membrane de connexion : c'est vraisemblablement cet uni qui a fait croire à quelques auteurs, que le *chorion* fournit cette membrane à la face utérine du *placenta;* c'est ce réseau qui ne peut venir du *chorion*, comme je l'ai prouvé à l'article *placenta*. Une preuve sans réplique que cette membrane ne vient pas du *chorion*, c'est le décollement de ce *chorion* de dessus la face fétale du *placenta*, qui ne pourrait pas avoir lieu si le *placenta* était vraiment encaissé dans une duplicature du *chorion :* quoique ce détachement du *chorion* d'avec le *placenta*, soit rare, il n'est pas sans exemples ; je l'ai vu, et d'autres aussi, et il a encore eu lieu en messidor de l'an VII.

craindre la difficulté de son décollement qui devient quelquefois dangereux. Je vous demande, messieurs, si un *placenta*, quel qu'il soit, peut offrir un volume difficile à passer, après la sortie d'un enfant, et si cette considération n'est pas trop futile pour s'y arrêter, et pour s'exposer à faire retenir par l'*uterus*, au moins une portion des membranes ?

Ce n'est pas par crainte d'hémorragie utérine que je conseille cette ligature, puisque j'ai prouvé qu'il n'y a nulle communication des vaisseaux sanguins de l'*uterus* avec ceux du *placenta*, et que ce corps devient une masse sans vie, dès que l'on a rompu la communication établie entre lui et l'enfant : vérité reconnue des plus habiles accoucheurs.

D'après les principes du cit. *Baudelocque*, qui croit à la circulation sanguine de l'*uterus* au *placenta*, il eût été conséquent de recommander cette ligature, au lieu de la condamner, car elle serait inévitable pour empêcher la perte utérine, s'il y avait communication sanguine entre l'*uterus* et le *placenta*. Les auteurs qui ont cru à cette circulation, l'ont recommandée, et la croyaient d'absolue nécessité. Aujourd'hui qu'il est prouvé que cette circulation n'existe pas, on néglige cette ligature, parce qu'on ne la croit bonne à rien ; mais parce qu'elle n'est pas nécessaire pour éviter les pertes, s'ensuit-il réellement qu'elle ne soit bonne à rien ? Je ne l'ai jamais négligée, et je m'en suis toujours bien trouvé. Je commence par celle-là , et souvent je ne fais celle de l'enfant, qu'après la section du cordon ombilical.

LEVRET dit à ce sujet : il est inutile de faire deux ligatutes au cordon , lorsque la sortie de l'enfant s'est faite avec grande hémorragie , avant, pendant ou après , excepté dans le cas de jumeaux ; mais on ne doit pas manquer à cette précaution, lorsqu'il n'y a pas eu de perte de sang dans aucun de ces périodes de l'accouchement ; il faut même attendre que la matrice soit tout-à-fait sortie de son inertie pour en extraire le *placenta*. »

Vous devez maintenant sentir la nécessité d'attendre les contractions utérines pour délivrer l'accouchée lorsqu'une hémorragie n'y contraint pas : il y a des circonstances où ces contractions n'arrivent que long-temps après, comme on le verra dans quelques-unes des observations qui vont suivre, et c'est précisément dans ces circonstances qu'il faut apporter plus de circonspection et de patience ; car plus l'accouchement a été long et laborieux , plus la matrice a quelquefois besoin de temps pour reprendre son ressort et une portion de la force qu'elle perd ordinairement avec les dernières contractions expultrices.

Lorsque l'*uterus* a été distendu par la présence de plusieurs enfans, ou par un seul , avec une très-grande quantité d'eau , et sur-tout lorsqu'il y a infiltration , il lui faut encore plus de temps, parce que son mouvement de ressort le dégorge et l'amène plus lentement à l'état d'irritation nécessaire pour qu'il se con-tracte de nouveau , afin d'opérer la délivrance. ^{les malheurs à la suite des accouchemens laborieux.}

Première Observation.

E n 1772, une femme de dix-neuf ans, d'une complexion délicate , peu habituée à la fatigue et aux veilles , fut , à la fin des neuf mois de grossesse, tourmentée de douleurs de reins. Les quinze premières heures de ses souffrances laissèrent à peine reconnaître le travail d'en-fantement ; soixante-dix-huit heures de ces douleurs continues , pendant lesquelles trois nuits s'écoulèrent, amenèrent enfin à six heures du matin un enfant bien portant.

Sitôt après la naissance de cet enfant , la mère tomba dans un affaissement , une lassi-tude , et un besoin de dormir que rien ne put empêcher ; pendant que son mari et ses parens la félicitaient, elle fut prise d'une affection presque comateuse. Je l'observai bien ; sa res-piratiou était bonne et franche ; l'*uterus* ne laissait rien couler , il était de beaucoup res-serré par ses contractions expultrices ; mais il en resta là , et il s'en fallait de beaucoup qu'il fût contracté à un point tranquillisant. Je me gardai bien de tenter la délivrance dans cet état. Après lui avoir fait appliquer le *car-*

reau (1) , et la bande de ventre , j'opinai pour qu'on ne la tourmentât plus , et qu'on la laissât jouir paisiblement de quelques heures de sommeil dont elle avait grand besoin.

A neuf heures du matin, trois heures après l'accouchement, nous eûmes bien de la peine à l'éveiller et à la faire consentir à prendre un bouillon, après lequel elle retomba dans un sommeil aussi profond que celui d'auparavant, et que nous n'interrompîmes qu'à deux heures après-midi, moment où nous eûmes encore autant de peine que la première fois à lui faire boire un second bouillon. Elle ne proféra pas une parole, et se rendormit encore jusqu'à huit heures du soir. On peut aisément juger du tourment d'une famille qui n'avait encore rien vu, ni ouï dire de pareil, non plus que moi.

Sur les huit heures du soir, elle fit quelques mouvemens dont je profitai pour l'éveiller et la faire parler ; tous ses vœux tendaient encore à dormir : nous lui persuadâmes que pour mieux y réussir, il était nécessaire qu'elle

———

(1) Les gardes de femmes en couche de ce pays, appellent *carreau*, un linge mollet, plié triangulairement en huit ou douze doubles, que l'on applique ordinairement sur la région hypogastrique, et que l'on maintient avec un autre linge plié en trois ou quatre doubles, qui fait le tour du corps et que l'on appelle bande de ventre : on verra plus loin son effet, et par conséquent son utilité.

prît

prît un peu de nourriture, ce à quoi elle consentit. Je lui fis boire un peu de vin de *Rota*, en attendant son potage, après lequel je lui donnai quelques cuillerées de café à l'eau. Nous lui parlâmes de son enfant ; elle voulut bien le voir ; elle commença à jouir de son état ; elle tint conversation, et s'éveilla insensiblement, de manière qu'à onze heures, elle éprouva la première tranchée, mais si faible qu'elle n'y eût pas fait attention, si je ne l'avais priée de m'avertir chaque fois qu'elle croirait en avoir. Ces tranchées ou contractions utérines prirent successivement de l'énergie, et enfin il était deux heures du matin lorsque je me mis en devoir de la délivrer.

Avant que d'aider la nature, j'attendis que les contractions fussent assez fortes, pour faire tourner le cordon ombilical dans ma main ; la délivrance fut heureuse, ainsi que la suite de cette couche.

Il est évident que cette femme fût morte pendant le sommeil, si je l'eusse délivrée le matin du jour de son accouchement, et que le tampon de *Leroux* même, ne l'eût pas sauvée de la perte où l'aurait jetée cette délivrance ; car tout homme instruit sent que l'*uterus* était dans une atonie complette (1).

---

(1) Si quelques femmes sont mortes en dormant après être délivrées, comme on me l'a dit, ce ne peut être que dans de pareilles circonstances ; aussi j'ai souvent trouvé

Seconde Observation.

En 1773 , une femme périodiquement réglée , parvenue à l'âge de quarante et quelques années , sans s'être jamais soupçonnée grosse , la devint à cette époque. Dès que les règles manquèrent pour la troisième fois , elle fut si volumineuse , par comparaison à une grossesse ordinaire de pareil terme, qu'on ne put la croire grosse ; conséquemment elle fut livrée aux soins d'un médécin qui la médicamenta beaucoup, et qui cependant n'empêcha pas son ventre de croître à vue d'œil: heureusement pour cette dame , que parmi les remèdes ordonnés , les bains fréquens furent du nombre.

Il y avait huit époques que les règles n'avaient paru , lorsqu'un jour, étant dans le bain , elle fut prise de douleurs de reins , et qu'elle sentit sortir par la partie sexuelle une assez grande quantité d'eau ; il était alors huit heures du matin , elle sortit du bain pour se mettre au lit, l'écoulement d'eau y continua ; ses parens la décidèrent à voir un accoucheur, je fus appelé. Après avoir pris connaissance de son état, il me fut aisé d'annoncer qu'elle accoucherait ; les douleurs de reins étaient faibles et peu fréquentes ; enfin avec le temps elles amenèrent à l'orifice de l'*uterus* un enfant qui

---

dans le cours de ma pratique , des mères qui s'opposaient au sommeil de leurs filles avant les trois premières heures.

présentait les fesses. Lorsque la dilatation fut assez avancée pour me permettre l'introduction de la main , je saisis les pieds de cet enfant qu'il ne me fut pas difficile d'amener au monde ; il étoit alors quatre heures de l'après-midi.

La petitesse de cet enfant et le volume que le ventre de la mère conservait , me firent juger que cet enfant n'était pas seul , ce que je reconnus effectivement : j'attendis trois heures, mais en vain; nulles contractions expultrices ne se firent sentir , les douleurs de reins seulement, tourmentaient cette femme , elles étaient si peu expultrices qu'elles ne purent faire déchirer la poche des eaux de ce second enfant, quoiqu'elle fût très-avancée dans le vagin ; je me décidai a la percer , et après avoir attendu encore deux heures , je pris ce second enfant comme le premier. Il étaic alors neuf heures du soir.

Après l'extraction de ce second enfant, j'attendis cinq heures , espérant que l'*uterus*, débarrassé de beaucoup , sortirait enfin de sa langueur et prendrait assez de ressort pour expulser un troisième enfant qu'il contenait : les douleurs ou contractions ne changèrent pas de nature et ne firent pas plus de progrès; je fus obligé de percer la poche des eaux de ce troisième enfant, et je l'amenai au monde de la même manière que les autres, après avoir attendu encore trois heures pour laisser à l'*uterus* le temps de se contracter, ce qui n'arriva pas.

A a..

Il était alors cinq heures après minuit, ou cinq heures du matin, en sorte que dans l'espace de 17 à 18 heures après les premières eaux écoulées, cette femme accoucha de trois filles qui se présentèrent de la même manière ; elles étaient aussi grandes les unes que les autres ; la taille de chacune d'elles n'excédait pas celle d'un enfant qui serait venu seul au terme de six mois. J'attendis quelques heures encore, sans qu'il survînt une contraction ; l'*uterus* était dans une atonie complette, son mouvement de ressort agissait seul, car elle rendait toujours des eaux par suintement ; nulle teinture ne s'y mêlait, et l'accouchée souffrait encore, mais faiblement, des maux de reins.

J'appliquai le *carreau* et la bande de ventre sur la région hypogastrique ; je fis remettre cette femme dans son lit, abandonnant la délivrance, jusqu'au moment où la nature en donnerait le signal. Elle sommeilla un peu : du bouillon, du vin de *Rota* et quelques biscuits furent sa nourriture pendant le reste de la nuit ; le matin les choses étant au même état, je permis le café au lait. La nourriture de la journée fut bornée à des potages et à du bouillon. Le mouvement de ressort opérait, quoique lentement, le dégorgement de l'*uterus*, puisque les linges que l'on mettait sous cette femme se trouvaient mouillés et répandaient la même odeur que les eaux de l'amnios : la seconde nuit et la seconde journée se passèrent de même avec quelques légères douleurs de reins, mais qui s'éloignèrent.

Le lait fit sa révolution au temps marqué par la nature; il monta aux mamelles du troisième au quatrième jour, et ce ne fut que du quatrième au cinquième, que les contractions utérines ou tranchées se firent sentir assez pour donner l'espoir de terminer cet accouchement; enfin le cinquième jour, entre onze heures et midi, je parvins à délivrer cette femme d'un seul et même *placenta*. La suite de cette couche fut très-heureuse.

Il est constant, disent beaucoup d'auteurs, que dans tous les accouchemens de jumeaux, tri et quadri-jumeaux, on ne trouve qu'un seul et même *placenta*; il est certain aussi que la nature a ses exceptions à ses loix, puisque *Haller* a trouvé deux *placenta* bien séparés, que le cit. *Bousquet* mon collègue l'a trouvé une fois, et que je l'ai aussi trouvé deux fois (1).

---

(1) Pour concevoir comment ce fait peut avoir lieu, il faut lire le chapitre de la *Superfétation*, dans l'*Art de procréer les Sexes à volonté;* il est bon que vous en soyez instruits, messieurs, pour vous prémunir contre la surprise de ce phénomène, et pour vous engager à faire, dans ces circonstances, les questions qui peuvent vous faire connaître si la superfétation a pu avoir lieu, comme je le crois dans ces cas-là. Il y a de vieux praticiens qui ne veulent pas y croire, parce qu'ils ne l'ont pas vu.

Dans l'un de ces accouchemens, je fus obligé d'attendre long-temps pour délivrer, comme on le verra ci-après, tandis que dans l'autre un des *placenta* me tomba sur la main, lorsque je la portai dans l'*uterus* pour percer les membranes du second enfant dont je me décidais de hâter la naissance, à cause d'une perte qui s'annonçait, et que je soupçonnai bien être occasionnée par le decollement d'une portion du *placenta* de l'enfant né, mais non par son détachement complet, comme cela est arrivé.

La perte cessa par les fortes contractions qui suivirent l'écoulement des eaux et la sortie de l'enfant; il n'en est pas moins vrai, qu'on courrait le danger d'une perte bien conséquente, pour ne pas dire mortelle, si on tentait l'extraction du *placenta* d'un premier né, avant la sortie du second et du troisième, en un mot, du dernier enfant, lorsqu'ils sont en plus grand nombre, quand même on serait certain de l'isolement de chaque *placenta*. Cette observation en est une grande preuve, et doit servir de leçon.

Troisième Observation.

En 1774, j'accouchai une jeune femme faible, dont les fausses côtes des deux côtés, s'étaient excessivement soulevées pendant cette grossesse par le développement de deux enfans; dès le cinquième mois, elles étaient au niveau des mamelles ; une toux presque continuelle, et qui devint convulsive, nécessita quatre ou cinq saignées, un régime doux , humectant et relâchant : le peu de développement de ses enfans à cause de son état pathologique , et du peu de nourriture qu'elle put supporter , joint à l'usage du lit qu'elle fut obligée de garder dès le sixième mois , lui firent porter sa grossesse jusqu'au commencement du neuvième.

La naissance du premier enfant qui vint au monde dans la position la plus·naturelle , s'opéra par le relâchement de l'*uterus*, à la suite d'un accès de toux très-violent et sans une douleur quelconque ; au point que la première question de cette dame , lorsque je l'approchai, fut de savoir si on pouvait accoucher sans douleurs. A ma réponse qui fut négative, je ne suis donc pas accouchée , dit-elle , mais je suis bien soulagée par le paquet que je viens de rendre ; voyez ce qui m'arrive. Je trouvai hors de la vulve , la moitié de l'enfant encore enfermé dans le sac de la génération ; j'ouvris les membranes , et je pris l'enfant qui se portait bien.

J'attendis que la nature s'expliquât sur le moment où elle voudrait donner le jour aux autres enfans, car depuis long temps j'en soupçonnais trois. Soixante et dix-huit heures s'écoulèrent, sans qu'il survînt une douleur ; il y eut pendant tout ce temps un suintement d'eau ; la région hypogastrique était souple ;

mais l'élévation extraordinaire des fausses côtes resta la même pendant plus de soixante heures.

Environ une heure du matin de la troisième nuit, cette dame se plaignit pour la première fois d'une petite douleur qui se renouvella assez souvent et devint assez forte sur les quatre heures, pour me faire espérer qu'elle déciderait l'accouchement; ces douleurs prirent assez d'énergie et firent assez descendre l'enfant pour me décider à percer la poche des eaux après sept heures : je trouvai un enfant dont la tête était sous les fausses côtes du côté droit, et les fesses, sous celles du côté gauche. Cette position que je ne soupçonnais pas pendant la grossesse, m'avait induit en erreur sur le nombre des enfans; je descendis les jambes et j'amenai les pieds hors la vulve pour ondoyer l'enfant. Dans cette position je laissai à l'*uterus* le temps de me fournir des contractions expultrices dont je profitai pour sortir entièrement cet enfant du sein de sa mère.

Néanmoins après la naissance de cet enfant, l'*uterus* tomba dans une atonie qui m'empêcha de délivrer de suite; j'attendis jusqu'à dix heures, moment auquel ce viscère m'en donna le signal. 1.º Par des contractions douloureuses ou tranchées; 2.º par le gonflement du cordon du *placenta* du dernier né, qui se détacha facilement, et ce fut à ce moment que l'*uterus* donna du sang pour la première fois dans cet accouchement.

Je me décidai à la délivrer par art du second *placenta*, parce que je craignais qu'il ne survînt pas assez tôt de fortes contractions pour l'opérer, et que pendant les faibles contractions, les vaisseaux utérins eussent continué de verser du sang dans les cellules de ce viscère encore non-froncées. Cette dame avait grand besoin de conserver le peu qui lui restait ; j'eus lieu d'être satisfait du parti que je pris, car ce dernier *placenta* avait la forme d'une raquette. Les suites de cette couche se passèrent sans accidens ; mais cette dame fut près de trois mois à se rétablir.

Je crois que ces faits nous prouvent assez combien la matrice est lente dans l'accouchement, quand ce n'est pas l'irritation qui le détermine, et combien il lui faut de temps pour se dégorger et se débarrasser de l'humeur muqueuse, qui a rempli les mailles de la substance cellulaire qui unit ses fibres musculaires ; et combien dans ces cas, cette fibre est éloignée de l'irritation qui détermine l'accouchement dans l'état naturel. Le fait suivant qui est une grossesse du même genre, mais chez une femme forte et robuste, vous prouvera la différence de la marche de la nature, quand l'*uterus* est irrité à un certain degré.

Quatrième Observation.

En janvier 1778, je fus mandé chez la

femme d'un cocher, qui était en travail d'enfantement, depuis soixante-seize heures environ. Cette femme grande et robuste avait
déja eu deux accouchemens heureux ; je trouvai près d'elle un de mes collègues qui ne s'é-
tait pas encore douté que cette femme portait, cette fois, plusieurs enfans.

Je pris connaissance de l'état de cette femme;
la vulve était tuméfiée au suprême degré, livide et exhalait une odeur presque cadavé-
reuse. L'enfant qui se présentait était dans
une bonne situation, l'occiput en avant, la
face dans l'excavation latérale du bassin; tout
était dans un état tel, que l'on pouvait croire
que l'accouchement finirait avec peu de douleurs ; et il eût été fini depuis long-temps, si
l'*uterus* eût pu avoir des contractions expultrices.

Mon collègue m'apprit que depuis quinze
heures qu'il était auprès de cette femme, l'enfant n'avait pas avancé d'une ligne, malgré
la continuité des douleurs qui se perdaient
dans les reins, et qui devenaient de plus en
plus rares ; il m'apprit aussi qu'il avait tenté
de faire réussir une fronde qu'il avait le projet
de mettre en usage pour suppléer au forceps
qu'il regardait comme meurtrier ; j'appris par
les assistans, qu'il avait porté la main dix-sept
fois dans la matrice avec sa fronde, et qu'il
avait échoué tout autant de fois ; que le gonflement de la vulve étant devenu un obstacle à

l'introduction de sa main, il avait agrandi cette ouverture par un coup de bistouri, et que c'était à sa proposition de fendre transversalement les grandes lèvres, que le mari s'était décidé à faire venir un autre Accoucheur.

Mon collègue s'était hautement prononcé contre les forceps, à l'Académie de Chirurgie, à qui il avait proposé d'y substituer sa fronde; il me pria de la faire réussir; je m'y refusai, car son introduction était une vraie chimère. Loin donc de me laisser persuader, j'entrepris de lui prouver le bon effet du forceps en pareille occasion, par l'extraction de ce cadavre, qui ne fut ni longue ni difficile (1).

La forme et le volume que la partie inférieure de la région épigastrique conserva après l'extraction de cet enfant, me firent connaître, par comparaison à ce que j'avais vu en 1774, qu'il existait un autre enfant transversalement dans le fond de l'*uterus*, qu'il était la cause du soulèvement des fausses-côtes; et que c'était la mauvaise position de cet enfant qui avait empêché les contractions expultrices qui auraient dû procurer naturellement la naissance du premier enfant; mais que la trop grande extension, en large, de l'*uterus* avait fait perdre aux fibres longitudinales leur ressort et contractions expultrices.

Pendant que je cherchais à persuader mon collègue sur l'existence d'un second enfant, il

______

(1) Il y avoit gangrène sur la partie *vulvo-vaginale*.

survint quelques légères douleurs de reins, et un flot de sang qui me décida à terminer promptement cet accouchement. Au moment où je portais la main dans l'*uterus* pour percer les membranes du second enfant, le *placenta* du premier me tomba dans la main, et les contractions qui suivirent, firent descendre l'enfant, et changèrent la forme du ventre, de manière à présenter presque une grossesse ordinaire. Je terminai cet accouchement, en amenant par les pieds ce second enfant vivant et bien portant. L'*uterus* était dans une si grande irritation, les contractions se succédèrent si rapidement, que cette femme. fut presqu'aussitôt délivrée naturellement qu'accouchée du second enfant.

Ce fait est bien opposé au précédent ; les raisons en sont sensibles : 1.º cette femme était forte et robuste ; elle n'avait pas éprouvé d'incommodités dans sa grossesse ; les enfans s'étaient développés avec plus de facilité chez elle, que chez l'autre qui était petite et faible ; les fausses-côtes n'étaient pas autant soulevées que chez la première, conséquemment le diaphragme moins distendu n'avait pas occasionné de toux, ni forcé à des saignées multipliées ; elle avait toujours bien mangé pendant sa grossesse, aussi les enfans étaient d'une bonne taille. 2.º L'introduction de la main dans l'*uterus*, à dix-sept reprises, avait tellement irrité ce viscère, que l'atonie n'eut pas lieu après sa vacuité complète, quoiqu'opérée très-rapidement, comme on vient de le voir ; d'ailleurs cet accouchement avait été décidé par l'irritation naturelle du tiraillement des fibres musculaires de l'*uterus*, et non par le relâchement et faiblesse de ce viscère, comme chez l'autre femme.

Cinquième observation.

En 1789, une femme grande et forte que j'avais assistée, dans quatre couches, fut saisie d'une frayeur extrême, au terme de quatre mois environ de sa cinquième grossesse ; trois semaines après cet événement, elle fut prise de douleurs qui se succédèrent rapidement, et d'une perte assez vive pour se décider à faire appeler le chirurgien du village où elle se trouvait alors.

Cet homme n'arriva que trois heures après la sortie de l'embryon qui avait calmé les douleurs et la perte ; il examina tout ce qui se trouvait dans les linges qui avaient été sous cette femme, pour savoir si la nature l'avait délivrée ; l'embryon fut mis dans l'eau-de-vie. Ce chirurgien trouva des membranes, et prit vraisemblablement un caillot pour le *placenta* car il dit que tout était fait ; ce que n'eût pas dit un accoucheur sans une grande certitude, parce qu'il aurait su qu'à ce terme, le *placenta* ne vient presque jamais en même temps, et qu'après la sortie de celui-ci, la matrice

reste ordinairement plusieurs jours dans l'affaissement et dans le repos.

L'état tranquille où se trouvait cette dame, et
le peu d'évacuation que fournissait l'*uterus*, lui
persuadèrent aisément qu'elle n'avait plus rien à
rendre ; elle fut mise dans un lit où elle resta
jusqu'au lendemain seulement ; elle se leva,
croyant pouvoir le faire en sûreté, attendu
que l'*uterus* ne fournissait plus rien. Elle des-
cendit de son appartement, reprit ses exercices ordinaires ; le quatrième jour, elle eut
un mouvement de lait bien marqué, mais
sans fièvre ; elle se couvrit le sein un peu plus
qu'elle ne l'avait fait jusques-là ; elle mangeait
peu, parce qu'elle était sans appétit ; elle était
d'une tristesse extrême, sans en pouvoir rendre raison, autre que celle de la perte de son
enfant. Elle n'éprouvait aucune douleur, et
ne s'appercevait pas même qu'elle fût accouchée.

Sur la fin du neuvième jour, elle fut prise
d'un mal-aise général, et d'une douleur de
reins si considérable, qu'elle se décida à se
mettre au lit, croyant qu'elle allait faire une
grande maladie. L'instant après, des tranchées
et une perte considérable amenèrent jusqu'à la
vulve une masse charnue qu'une de ses femmes
tira, et qui fut aisément reconnue pour le *placenta* de la fausse couche, car une portion du
cordon ombilical y était encore adhérente.
Malgré cette expulsion, la perte continua en si

grande abondance, que cette dame fut obligée d'opposer une digue au sang, en se tamponnant elle-même, à l'extérieur seulement, et en se faisant appliquer sur le ventre plusieurs serviettes imbibées de vinaigre, qu'elle contint par une bande de ventre un peu serrée.

Cette dame naturellement vive, forte et courageuse, fut en un instant réduite à une faiblesse extrême; trois jours après cet événement, elle eut une seconde révolution laiteuse plus longue et plus sensible que la première, et qui se termina par une sueur excessive. La convalescence fut longue. Tout ce détail est écrit sous sa dictée.

Quelques années après cet événement, je la gouvernai dans deux fausses couches, de quatre mois de retard environ, dans l'une desquelles le *placenta* suivit de près le fœtus. Dans l'autre, le *placenta* resta jusqu'au cinquième jour, et la compression sur l'hypogastre ayant eu lieu pendant tout ce temps, la délivrance fut naturelle et heureuse (1).

Comparons maintenant l'opération de la nature abandonnée à elle-même, avec celle où j'ai tout préparé pour l'aider, c'est-à-dire

______

(1) Je pourrais en citer une trentaine qui ont eu une fin aussi heureuse après la compression de la région hypogastrique; tandis que j'ai ouï dire qu'une infinité d'autres ont eu des suites fâcheuses et quelquefois funestes, faute de ce moyen, dont on ne soupçonne pas toute l'efficacité, et qui alors n'était connu que de moi, d'un collègue et trois sages-femmes.

celle où j'ai maintenu la compression pendant les cinq jours que *l'uterus* resta dans l'inaction. Dans celle dont je viens de vous détailler tous les événemens , la nature a bien expulsé le *placenta* qui lui avait été abandonné involontairement ; mais elle ne le fit qu'au détriment, momentané, il est vrai, de la santé de l'accouchée , et presque aux dépens de sa vie , tandis que dans l'autre, l'opération fut douce et sans danger ; ce que j'ai toujours vu arriver lorsque la compression de *l'uterus* a eu lieu.

Nous ne pouvons trouver de raison de cette très-grande différence , que dans le défaut de compression de *l'uterus*. Faute de cette compression que je crois d'une nécessité absolue en pareil cas , la dimotion sanguine n'a pu avoir lieu ; les artères hypogastriques et l'utérine ont continué de porter le sang dans les veines , sous l'implantation du *placenta* ; de proche en proche elles ont distendu le tissu spongieux de *l'uterus* ; le sang s'y est accumulé à grande dose , si on en juge par la perte qui y eut lieu. Cette perte qui , au dire de l'accouchée , arrivait à grands flots , lorsqu'elle se tamponna , tint *l'uterus* dans l'atonie, et ne s'est arrêtée que par la formation d'un caillot que le tampon occasionna , et par l'application et la compression du *carreau* imbibé de vinaigre.

Toutes les fois que dans des fausses couches de ce genre , le *placenta* reste adhérent à *l'uterus*, l'*uterus* , qu'il n'y a plus de contractions, et que l'on ne peut raisonnablement en attendre de promptes. Si on comprime ce viscère , la dimotion s'opère, le ressort de l'*uterus* effectue son dégorgement, et la délivrance arrive sans accidens, toujours plus promptement que dans les cas où cette compression n'a pas eu lieu. Plutôt on fait cette compression , plutôt on met la santé et la vie de la femme en sûreté. C'est ici le cas de dire, *experto crede Roberto.*

Le citoyen Baudelocque dit, section 10, *de la délivrance à la suite de l'avortement,* §. 945, mais comment délivrer la femme, après l'issue des eaux et du fœtus? Le cordon ombilical entraîné par le fœtus, a été arraché , ou bien il est si grêle , qu'il ne peut servir à l'extraction du *placenta* : les parties externes de la femme et l'entrée du vagin sont encore si étroites, que la main n'y pourrait pénétrer qu'avec force , et en excitant beaucoup de douleurs. Le col de la matrice à peine dilaté, n'admettra au plus qu'un doigt, qui loin de servir à extraire le *placenta*, ne fera que refouler vers le fond de ce viscère, la portion de cette masse qui pourrait être engagée.

Quand toutes ces choses sont dans un état aussi peu favorable à la délivrance, si la perte n'est pas abondante , l'accoucheur doit se borner à solliciter vivement l'action de la matrice, et à faire contracter ce viscère avec assez d'énergie pour achever de détacher et expulser le *placenta*. *Notez bien qu'il ne dit pas ce qu'il faut faire si la perte est abondante.*

J'approuve fort l'intention de ce professeur ; mais de l'intention au succès de l'exécution, il y a tant de différence, que je doute que le procédé qu'il indique puisse réussir, et qu'il lui ait jamais réussi ; car ce précepte est entièrement opposé aux loix, et au mécanisme naturel de l'*uterus*. Quand on le connaît bien, on sait que son orifice ne peut se dilater de nouveau que par les contractions de son fond sur cet orifice, et que toute tracasserie à l'extérieur de cet orifice, ne peut que le resserrer, et peut-être l'enflammer, et le rendre par ce moyen moins disposé à la dilatation que l'on desire, et qu'on n'obtient jamais par des moyens extérieurs.

Si l'on peut avantageusement solliciter une des parties de l'*uterus* pour provoquer ses contractions, c'est son fond ; et pour le faire facilement et fructueusement dans les cas décrits par le cit. *Baudelocque*, le parti le plus sûr est de se servir d'une espèce de spatule fenestrée, (en acier ou argent) (1), avec laquelle on achève de détacher le *placenta* pendant qu'il y a encore quelques contractions. Cette manœuvre qui équivaut presqu'à celle de la main, excite des contractions du fond

Nouveau moyen de faire contracter le fond de l'*uterus*, pour chasser le *placenta* dans les cas d'avortement.

____

(1) *Voyez* la planche II, fig. I et fig. II.

de l'*uterus*, qui, en amenant le *placenta* sur l'orifice, le dilate en même temps.

Ce moyen m'a parfaitement bien réussi, et une fois le manche-fort étroit d'une cuillère de buis me rendit ce servire ; je ne conseille cependant ce moyen que quand il y a encore quelques légères contractions, et qu'il faut absolument délivrer la femme ; car à mon avis, lorsqu'il n'y a plus de contractions, une forté compression sur l'*uterus* avec les linges imbibés de vinaigre, est préférable, parce qu'elle opère la dimotion, et qu'elle donne à la nature le temps de faire doucement son opération. S'il n'y a pas de perte, la moyenne compression sur la région hypogastrique est préférable à toutes les sollicitations et tracasseries de l'orifice, qui souvent ne servent qu'à faire faire de vains efforts à l'*uterus*, et à produire un flot de sang à chaque fausse contraction.

Puzos, dans son mémoire sur les pertes de sang, dit : « des avortemens, des *placenta* restés dans la matrice après la sortie du fœtus, des faux germes en disposition d'être expulsés, font communément ce désordre. L'avortement ou la sortie du fœtus avant sa maturité, est toujours accompagné de perte de sang ; elle est médiocre quand la nature ne se délivre que du fœtus ; mais elle est très-abondante quand cette partie travaille à expulser le *placenta* resté après l'enfant. »

» Le public accuse souvent d'ignorance ceux

qui, mandés pour ces sortes d'avortemens ;
abandonnent l'arrière-faix au gré de la nature,
au lieu de chercher les moyens de le tirer. Il
ignore qu'il n'est pas au pouvoir de l'art, dans
les accouchemens au terme de deux ou trois
mois, d'obtenir la sortie de ce corps qui peut
séjourner dans la matrice par différentes
causes. »

» Le *placenta* reste souvent dans la matrice,
quand le cordon trop faible ne permet pas de
s'en servir pour le tirer, et que les douleurs
ne sont pas assez fortes pour en venir à bout ;
il est encore obligé d'y séjourner, lorsque
l'ouverture qui a donné passage au fœtus n'est
pas suffisante pour le volume que le *placenta*
présente à l'orifice : on est enfin dans l'impossibilité de le tirer, dans le cas où ce corps
reste adhérent à la matrice après la sortie du
fœtus. *Il est donc beaucoup mieux d'attendre
que la nature travaille à s'en délivrer, que
d'employer des efforts inutiles pour le faire
venir.* »

Cette circonstance est bien la même que celle
que le cit. *Baudelocque* vient de décrire ; vous
voyez que *Puzos* n'est pas d'avis qu'on sollicite
l'orifice de l'*uterus*, parce que les efforts qu'on
lui ferait faire par cette manœuvre sont inutiles, et qu'il a opiné pour qu'on abandonnât
cette délivrance à la nature ; à plus forte raison
s'il eût connu le secours que l'on peut tirer de
la compression de l'*uterus* en pareil cas, la-

qu'elle fait attendre avec plus de sécurité le moment où la nature voudra bien expulser ce
placenta : donc que le précepte du cit. *Baudelocque* est au moins inutile , s'il n'est pas
dangereux.

Puzos dit encore : « le *placenta* demeuré
dans la matrice après que le fœtus en est
sorti , y cause plus ou moins de désordre : s'il
est tout-à-fait décollé et que la matrice ait eu
la force de l'engager dans l'orifice , la perte
qui peut avoir été violente jusqu'à ce temps ,
se modère par le déplacement d'un corps qui
sans nourriture se flétrit dans le lieu où il est
abandonné , et permet à la partie de se contracter proportionnément à sa diminution.
Cette contraction modère la perte , par l'application immédiate des parois de la matrice
sur le corps étranger , et par le resserrement
des vaisseaux qui suit nécesairement la contraction de ce viscère. »

Ce passage est entièrement en faveur du
décollement complet du *placenta* , que je propose d'opérer par ma spatule , et il est parfaitement d'accord avec le mécanisme de l'*uterus*,
puisqu'il le force à la contraction de la partie
où adhérait le *placenta* , et conséquemment à
l'oblitération des lacunes et cellules utérines ,
sources de ces pertes.

Si la compression sur la région hypogastrique
eût été employée dans les circonstances que cite
Puzos , non-seulement les dames dont il parle,

eussent été délivrées avant le huitième jour ; mais la perte effrayante qu'elles éprouvèrent le jour du décollement du *placenta* n'aurait pas eu lieu, parce que la dimotion se fût opérée pendant cet intervalle.

Je crois vous avoir suffisamment prouvé, 1.º qu'il n'y a aucun danger d'abandonner quelquefois la délivrance à la nature, même après un accouchement à terme, en prenant les précautions susdites, dût-elle ne le faire que quelques jours après l'accouchement ; et que la femme n'étouffera pas.

Je trouve dans DENMAN un passage qui confirme mon opinion et mes expériences ; car il dit positivement, chap. xv, *des accouchemens irréguliers*, p. 596, dernière ligne : Lorsque c'était la coutume de retirer le *placenta* immédiatement après la naissance de l'enfant, on basait la pratique sur deux raisons : premièrement, que c'était un corps étranger qui devient nuisible par sa présence ; et deuxièmement, que si l'on n'en faisait pas l'extraction sans délai, il deviendrait presqu'impossible de le faire, l'orifice de la matrice se fermant de manière que l'introduction de la main, à l'effet de l'extraire, devînt impraticable. *Ces deux opinions sont dénuées de fondemens ; le placenta peut rester plusieurs heures, ou même plusieurs jours, sans faire aucun tort à la matrice*, et rarement, ou jamais, l'orifice de la matrice ne se referme sitôt après la sortie de l'enfant ; ce que l'on a regardé comme la clôture naturelle de l'orifice de la matrice, n'est réellement qu'une contraction irrégulière d'une portion de son col, dont on est assuré qu'il ne peut résulter de mal, ou un léger surcroît de difficulté (1).

Ce passage d'un auteur Anglais est bien tranquillisant pour ceux qui hésiteraient à ajouter foi à mes preuves et expériences. Que serait-ce s'il eût connu le procédé par lequel je favorise le décollement de ce *placenta* abandonné, lequel procédé met les femmes à l'abri d'une hémorragie dangereuse ?

Je vous ai aussi bien suffisamment prouvé qu'il ne faut pas se presser de délivrer quand il n'y a pas de perte, et qu'il faut attendre pour aider la nature dans cette opération, qu'elle en donne le signal. Mais lorsqu'il y a perte, il faut se comporter bien différemment ; et comme elles ont plusieurs causes, je diviserai ce que j'ai à vous dire là-dessus en trois parties, ou sections.

---

(1) *Scire enim est , post natum infantem , in utero nullum reperiri tale os, ut olim fuerat ; sed ita omnino se res habet, ut in bursá nummariá quae loris transmissis constrictá, rugosum os format ; laxatis autem hinc vinculis , ubique aequè lata est expansa.* RUISCH, *advers. Anat. decad.* 2.ª

Le dixième chapitre de la seconde décade est rempli d'observations utiles sur le traitement du *placenta*.

CHAPITRE XXII.

Des Pertes de sang en général.

Par le mot *perte*, on entend généralement un flux de sang immodéré, assez fréquent chez la femme, par sa partie sexuelle.

SECTION PREMIÈRE.

Des pertes occasionnées par la présence d'un corps étranger dans l'uterus.

Puzos a dit encore à ce sujet, la fausse grossesse, ou le faux germe, produit nécessairement la perte de sang par la rupture subite du pédicule qui l'attache au fond de la matrice, et par les efforts que fait cette partie pour chasser ce corps étranger. Ces pertes, quelquefois médiocres, quelquefois très-violentes, *ne cèdent pour l'ordinaire ni à la saignée, ni à aucun astringent;* il n'y a que l'expulsion du faux germe hors de la matrice, ou du moins son déplacement du fond de cette partie dans le col, qui soit capable de les diminuer. »

Comme cet accouchement est plus souvent l'affaire de la nature que de l'art, on doit porter son attention à faire prendre des nourritures légères, pour soutenir les forces, et pour donner le temps aux douleurs et aux caillots de mettre le faux germe à portée de pouvoir le saisir, quand la nature manque de forces pour s'en délivrer, ou bien il faut l'abandonner à une espèce de suppuration par pourriture, lorsqu'on ne peut le pincer, et que la cessation des douleurs et de la perte fait juger que le faux germe ne peut avoir d'autre terminaison. »

L'opinion de *Puzos* est d'abandonner ce genre d'accouchement à la nature, et de laisser tomber ce corps par pourriture ; mais pendant ce temps, la perte a toujours lieu plus ou moins abondamment, suivant les efforts que fait l'*uterus* pour se débarrasser, car à chaque effort il survient un flot de sang. Il n'y a, selon lui, que le déplacement de ce corps qui puisse faire cesser la perte ; il en était tellement persuadé, qu'il n'indique aucun moyen qui puisse seulement la modérer : quant à moi, les succès obtenus par les compressions, m'ont bien convaincu qu'on peut modérer ces pertes, sans empêcher le déplacement du corps étranger. *Puzos* déclare qu'en pareil cas la saignée et les astringens sont inutiles ; il a bien raison. J'en rapporterai tout à l'heure des preuves convaincantes.

Levret, bien persuadé que cette perte peut devenir mortelle par sa continuité, en attendant l'action de la nature, nous propose un instrument dont l'invention fait honneur à son génie : voici l'abrégé de ce qu'il nous dit à ce sujet, *suite des observ. sur les accouch.* pag. 281. « L'hémorragie qui de tous les acci-

dens est le plus urgent , n'est jamais si redoutable que lorsqu'on est obligé d'abandonner
entièrement à la nature le soin de se délivrer
elle-même de la cause qui y donne lieu et qui
l'entretient ; les mauvaises grossesses et les
avortemens nous en fournissent des preuves :
dans le premier cas , la présence de ce qu'on
appelle improprement faux germe , et dans
le second , le séjour du *placenta* dans la matrice , après la sortie de l'embryon , occasionnent pour l'ordinaire des pertes de sang
considérables , qui ne cessent que par l'expulsion spontanée de ces corps devenus étrangers. »

« Le danger certain qu'entraîne l'épuisement
des forces , ont porté plusieurs praticiens à
chercher des moyens de remédier efficacement
à ces accidens, en faisant l'extraction du faux
germe ; on a fait des tentatives avec un instrument connu sous le nom de *bec de grue ;* mais
ses serres sont si grêles et si menues, qu'outre
le danger de blesser la malade, ce moyen était
insuffisant pour bien saisir le corps étranger.
Celui dont je vais vous faire part, peut remplir les indications curatives.

« C'est une pince à jonction passée, dont chaque branche antérieure a dans sa partie supérieure un cuilleron oblong, fenestré et légèrement courbé ; ces cuillerons laissent entr'eux
un espace suffisant pour loger le corps étranger, dont une partie passant à travers les

fenêtres, assure sur ce même corps la prise de l'instrument. »

Vous avez vu que *Puzos* reconnaissait la nécessité de l'extraction du corps étranger, ou au moins son déplacement, et que *Levret* nous en a fourni le moyen ; c'est ainsi que les sciences font des progrés ; c'est en ajoutant aux connaissances de nos prédécesseurs, comme nos successeurs ajouteront aux nôtres, qu'elles parviendront à leur perfectionnement ; mais il faut, pour se servir de la pince à faux germes de *Levret*, une dilatation assez considérable, et on n'obtient cette dilatation qu'avec le temps, et par des efforts qui laissent couler une grande quantité de sang qui affaiblit la malade, la laisse en danger, et lui donne toujours une convalescence lente et pénible, quand elle n'a pas succombé.

Je vous propose à mon tour des moyens plus prompts, plus simples, plus doux et plus efficaces, pour arrêter ces pertes, et donner à la nature le temps de détacher les corps étrangers, quels qu'ils soient, sans compromettre la santé des femmes.

Preuves de l'inutilité et du danger des astringens, pris intérieurement.

Dans tous les accouchemens naturels, après la sortie de l'enfant, il survient un moment de calme, plus ou moins long, qu'il ne faut pas confondre avec l'atonie de l'*uterus*. Le *placenta* est alors adhérent en totalité ou en partie, suivant la nature des dernières douleurs, et aussi suivant le lieu de son insertion. Quand le *placenta* est adhérent en totalité, et qu'on entreprend son extraction avant plusieurs contractions utérines, la perte se déclare de suite, et souvent elle est très-abondante ; dans ce cas, la prostration des forces survient promptement, et quelquefois la femme meurt avant d'être délivrée. Ce cas est rare, mais malheureusement il n'est pas sans exemple.

Si au contraire le sang a de la consistance , ce qui arrive le plus souvent, tant par la disposition naturelle, qu'acquise par la gestation, la perte ne se déclare pas tout de suite ; pendant quelques momens l'accouchée se trouve bien ; son visage reste coloré, et pendant qu'elle jouit du bonheur d'être accouchée , qu'elle cause et s'occupe de tout ce qui l'entoure , et particulièrement de l'être auquel elle vient de donner le jour, l'hémorragie se fait intérieurement ; le sang se coagule dans l'*uterus* qui souvent se distend de nouveau. L'accouchée se plaint tout-à-coup de tintemens d'oreilles, elle voit des bluettes, elle éprouve des syncopes, elle perd connaissance, et l'image de la mort se peint sur cette physionomie si gaie et si vivante le moment d'auparavant. Si alors on vide la matrice des caillots qui s'y sont formés, comme le recommandent plusieurs auteurs, on expose la femme au plus grand danger.

Quand le *placenta* a pris racine partie au fond de l'*uterus*, et partie sur son corps, les contractions de ce corps devenant complètes, détachent cette portion du *placenta* qui y adhérait. Ce détachement partiel occasionne une perte plus ou moins abondante, suivant l'étendue de la portion détachée. Si, dans ce cas, on attend les contractions utérines, autrement dites les tranchées, l'accouchée reste en danger; l'orage se forme, et bientôt il s'annonce par des bâillemens et autres symptômes ci-dessus décrits. Alors si par trop de précipitation, ou par un mauvais procédé, même en portant la main dans l'*uterus*, on déchire le *placenta*, la portion adhérente à l'*uterus* y reste; l'irritation occasionnée à ce viscère par cette manœuvre, provoque plusieurs contractions qui le resserrent et arrêtent la perte; la portion du *placenta* adhérente se trouve environnée des parois de l'*uterus*, dont le ressort qui tend sans cesse à le ramener à son état naturel, entretient les contractions pendant quelque temps. L'accouchée perd peu alors; mais dès que ce ressort éprouve obstacle à la réduction complète de l'*uterus*, l'irritation s'en mêle, et ranime les tranchées ou contractions douloureuses; ce ne sont que des tranchées, dit-on, elles passeront.

Le lendemain, les lochies sont encore peu abondantes. Dans ce cas on emploie ordinairement les préparations d'armoise pour en procurer l'abondance desirée, (tel est l'usage ordinaire des sages-femmes et de quelques médecins, notamment dans les campagnes). La chaleur et une légère irritation se mettent de la partie ; une fièvre survient avec un grand mal de tête : on la prend pour la fièvre de lait, quoique souvent elle en devance le mouvement de vingt-quatre heures, après lesquelles elle devrait être passée. Cependant cette fièvre subsiste encore, ainsi que le mal de tête ; c'est que les suites de couche ne sont pas assez abondantes, dit - on encore. On fait de son mieux pour provoquer cette abondance. Alors l'irritation augmente, l'*uterus* entre, pour ainsi dire, en fureur pour expulser ce qu'il contient ; mais ce morceau est encore adhé‑ rent ; une vraie contraction en détache une partie, l'hémorragie survient, et les forces diminuent en proportion de l'abondance de cette perte ; la femme, conséquemment l'*ute‑ rus*, s'affaiblissent : dès-lors plus de contrac‑ tions, elles s'éloignent au *prorata* de la perte. On croit arrêter cette perte par les astringens que l'on administre ; l'*uterus* se crispe de nou‑ veau, et enveloppe encore une fois son ennemi.

Quelques jours après, la crispation cesse, parce que la dose du remede qui l'avait opérée, n'a plus la même force ; car notez bien que les astringens ne procurent pas de vraies con‑ tractions utérines, mais seulement des cris‑ pations qui s'opposent aux vraies contractions et même à son mouvement de ressort. L'*uterus* veut reprendre ses droits; il fait de nouveaux efforts, détache encore une portion de ce corps étranger; la perte se renouvelle, les forces se perdent encore une fois, et toute contraction cesse. On renouvelle les astringens, on en augmente la dose; enfin on les rend plus efficaces. Peu après, leur effet cesse encore; la perte se renouvelle, et ainsi de suite. Plus on suit cette marche, plus on prolonge la scène tragique; car la santé et la vie de l'accouchée ne sont pas plus en sûreté. Les accidens que je décris pour une portion de *placenta* restée dans l'*uterus*, ont lieu pour les môles.

Le mauvais effet et le danger de la méthode ci-dessus, encore usitée, quoique proscrite par *Puzos*, m'ont encouragé à recourir à la compression de l'*uterus* (1), et en même temps à l'usage des émolliens et narcotiques à petite dose (2). Quoique j'aie rendu ces moyens publics, par des observations que j'ai donné en *l'an 6* de la république française, je vais

Nouveaux moyens d'arrêter les pertes de sang de l'uterus.

---

(1) Compression d'absolue nécessité, et qu'il faut continuer, même après la sortie du corps étranger; compression sans laquelle on n'obtient qu'un succès momentané.

(2) Deux gros de syrop de diacode pour un once d'eau à prendre quelquefois en une seule dose, ou une demi-once dans un julep plus étendu, à prendre par cuillerée d'heure en heure; en sorte que la totalité se consomme dans l'espace de 20 à 24 heures.

les répéter, parce qu'ils ne sont pas assez connus, attendu que ce petit ouvrage n'a été tiré
qu'à 500 exemplaires. Plusieurs faits dont je vais
donner les détails, les uns à la suite de l'accouchement à terme, les autres après des fausses
couches, prouvent les succès obtenus dans
ces circonstances, par l'application de mes
moyens.

Observation première.

Une femme accouchée naturellement, mais
dont la délivrance fut, dit-on, laborieuse,
passa les trois premiers jours de sa couche dans
l'ordre presque naturel ; le quatrième, il lui
survint quelques coliques ou tranchées, accompagnées d'abord d'une légère hémorragie qui
devint fort abondante quelques heures après.
Les faiblesses qui suivirent, ralentirent la
perte. Celui qui l'avait accouchée, ordonna
les remèdes si communément employés en
pareil cas. Trente-six heures après, la perte se
renouvela, et fut plus abondante que la première. L'accoucheur eut envie de faire usage
de l'eau de *Rabel*, mais il n'osa à lui seul la
prescrire ; il demanda un médecin, qui ne
désapprouva pas son projet ; mais qui à son
tour demanda un collègue, parce que ce
remède ayant été inutile en pareil cas, fut ac-
cusé d'avoir tué la malade.

Les deux médecins furent de l'avis de l'accoucheur ; l'eau de *Rabel* fut administrée à
dose

dose suffisante pour opérer l'effet que l'on desirait, la perte fut suspendue pendant soixante et quelques heures seulement ; il survint à la malade un grand mal de tête et de la fièvre qui précédèrent de quelques heures la troisième perte.

On augmenta l'eau de *Rabel* réunie à la décoction de riz et de grande consoude ; on employa aussi une potion astringente. La perte cessa encore pendant quelques jours; mais le mal de tête, la fièvre et la perte se renouvellèrent, et furent d'autant plus inquiétantes, qu'elles jettèrent la malade dans une si grande faiblesse , que l'on craignit pour sa vie.

Il y avait dix-neuf à vingt jours que cette femme était dans une alternative de mieux et de mal , lorsqu'un des médecins me demanda mon avis sur l'état que je viens de décrire d'après son exposé; il ajouta que cette femme n'échapperait pas au danger qui la menaçait , si on ne trouvait pas un autre moyen d'arrêter cette perte.

Je dis à ce docteur, que je ne pouvais m'empêcher de soupçonner un corps étranger dans l'*uterus* de la femme dont il me parlait ; que j'avais vu beaucoup de pertes qui avaient eu pour cause un pareil objet.

Je lui prouvai, que les moyens employés en pareil cas, étaient plus qu'inutiles, et qu'ils devenaient dangereux, 1.º parce que la crispation de l'*uterus* s'oppose, non - seulement à la

Cc

contraction de ce viscère , mais même à son dégorgement , et par conséquent au rétablissement de son mouvement de ressort ; 2.º parce que , la crispation cessant , *l'uterus* rentre en action pour expulser le corps étranger, et renouvelle ainsi la perte. Je dis donc au docteur que certainement il y avait un corps étranger chez cette femme , que ce pouvait être une môle , et que pour s'en assurer , il fallait la faire toucher par un autre accoucheur , qu'immanquablement on trouverait l'orifice de la matrice béant , et que dans ce cas c'était un symptôme certain de la présence d'un corps dans ce viscère ; qu'il fallait en procurer la sortie , soit à l'aide de la pince à faux germes, si la dilatation de l'orifice en permettait l'introduction ; soit par l'usage des émolliens et narcotiques avec la compression sur *l'uterus* , dont je m'étais bien trouvé depuis que je les employais dans ces occasions. Pour lui donner plus de confiance, je lui communiquai plusieurs faits dont j'avais tenu note dans le temps.

Ce médecin proposa à son collègue les moyens que je lui avais communiqués. Ils furent d'avis d'en faire usage, mais avant ils voulurent s'assurer de l'état de *l'uterus* ; ils mandèrent un accoucheur , qui reconnut que l'*os tincæ* , le museau de tanche, ou l'orifice spécial de *l'uterus* , était très-béant, quoiqu'il ne se trouvât pas assez dilaté pour recevoir la pince à faux germes de *Levret* ; ils conclurent alors que je pourrais avoir raison.

Dès ce moment ils abandonnèrent les astringens, auxquels ils substituèrent la compression sur l'*uterus*, les lavemens émolliens ;
les boissons relâchantes et légèrement narcotiques. La perte diminua dans la journée même ;
sur le soir, l'écoulement devint séreux, et
plus encore dans la nuit. Le lendemain se
passa de même, ainsi que la nuit suivante ; le
troisième jour, la malade rendit avec le lavement, au lieu d'une môle qu'on attendait, un
morceau de *placenta* de cinq à six pouces de
circonférence. La perte cessa, et ne se renouvella plus.

On voit par ce récit, qu'il fallut peu de
temps et peu de choses pour mettre les jours
de cette femme en sûreté : il ne faut pas s'en
étonner ; la malade était si affaiblie par les
différentes reprises de la perte, que la détente
ne pouvait être ni longue, ni difficile. Si mes
moyens eussent été employés dans cette circonstance, dès le moment de la première
perte, la seconde, et par conséquent les subséquentes n'eussent pas eu lieu ; la malade ne
fût pas restée dans une convalescence pénible
pendant trois mois, et il ne lui fût pas survenu une hydropisie dont elle mourut peu
après.

Seconde Observation.

Une femme forte et robuste qui était cui-
sinière, se blessa dans le quatrième mois de
sa grossesse ; la perte établie, cette femme

consulta sa sage-femme qui la fit saigner ; la perte cessa un moment, mais elle se renouvella bientôt ; on ne manqua pas de saigner une seconde fois et d'employer l'eau de riz et de grande consoude. Cette femme garda le lit pendant quelques jours, au bout desquels croyant sa perte bien arrêtée, elle reprit ses fonctions ; mais elle ne tarda pas à s'appercevoir du peu de succès des moyens qu'elle avait employés; cependant elle en recommença l'usage et se mit au lit avec l'intention d'y rester plus long-temps que la première fois ; la perte y continua et fut accompagnée de douleurs.

La maîtresse de cette femme me fit prier de passer chez elle ; il était sept heures du soir lorsque je m'y rendis ; on me fit le détail ci-dessus. Après avoir pris connaissance de l'état de l'*uterus*, je prononçai que la fausse-couche était inévitable, qu'elle serait prompte si les douleurs augmentaient. La perte n'était pas abondante alors ; entre onze heures et minuit les douleurs devinrent assez fortes pour qu'on se décidât à faire venir la sage-femme qui reçut l'embryon, mais qui n'ayant pu avoir le *placenta*, n'en convint pas, et dit au contraire que tout était fait : elle recommanda à cette femme de boire beaucoup d'eau de riz avec la grande consoude. L'accouchée eut quelques tranchées ou contractions utérines après lesquelles elle perdit peu ; cinq jours s'écoulèrent dans cet état ; le sixième, la perte arriva avec des douleurs plus fortes que celles du jour où cette femme avait accouché, à ce qu'elle nous dit.

Il y avait douze à treize jours que cette femme était accouchée, lorsque je fus mandé à quatre heures après-midi. Au récit que je viens de détailler, je soupçonnai une partie du *placenta* resté dans l'*uterus*, malgré l'assertion de la sage-femme qui prétendait l'avoir reçu. Je pris connaissance de l'état de l'*uterus*, la dilatation de l'orifice me permit l'introduction de ma petite pince à faux germes ; mais il ne me fut pas possible de saisir ce corps étranger ; il était comme chatonné du côté gauche, où il formait une tumeur très-palpable lorsqu'on portait la main sur la région iliaque gauche.

La perte était alors peu abondante, mais elle se faisait par caillots. L'*uterus* cherchait encore à se contracter, car la malade éprouvait de temps en temps quelques tranchées ; cette femme était faible, cependant le pouls était rénitent.

Je comprimai l'*uterus* avec une serviette pliée en douze doubles, que j'imbibai de vinaigre, et je la contins avec une bande de ventre ; je prescrivis un julep composé d'une demi-once de sirop de diacode dans deux onces d'eau de tilleul, et deux onces de syrop de fleurs d'orange à prendre par cuillerées, d'heure en heure, après la première dose qui serait de quatre cuillerées. Je lui fis donner un lavement émollient qu'elle garda une heure ; la perte se ralentit assez promptement, et cessa entièrement vers les dix heures ; la nuit se passa sans accidens, même avec un peu de sommeil.

Le matin elle prit un autre lavement qu'elle ne rendit pas ; lorsque j'arrivai chez elle, environ neuf heures, le pouls n'était plus rénitent ; au contraire il était souple, mais si lent, que je fis suspendre le second julep qu'elle avait commencé ; je le remplaçai par un *looch* composé d'un jaune d'œuf, de sucre et de vin de *Rota* ; je lui fis donner du bouillon de 3 en 3 heures. Je la revis à cinq heures après midi ; son pouls était relevé, ses linges imbibés d'une sérosité à peine teinte. Je ne changeai rien à son régime. La nuit fut calme, elle dormit un peu ; le lendemain on la gouverna comme la veille : bref, le troisième jour à sept heures du soir, elle sentit sortir de l'*uterus* un morceau assez considérable pour lui faire jeter un cri, qui fut plutôt l'effet de la surprise que de la douleur. Cette délivrance fut suivie d'une faiblesse dans laquelle on crut qu'elle mourrait.

On accourut chez moi ; pendant ce temps, une cuillerée de vin de *Rota*, de l'air frais et la vapeur du vinaigre, la retirèrent de cet état léthargique ; elle ne tarda pas à dire qu'elle était mieux et qu'elle se sentait bien débarrassée. Un bon régime et les nouvelles eaux

épurées de Passy, pour tout remède, la remirent sur pied en trente jours.

Troisième Observation.

En 1785, j'ai arraché des bras de la mort,
une femme, chez laquelle la perte fut d'une
abondance si effrayante, après six jours de
couches, que le Médecin qui me fit appeler,
l'avait tamponnée à la méthode du cit. *Baudelocque*. Par le narré qu'il me fit, je soupçonnai un corps étranger dans l'*uterus*; je conclus que le tampon était plus nuisible qu'utile
dans cette circonstance; et ayant persuadé
mon collègue de cette vérité, qui en convint
d'autant plus facilement, que l'*uterus* lui pa-
rût plus volumineux qu'il ne l'avait laissé
après ce temponnage.

J'imbibai de vinaigre une serviette pliée en
neuf doubles que j'appliquai sur la région
hypogastrique; je comprimai graduellement
l'*uterus* dans toute sa circonférence, pendant
que mon collègue retirait tous les linges avec
lesquels il avait tamponné cette femme : lorsque tout fut retiré du vagin, il restait dans
l'orifice de l'*uterus* le premier tampon plus
gros que le pouce, que je lui fis aussi enlever;
cette femme se trouva bien soulagée.

Ce qui s'écoula de l'*uterus* pendant cette
opération, n'était que l'expression du caillot
que j'avais comprimé, et dont la formation
avait été favorisée par le tampon; ce caillot

fût vraisemblablement devenu plus volumineux, si la compression du fond et du corps de l'*uterus* n'en eût arrêté le progrès, puisque mon collègue convint que ce viscère avait repris du volume. Je contins le *carreau* bien imbibé de vinaigre avec la bande de ventre que je serrai un peu. Nous prescrivîmes à la femme un grand repos, un julep anti-spasmodique, et légèrement narcotique, car cette fois j'employai le sirop de coquelicot, au lieu de celui de diacode.

Quatre jours se passèrent dans cet état, pendant lesquels l'*uterus* fournit peu de choses; le cinquième jour de l'évènement qui était le onzième de la couche, cette femme rendit une môle grosse comme un œuf de pigeon, qui fut suivie et accompagnée de caillots de sang de la valeur de six ou sept poêlettes. La convalescence de cette femme fut longue; trois mois de soins, de régime et de différens remèdes toniques et anti-scorbutiques la remirent sur pied (1). Je pourrais en citer beaucoup d'autres.

Ces évènemens se terminent mal, lorsqu'on veut arrêter la perte par les astringens, on a vu pourquoi. Le contraire arrive lorsqu'on a recours à la compression de l'*uterus* et à l'usage des émolliens et quelquefois narcotiques, sui-

____

(1) Il n'est pas hors de propos d'observer que cette femme était à sa troisième couche; qu'elle avait été accouchée cette fois, comme les autres, par une sage-

vant les cas ; car s'il y a peu d'irritation, ce que l'on reconnaît à l'action du pouls, au peu d'intensité de douleurs, et à leur rareté ; et s'il n'y a pas de mal de tête, il faut donner les narcotiques à une dose si légère, qu'ils ne puissent agir que comme relâchans.

Voici comme je conçois l'action de ces remèdes et moyens ; les narcotiques administrés intérieurement et à des doses légères, détendent et relâchent la fibre et toute la texture vasculaire, ralentissent le mouvement du sang ; la sérosité s'en échappe plus facilement, se répand du tissu vasculeux et cellulaire dans l'intérieur de l'*uterus;* cette humidité fait cesser toute crispation sur le corps étranger qui se trouve abondamment humecté ; les sinuosités de ce viscère qui pendant la crispation, resserraient les flocons tomenteux du *placenta,* par lesquels ce corps adhère à l'*uterus,* se détendent aussi, et les adhérences se détruisent, comme par trop d'imbibition : alors le mouvement élastique ou de ressort, si naturel à ce vis-

Manière dont ces remèdes et moyens opèrent leurs effets.

---

femme qui n'était pas dans l'usage de serrer le ventre après la délivrance ; par conséquent, faute de compression sur l'*uterus* et les gros vaisseaux pendant les six premiers jours qui précédèrent cette perte, le jeu des artères hypogastriques avait toujours été le même, les veines utérines avaient continuellement reçu la même quantité de sang, et les cellules spongieuses de l'*uterus* s'en étaient remplies de nouveau, ce qui rendit la perte si dangereuse.

cère (1), devient plus libre et opère le dégorgement, et les plus légères contractions détachent le corps étranger, qui glisse comme de son propre poids; pendant le temps de la compression sur l'*uterus*, la dimotion du sang des vaisseaux utérins, s'est opérée dans les gros troncs, ce qui fait qu'ils fournissent peu, au moment du détachement de ce corps. Quoique l'acide dont le *carreau* est imbibé, ne puisse avoir un effet bien efficace, que chez les femmes maigres, il faut néanmoins l'employer pour les femmes grasses, parce que ce *carreau* en devient plus pesant, et par ce moyen remplace mieux le poids que la grossesse opérait sur les troncs des gros vaisseaux.

Vous voilà bien convaincus, j'espère, que l'usage interne des astringens, est non-seulement inutile, mais dangereux dans les pertes occasionnées et entretenues par la présence d'un corps étranger; et que toutes les fois qu'on aura recours aux procédés que je viens d'indiquer, la sortie de ces corps sera toujours plus prompte et plus facile; que par conséquent la femme ne courra pas de danger, et que la convalescence sera courte, tandis que si on n'emploie pas ces moyens, et que la femme échappe au danger où l'ex-

______

(1) Ce mouvement naturel est quelquefois si fort, que l'accouchement a lieu après la mort de la femme. On en trouve plusieurs exemples dans différens auteurs.

pose la méthode qu'il faut abandonner, la convalescence est longue, la cachexie est presque toujours le fruit de cette espèce de doctrine; et souvent il survient une fièvre lente et l'hydropisie qui conduisent à la mort.

Il faut avoir pour principe certain, qu'il y a un corps étranger dans l'*uterus*, toutes les fois qu'il y a un petit mouvement de fièvre autre que celui de la fièvre de lait, avec un mal de tête lourd, profond et battemens, et que les astringens n'ont qu'un effet passager dans ces circonstances; car lorsque l'*uterus* est en pleine vacuité, les plus légers toniques ou astringens lui rendent son ressort et même des contractions, et que la décoction de grande consoude avec son sirop, celui de kina, ou d'anti-scorbutique, réussissent ordinairement lorsqu'il n'y a que faiblesse.

Le cit. *Baudelocque* conseille, dans les cas de perte par la présence d'un corps étranger, le tampon publié en 1776 par *Leroux*, accoucheur à Dijon, avec cette différence qu'il le borne au col de l'*uterus*, ce qui diminue les accidens qu'il occasionne, quand on suit la méthode de *Leroux* qui tamponait la cavité de l'*uterus*.

Voyez dans l'*Art des Accouchemens* du cit. *Baudelocque*, chap. v, *de la Délivrance et du Régime des Femmes en couche*, sect. x, p. 340, §. 948, édition de 1781, où il dit : Il faut agir bien différemment lorsque l'hémorragie est si considérable, que le salut de la femme est, pour ainsi dire, l'affaire de l'instant. Si on ne peut extraire le *placenta* sur le le champ, il faut, sans trop de délai, opposer au sang une digue assez forte pour l'empêcher de couler; donner lieu par-là à la formation d'un caillot qui, en remplissant exactement la cavité de la matrice, ferme lui-même la bouche des vaisseaux béans qui vomissent ce fluide.

On introduira donc *dans le col de la matrice*, un morceau d'agaric ou d'amadou, un tampon de filasse très-fine, ou de charpie brute, trempée dans l'eau et le vinaigre, dont on remplira parfaitement le vagin; on aura soin de soutenir et d'appuyer ce tampon convenablement, jusqu'à ce que la matrice irritée par sa présence, celle du caillot et de l'arrière-faix, se contracte avec assez de force pour se délivrer du tout.

J'observe ici 1.º, que ce tampon dans le col de la matrice, quoique moins dangereux que dans son corps, peut cependant devenir un obstacle à ce que l'on desire, par la constriction que le vinaigre porte à cet orifice; l'agaric sec appuyé contre, et soutenu par tout ce qu'on ajoutera dans le vagin, doit remplir l'indication sans inconvénient, et ne gênera en rien les mouvemens de ce viscère; 2.º que le cit. *Baudelocque* a oublié d'ajouter à ce tamponage, le précepte qui seul peut le rendre efficace; car pour en tirer tout le parti convenable, il faut borner l'*uterus* à son fond, et l'empêcher de s'étendre par le caillot qui se formerait derrière le tampon, comme il est arrivé chez la femme qui fait le sujet de la troisième et dernière observation.

En recommandant seulement comme fait le citoyen *Baudelocque, de soutenir et d'appuyer ce tampon convenablement*, il a l'air de craindre qu'il ne se dérange et ne quitte prise avant le temps qu'il desire. Soutenir et appuyer convenablement ce tampon qui est dans le col de l'*uterus*, n'indique nullement de comprimer le corps de ce viscère, et de le borner à son fond, seul moyen certain pour l'empêcher de s'étendre et d'accumuler un caillot équivalant quelquefois à plus d'une bouteille de pinte. Si on ne fait que comprimer l'*uterus*, sans le borner à son fond, le caillot pourra devenir si considérable, que l'accouchée n'en sera pas moins dans un danger imminent, ce qui avait décidé *Leroux* à tamponner l'intérieur même de ce viscère.

Le citoyen Baudelocque paraît avoir prévu ce cas dans le §. 949, où il dit, en parlant de ce tampon : « ce moyen (dont l'expérience a plus d'une fois constaté l'utilité, dans le cas d'avortement, comme dans celui de perte ancienne et habituelle, pourrait avoir des suites fâcheuses si on l'employait sans *autres précautions*, après un accouchement à terme, parce qu'il se formerait alors un épanchement intérieur capable de faire périr la femme, ainsi qu'on le remarque dans une observation de *Lamotte*, la cavité de la matrice étant encore trop vaste, et ses parois offrant trop peu de résistance à l'abord du sang. »

Vous voyez par ces mots, *si on l'employait sans précautions*, que le citoyen *Baudelocque* annonce qu'il y a quelque chose de plus à faire que ce tamponage; cependant il ne prescrit rien de plus. Pourquoi n'indique-t-il pas ces précautions à prendre, puisqu'il paraît les connaître? Un professeur ne doit avoir nul secret pour ses disciples, il doit les instruire de tout ce qu'il sait, de manière qu'un élève intelligent puisse un jour surpasser son maître : c'est ainsi que les sciences font des progrès. Pourquoi les exposer à l'accident qui est arrivé à *Lamotte*, qu'il cite à cette occasion, et qui était bien excusable dans le temps où il vivait? Pourquoi ne pas leur faire connaître ceux qui peuvent arriver après le tamponage de *Leroux*? Car il m'a été certifié par des Dijonnais, que de sept femmes tamponnées, cinq sont mortes avec ce moyen, parce que *Leroux* n'a jamais pensé à la compression de l'*uterus*.

Le citoyen *Baudelocque* dans sa troisième édition, a ajouté au paragraphe neuf cent quarante-neuf ce qui suit : « si l'on était obligé de tamponner le vagin dans ce dernier cas, comme nous l'avons fait plusieurs fois avec succès, il faudrait s'opposer au développement de la matrice, en appuyant d'une main sur la région hypogastrique , en embrassant pour ainsi dire , de tous les doigts , le corps de cet organe , en l'irritant et l'agaçant fortement, tandis que de l'autre main on soutiendrait et on appuierait le tampon, s'il le fallait, pour l'empêcher de sortir. »

Il est évident que, par cette addition faite quinze années après la réticence , le citoyen *Baudelocque* a eu l'intention de révéler son secret (qui cependant n'est pas de son imagination ; car je le pratiquais bien avant qu'il s'en doutât , et je l'avais conseillée dès 1773 à la nommée *Leroy*, maîtresse sage-femme, à qui j'en donnai la première leçon , soit dit en passant.) Ce professeur donne bien en 1796 une partie de ce secret, puisqu'il prescrit d'appuyer une main et des doigts sur le corps de la matrice , pendant que de l'autre on soutiendra le tampon. Mais comme je n'ai pas l'intelligence très-développée, je ne vois pas encore dans la manière dont ce précepte est donné, si je dois borner cette compression sur la matrice au seul temps pendant lequel je tamponnerai , ou si je dois continuer la compression, après que le tampon sera placé et assuré. *C'est là le pointcapital, et d'où dépend le succès du tamponage.* Car si on abandonne à elle-même cette matrice bien tamponnée, rien n'en sortira ; mais la perte aura lieu intérieurement, et le caillot qui s'y accumulera , ne fera que retarder la mort de la femme, et éviter à l'accoucheur le désagrément de la voir mourir, comme cela est arrivé plus d'une fois.

Ma méthode est plus sûre et va plus promptement au soulagement de la femme, elle atteint plus rapidement le but qu'on se propose, parce qu'en comprimant d'abord, avec les deux mains le corps et le fond de l'*uterus*, j'arrête subitement la perte, en faisant former un caillot, s'il ne l'est déja, ce que ne fait pas si promptement le tamponnage, et les agacemens conseillés par notre Professeur, lesquelles favorisent encore l'écoulement du sang, pendant qu'on tente ces moyens. Par la compression du caillot, je ferme, comme avec l'agaric, tous les orifices ouverts, et j'opère la dimotion du sang des vaisseaux utérins dans les gros troncs, d'où il arrive.

La postérité jugera auquel des deux moyens, elle doit donner la préférence ; j'espère encore comme je l'ai déja dit, que peu après ma mort, mes procédés seront généralement adoptés, et que cet ouvrage sera jugé très-utile à l'humanité.

Un grand homme (1) à dit, « tout homme qui écrit ne doit pas envisager seulement, le temps où il vit, ni ses concitoyens du moment ni la contrée qu'il habite ; il doit parler au genre humain ; il doit prévoir les races fu-

____

(1) L'abbé Mirabeau.

tures ;

tures ; en vain se flatterait-il de voir ses principes reçus avec bienveillance , par des esprits prévenus, ou contre ce qu'il écrit, ou contre lui-même ? C'est après sa mort que l'écrivain véridique triomphe ; c'est alors que les aiguillons de la jalousie , et les traits de l'envie émoussés, font place à la vérité.

S E C T I O N I I.

*Des Pertes par l'atonie de l'*uterus.

DANS les cas de perte qui sont la suite de l'atonie de l'*uterus* après une délivrance complète , mais prématurée , les remèdes que j'ai prescrits pour celles occasionnées par la présence d'un corps étranger, seraient mortels. Dans ce cas , il est un moyen que la nature fournit et met sous la main de l'accoucheur ; c'est le caillot qui se forme assez naturellement, ou qu'il faut faire former dans l'*uterus ;* et bien loin de l'extraire et de vider la matrice, comme l'ont recommandé les auteurs , je le comprime en bornant la matrice en tous sens. Ici les astringens sont aussi nécessaires , qu'ils sont dangereux dans les cas que j'ai décrits dans la sect. 1.re ; mais aussi il ne faut pas oublier que sans la compression dans l'un et l'autre cas, on n'obtiendra qu'un succès momentané, et que la compression est ici le moyen principal, *l'ancre du salut ,* et celui qu'il faut employer le plus promptement.

Nouveau procédé curatif.

Dd

Cette compression de l'*uterus* que je recommande comme le seul moyen qui puisse
sauver la femme dans le cas d'atonie, m'a si
bien réussi, que je n'ai jamais été dans le cas
de tamponner; j'ai même, comme on l'a vu
dans la quatrième observation, sauvé une
femme de la mort lente que procure le tampon,
en la faisant *détamponner*, et en y substituant
la compression qui n'empêche aucune action
de l'*uterus*; qui facilite même le retour de
son mouvement de ressort et de contraction.

En comprimant ce caillot, je ferme par ce
moyen tous les vaisseaux qui l'alimenteraient,
s'il n'était que mollement contenu. Je lui
donne plus de consistance; je le force à faire
plus long-temps l'office d'agaric, et j'assure
son plus long séjour dans l'*uterus*; je fais sur
les gros vaisseaux du bas-ventre une compression encore plus forte et plus nécessaire en
pareil cas que dans les précédens, pour en
diminuer l'action, ralentir le cours du sang
dans les vaisseaux utérins, et opérer une véritable dimotion, sans laquelle on ne peut espérer le bien qu'on se propose.

Pendant ce temps, le sang qui affluait dans
cette partie, ne pouvant plus facilement parcourir les mêmes voies, reflue dans les voisines; l'élasticité de l'*uterus* opère son froncement, rend d'abord la marche du sang plus
tortueuse, conséquemment plus lente dans
les vaisseaux de ce viscère, en rétrécit le cali-

bre, en oblitère peu-à-peu les cellules, et par cette marche, met fin à la perte.

Lorsque je suis certain que l'écoulement de l'*uterus* n'est plus que l'expression du caillot, ce qui se reconnaît à la couleur pâle des lochies, je le contiens avec trois ou quatre serviettes imbibées de nouveau vinaigre, et la bande de ventre, pour entretenir un poids sur l'*uterus* et les gros vaisseaux. Je laisse faire peu de mouvemens à l'accouchée; on ne donne pas de lavemens pendant les trois ou quatre premiers jours.

Au lieu d'émolliens et narcotiques, comme dans la perte entretenue par un corps étranger, il faut ici des toniques et des amers; et pendant que la compression existe sur l'*uterus*, il faut chercher à relever le ton et le ressort de ce viscère, non pas en sollicitant son action par le toucher, comme le conseille le citoyen *Baudelocque*, *toucher* qui est plus dangereux dans cette circonstance que dans *ses dilatations préparatoires*; mais il faut rappeler l'action du fluide vital par des boissons acidulées, quelques bouillons aiguisés de jus de citron et des eaux ferrugineuses; en un mot, par un régime convenable et analogue à l'état de la malade.

On parvient à rétablir l'action organique de l'*uterus* par celle de tout le système vasculaire, et ce viscère finit par reprendre des contractions qui sont annoncées plus ou moins tôt

D d..

par quelques tranchées faibles d'abord , mais qui par suite prennent plus ou moins d'éner-gie , suivant l'individu auquel on a à faire , et aussi en raison de la plus ou moins grande quantité de sang qu'il a perdu : souvent l'*uterus* chasse en entier et d'une seule con-traction ce caïllot que je n'ai jamais vu rester plus tard que le cinquième jour.

DENMAN dit à cette occasion , tom. 2 , sect. VI des hémorragies qui suivent l'expulsion du *placenta ,* pag. 409 de la traduction du cit. *Kluyskens.* « Dans quelques cas l'hémorragie ne suit pas immédiatement l'extraction du *placenta ,* elle se manifeste après un certain délai ; on peut supposer alors que la commu-nication entre le corps et la matrice s'était fermée sans s'être affermie , et qu'elle s'est rouverte par un effort trop prompt ou trop violent pour la situation de la malade. Ces circonstances démontrent clairement combien il est nécessaire de se rappeler , dans le trai-tement des hémorragies utérines , que ce n'est que par la contraction convenable de la ma-trice , que le danger qui les accompagne s'abat, et que la sûreté de la malade devient rassurée. Delà dans les hémorragies de ce genre , quel-que véhémentes qu'elles soient, l'accès des tranchées utérines démontre immédiatement que le danger est passé. »

Cette observation aurait bien dû sug-gérer à *Denman* la compression de l'*uterus pour soutenir et consolider cette fermeture dé communication entre la matrice et le corps,* qui n'est autre chose selon moi que la dimotion sanguine des vaisseaux utérins, et le reflux de ce fluide dans les troncs qui fournissent ces vaisseaux ; cependant il n'y a pas pensé, car il n'en parle pas ; tandis qu'il s'étend beaucoup sur un moyen qu'il aurait pu se dispenser, de nous communiquer, parce qu'il est non-seulement inutile, mais dangeréux à employer ; *c'est celui de laisser pendant plusieurs heures, le* placenta *dans le vagin sur l'orifice de la matrice, pour éviter la perte,* dit-il, *lorsqu'il y a disposition.*

Comment un homme qui connaît l'action et le mécanisme de l'*uterus*, puisqu'il a dit plus haut que ce n'est qu'aux contractions de ce viscère qu'on devra la sûreté de la femme, peut-il nous donner pour moyen d'éviter la perte, le séjour du *placenta* sur l'orifice de l'*uterus* dans le vagin ? Si pendant ce temps il ne survenait pas de contractions, la perte intérieure aurait lieu, et remplirait le corps de la matrice, et au moment de l'extraction de ce *placenta* de dessus l'orifice, elle se manifesterait au-dehors. Si les contractions ont eu lieu, son moyen qui ne peut les avoir opérées, est au moins inutile, et deviendrait dangereux, s'il pouvait persuader quelqu'un, qui dans cette confiance attendrait patiemment : ce moyen ne sert qu'à tenir une famille dans l'incertitude et la crainte, comme il paraît, d'après lui-même, qu'on le lui a reproché. En pareil cas, je n'attends pas la perte ; sitôt après la délivrance je comprime l'*uterus*, en faisant appliquer le *carreau* sec, soutenu de la bande de ventre, que l'on serre le plus possible sans incommoder l'accouchée.

Les procédés que je viens d'indiquer pour l'un et l'autre cas de perte, m'ont si bien réussi, que ces accidens ne m'ont enlevé aucune femme dans le cours de quarante années de pratique, comme je l'ai déja observé, et que, communiquées à d'autres praticiens et à des sages-femmes, le même succès a suivi leur usage, et constamment évité le tampon que je regarde comme un moyen extrême, et dont l'usage a des suites fâcheuses, sur-tout quand il est conservé plusieurs jours. J'en ai vu un funeste exemple en l'an 4 de la république Française, sur la femme d'un ancien valet-de-chambre de madame de Montesson, qui mourut à *Neuilly*, d'une suppuration et perte lymphatique, après un tamponage interne qu'on avait laissé pendant trois jours.

Réflexions. Les physiologistes sentent parfaitement que ce tampon, à la méthode de *Leroux*, s'oppose au mouvement de ressort si nécessaire pour amener les contractions ; que conséquemment il s'oppose au dégorgement de la matrice, et qu'il doit plutôt entretenir son atonie que favoriser ses contractions, puisqu'il ne recommande pas même la compression qui est réellement l'agent principal dans le cas d'atonie ; mais qui dans le tamponage intérieur, de l'*uterus* deviendrait douloureuse, au point de ne pouvoir être supportée à cause des corps solides avec lesquels on forme ce tampon.

Tant que l'*uterus* reste plein de linge, ou de filasse avec lesquels on le tamponne, il ne peut se rapetisser ; il reste au moins dans l'inaction, s'il ne s'étend pas par le sang qui peut se coaguler derrière ce tampon : les liqueurs dont ses cellules sont pleines, ainsi que celles répandues dans le tissu cellulaire de l'interstice de ses mailles fibreuses, restent en stagnation ; delà les engorgemens, l'inflammation de la membrane interne de ce viscère, et par suite la suppuration, comme je l'ai vu.

Levret est le premier qui ait pensé à la compression de l'*uterus*, car après avoir conseillé l'extraction des caillots, comme l'ont dit et fait tous ceux qui l'ont précédé, il dit *qu'il faut appliquer une serviette imbibée de vinaigre, la maintenir avec un bandage de corps mollement serré.* C'est en exécutant ce précepte, que j'ai reconnu qu'il est dangereux d'extraire les caillots, 1.º parce que l'introduction de la main dans l'*uterus* pour cette opération, fait couler des flots de sang, qui loin de provoquer des contractions utérines, font tomber ce viscère dans une atonie plus profonde. 2.º C'est qu'il se forme d'autres

caillots l'instant après , et que s'il y avait nécessité à extraire les premiers , il n'y aurait pas
de raison pour laisser les derniers ; et qu'en
suivant ce principe , on aurait jusqu'à la dernière goutte de sang de la femme. Immman-
quablement j'eus fait une victime, si cette
réflexion ne fût venue promptement à mon
secours.

Heureusement que cette femme était un peu
maigre , ce qui me facilita la compression de
sa matrice entre mes deux mains. Au bout
d'une heure , je remplaçai cette compression
par celles des serviettes imbibées de vinaigre ,
et je m'apperçus alors qu'il ne fallait pas seulement *les contenir mollement ;* mais qu'au
contraire la bonne compression était de nécessité absolue dans les premières heures , et qu'il
faut serrer la bande de ventre , autant que la
femme peut la supporter. Mais il y en a qui
sont sur ce point extrêmement sensibles ; alors
la compression avec la main doit être continuée plus long-temps.

J'aime à rendre hommage au mérite de
Levret , et quoique son moyen ne fût pas
parfait , c'est à lui à qui je dois la meilleure
idée que j'aie eue ; car sans son conseil
de la *légère compression ,* qui sait si elle me
fût venue à l'esprit ? Puisqu'elle n'était encore
entrée dans aucune tête , pas même dans celle
de *Leroux* qui a tant vu de ces pertes. Je ne
fais donc que perfectionner l'idée de *Levret ,*

et je dis que, lorsqu'on ne peut avoir de promptes contractions, il faut sans délai opérer une bonne compression, et renoncer au tamponage.

Denman qui n'a pas pensé à la compression de la matrice, n'est pas d'avis qu'on la vide des caillots qu'elle peut contenir. Ce n'est pas dans l'intention de les opposer à la perte, mais seulement par insouciance, parce qu'il croit que la nature s'en débarrasse toujours. Voici ce qu'il dit à ce sujet, tom. 2, section 6 des hémorragies qui suivent l'expulsion du *placenta*, pag. 413.

« En appliquant la main sur le bas-ventre, on s'apperçoit quelquefois manifestement au volume de la matrice, que sa cavité contient de grands caillots. Il faut en dilatant doucement l'orfice, tâcher de leur procurer une issue, même introduire la main. Pour cet effet, on suppose que la continuation de leur séjour entretient la distention de la matrice et prolonge l'hémorragie. Cette méthode peut remplir le but pour lequel on l'a recommandée ; mais elle n'est pas nécessaire, car je ne l'ai jamais pratiquée, ni je ne me suis jamais mis en peine de l'état de la matrice, à moins qu'après l'extraction du *placenta*, son fond ne fût renversé : j'ai toujours abandonné à la nature le soin d'expulser tous les caillots qui auraient pu être restés. »

Je voudrais que cet auteur ne se fût pas

contenté de démontrer l'inutilité de vider la matrice des caillots ; mais qu'il eût appuyé sur le danger de le faire, puisque pendant qu'on y travaille, on fait encore couler beaucoup de sang, et que c'est toujours aux dépens de la masse de ce fluide, qu'il se formera d'autres caillots, et non aux dépens de l'*uterus* seul.

Je n'ai jamais été d'avis du tampon, quoiqu'approuvé par une académie respectable dont j'avais l'honneur d'être correspondant. Le caillot et la compression par laquelle je le fais contenir, ne s'opposent pas au rétablissement du ressort de l'*uterus*; il le permet et le favorise même par sa mollesse et la compression dont il est encore susceptible. Nous en avons la preuve dans la manière dont ce viscère s'en débarrasse ; car lorsqu'il ne peut plus le comprimer, il le chasse à différentes fois au moins, et par portions analogues au ressort qu'il reprend.

Moyen de prévenir les pertes après la délivrance.

Enfin, ce qui est d'un avantage inappréciable, c'est que l'on peut prévenir des pertes, en employant cette compression promptement après la délivrance, suivant le genre d'accouchement et la nature des contractions qui le terminent, spécialement dans ceux où les maux de reins ont beaucoup tourmenté la femme, parce qu'alors les contractions sont rarement franches. J'en ai recommandé l'usage promptement après les accouchemens par relâchement, aux praticiens et aux sage-femmes à qui je l'ai communiqué.

Premier fait.

Ce fut en 1773 que j'eus pour la première fois occasion d'indiquer ce procédé à une sage-femme qui avait déja vidé l'*uterus* des caillots qui s'y étaient formés, et elle se disposait à le vider encore une fois lorsque j'arrivai, parce que la femme éprouvait de la suffocation (1). Je comprimai la matrice avec le *carreau* imbibé de vinaigre, je la bornai dans tous les sens pendant plus d'une heure ; pendant ce temps je fis donner à l'accouchée de l'air frais, je lui fis respirer la vapeur du vinaigre, et je lui donnai pour boisson un peu d'eau fraîche avec de l'eau de fleurs d'oranges ; le spasme se calma, et après ce temps, j'eus l'espoir de

______

(1) Cet étouffement qui accompagne quelquefois les pertes, est-il bien réellement l'effet de la présence des caillots ? Je ne puis le croire ; cette suffocation est spasmodique : elle provient de l'affaissement survenu dans tout le systéme, par la perte, et non de le présence des caillots, car ils ne peuvent pas plus froisser les nerfs de l'*uterus* que le faisait le produit de la conception, quelques heures avant : ce n'est donc pas leur présence qui nuit, mais l'affaisement de tout le systême vasculaire et nerveux ; ils ne sont pas nuisibles par eux-mêmes, il faut donc les conserver, puisqu'on peut en tirer un très-grand avantage par la compression, qui devient d'autant plus urgente, que l'atonie et la perte sont plus considérables.

retirer cette femme de l'état dangereux où je la trouvai.

Trois heures après je lui fis prendre un premier bouillon aiguisé de jus de citron, et j'en ordonnai la continuation de quatre en quatre heures, jusqu'à ce que je revinsse la voir ; je la laissai dans un état tranquillisant, parce que les caillots étaient maintenus par le *carreau* et la bande de ventre. Le lendemain, elle était moins faible, l'*uterus* ne fournissait plus rien. Après soixante-seize heures, elle rendit des caillots bien fermes et bien exprimés : la totalité équivalait au volume d'une bouteille de pinte. Après cette évacuation, on renouvela le carreau, qui fut appliqué à sec ; on le rendit plus volumineux, afin de lui donner le poids nécessaire pour continuer la compression, pendant plusieurs jours, sur les gros vaisseaux, tout en serrant moins la bande de ventre.

Quelques années après, m'étant trouvé avec la sage-femme qui me fit appeler pour un enfant qui se présentait dans une mauvaise situation, elle m'assura qu'elle n'avait pas oublié la leçon, et qu'elle ne s'était plus trouvée dans un cas de perte, parce qu'elle avait toujours attendu le signal de la nature pour délivrer, et parce qu'elle en avait évité quelques-unes, en appliquant le *carreau* sec et la bande de ventre promptement après la délivrance, et quelquefois imbibé de vinaigre, suivant l'abondance de l'écoulement.

Second fait.

Ce fut en 1779, que j'eus pour la seconde fois l'occasion d'indiquer ce moyen à une sage-femme, à la suite d'un accouchement prématuré de deux mois ; car la femme ne se croyait grosse que de sept tout au plus, lorsqu'elle accoucha : son enfant n'était ni si gros, ni si grand qu'ils le sont ordinairement à ce terme, et il était moins vivace. Cet accouchement me parut être occasionné par relâchement ; car il y a avait chez cette femme, œdématie depuis la partie sexuelle jusqu'aux bouts des pieds ; les douleurs qu'elle éprouva, étaient si faibles (à ce que me dit la sage-femme), qu'elle ne croyait pas qu'on pût accoucher avec de pareilles. Elle sommeillait un peu, lorsque cette femme lui cria tout-à-coup qu'elle accouchait. En découvrant le lit, elle trouva un enfant assez faible pour ne pouvoir pas crier. Pendant qu'elle donnait des secours à cet enfant, la mère s'évanouit, et la perte arrivait à flots.

Heureusement pour cette femme qui logeait vis-à-vis de chez moi, que j'étais à la maison au moment où on vint me chercher. Je débar-rassai promptement cette femme du *placenta* qui était décollé, et j'arrêtai la perte par les mêmes moyens que j'ai déja décrits ci-dessus. La canvalescence de celle-ci fut plus longue et plus difficile à opérer que celle dont j'ai parlé plus haut.

SECTION III.

Des Pertes occasionnées par le défaut de sai-gnées pendant la gestation.

L'ORIGINE de beaucoup de pertes après l'accouchement , est souvent due au défaut de saignée pendant la grossesse, spécialement dans les deux ou trois derniers mois. Faute de saigner à-propos une femme grosse, ses vaisseaux utérins s'engorgent , leur calibre s'étend et devient quelquefois aussi volumineux que celui de plumes à écrire.

Leroux dit en avoir trouvé d'assez dilatés pour permettre l'introduction du doigt d'un jeune enfant. D'après cela, il était donc bien essentiel de faire connaître l'utilité de la saignée chez la plupart des femmes grosses, et le danger de ne pas s'y soumettre , lorsque le besoin est arrivé ; mais aussi il ne faut pas le faire inconsidérément, car c'est une erreur que de croire que la femme grosse a toujours trop de sang , et qu'on peut très-souvent la saigner sans rien craindre. Voyez *Régime physique des femmes grosses* , pag. 189.

CHAPITRE XXIV.

De la Saignée nécessaire à quelques enfans au moment de leur naissance.

APRÈS avoir fait connaître les dangers qui peuvent résulter pour l'enfant et pour la mère, lorsque celle-ci apporte une trop longue résistance à la saignée pendant la grossesse, il faut parler de la nécessité de saigner quelques enfans au moment de leur naissance.

Il est deux cas où cette saignée est d'une nécessité absolue à l'enfant qui naît : 1.º lorsqu'après un long travail, l'enfant franchit enfin, par les seules forces de la nature, l'obstacle qui l'a long-temps arrêté ; ou lorsque l'accoucheur le lui a fait franchir par le secours du forceps, il est rare qu'on puisse se dispenser de laisser couler une, deux, ou trois cuillerées de sang par le cordon ombilical, avant que d'en faire la ligature, suivant l'état de pléthore où l'enfant se trouve alors, parce qu'une compression trop long-temps soutenue sur le cerveau, peut faire perdre à cet organe une partie de son ressort, et occasionner quelqu'engorgement, conséquemment empêcher l'égale élaboration et distribution du fluide nerveux. Je crois avoir observé qu'en général, les premiers nés ne sont pas toujours les plus intelligens des familles (1).

____

(1) Je dis les premiers nés, parce que ce sont eux que la nature retient ordinairement plus long-temps au passage; mais comme elle a toujours ses exceptions à ses loix, il n'en est pas moins vrai, que cet accouchement est quelquefois le plus court de tous; car différentes causes peuvent rendre un accouchement fort long, sans tenir pour cela l'enfant long-temps au passage : ainsi nous dirons qu'il faut saigner par le nombril, tout enfant qui aura été long-temps arrêté au détroit inférieur du bassin, fût-il le douzième de la famille.

J'ai pensé trop tard à faire cette observation , pour pouvoir vous la donner comme un fait constant et avéré ; mais je conseille de la faire, pour se décider à laisser échapper quelques cuillerées de sang, (comme je l'ai dit plus haut), du nombril des enfans qui auront supporté une longue compression sur le cerveau , en traversant le détroit inférieur du bassin. C'est le seul moyen de rendre l'élasticité à cet organe, pourvu que la dose ne soit pas trop abondante.

2.º Il faut saigner l'enfant par le cordon ombilical, toutes les fois qu'il est devenu trop court par les circonvolutions qu'il fait souvent autour de son cou, pour empêcher sa sortie entière , et que l'on est forcé de le détourner, ou de le couper, entre les lèvres de la vulve , pour opérer la sortie complette de l'enfant, sans occasionner accident. Dans ces cas , on ne doit pas négliger de laisser couler un peu de sang , en raison de l'état d'engorgement qui se reconnaît à la couleur violette de l'enfant ; car il vient au monde dans une espèce d'apoplexie sanguine , attendu que la compression de ce cordon est quelquefois si forte dans le dernier moment de l'accouchement , que les artères ombilicales qui servent de décharge à l'enfant, tant qu'il est dans le sein de sa mère , n'ont presque plus de jeu, et laissent passer bien peu de sang au *placenta* , spécialement quand ces artères entourent la veine , comme je l'ai vu une fois.

Il ne faut pas saigner ceux qui naissent as-
phyxiés , qui est l'état opposé au précédent ;
car dans ce cas l'enfant est pâle , affaissé et
tous ses membres dans un relâchement effrayant;
en un mot, il n'est moribond qu'à cause que
les artères ont conservé assez de jeu et assez de
ressort, pour continuer de porter du sang au
placenta ; tandis que le retour de ce même
sang par la veine ombilicale , a été de beaucoup
ralenti, pour ne pas dire intercepté, pendant
quelques secondes , parce que la veine ombilicale est ordinairement plus à l'extérieur du
cordon que les artères, et que cette même
veine, faisant ordinairement la spirale autour
des artères , se trouve plus exposée à la compression par les circonvolutions de ce cordon.

Quand cet état dure quelques minutes, la
mort de l'enfant devient certaine, parce que
le mouvement du cœur ne peut plus être entre-
tenu par l'arrivée d'un nouveau fluide. Dans
ce cas, loin de laisser perdre du sang à l'enfant, il faut le ranimer, en le frottant d'eau-
de-vie, de la tête aux pieds, spécialement sur
la région épigastrique; il faut lui frotter les
narines avec de l'oignon ou de l'ail, ce qui
le fait éternuer; il faut lui souffler un peu
d'eau-de-vie dans la bouche; en un mot, il
faut réveiller et provoquer les mouvemens du
cœur, sans lesquels l'enfant est perdu : heureusement que le cas de l'asphyxie est infiniment plus rare chez les enfans qui naissent,

que celui de l'apoplexie convulsive; pour lequel une évacuation de deux, ou trois cuillerées de sang, au plus, peut suffire.

J'ai observé que les enfans nés avec le cordon autour du cou, et ceux qui sont nés après un long travail, avec le secours, ou non, du forceps et qui n'ont pas été saignés comme je viens de le dire, sont plus sujets aux convulsions que les autres; la couleur plus ou moins violette qui subsiste quelquefois, plusieurs jours, sur ces enfans, prouve qu'ils ont souffert un fort engorgement : une mère de cinq enfans nés avec le cordon autour du cou, me disait encore il y a peu de temps, que de tous ses enfans, elle n'avait perdu que celui qui ne fut pas saigné au moment de sa naissance, et elle le perdit dans les convulsions.

Indépendamment de ces cas, où la saignée par le cordon ombilical est d'absolue nécessité, je crois qu'on doit souvent la pratiquer sur les enfans très-replets; parce que la prompte ligature de ce cordon, produit, vers l'aorte et le cœur, un reflux de la portion du sang dont l'enfant se débarrassait dans le *placenta*, par ses artères ombilicales. Ce reflux produit surcharge chez lui, et peut forcer tout le système vasculaire du cerveau, si le canal artériel est étroit et si la distribution ne se fait pas promptement dans les poumons; alors il peut produire sur les vaisseaux les plus faibles, quelques varices qui deviennent, par la suite, la source des convulsions, et même de l'épilepsie.

C'est dans l'intention d'éviter ces désordres, que je commence toujours par la ligature de la portion de ce cordon que je laisse au *placenta;* celle de l'enfant restant entre mes doigts, je suis plus maître de laisser échapper une cuillerée de sang, plus ou moins, suivant le besoin.

CHAPITRE XXV.

Cause des cris de l'enfant qui naît. Moyen de les modérer.

L'ORGANISATION et l'existence de l'homme sont des sujets d'admiration continuelle pour celui qui réfléchit et médite. La structure de la poitrine n'est pas une des parties qui doive le moins la provoquer, et la connaissance, même superficielle de cette partie, nous démontre les soins et attentions que nous devons lui porter, spécialement dans les premiers momens de la vie ; car c'est de son développement complet et parfait que dépend, non-seulement la bonne santé, mais encore la longévité de la créature.

La mobilité des côtes, l'élasticité des cartilages qui les terminent, leur mode de réunion avec la colonne dorsale, nous prouvent que cette partie est constituée pour s'agrandir et

E e..

se resserrer alternativement. Qui pourrait mieux opérer cette action et réaction, que l'air extérieur qui s'y précipite et en ressort l'instant après ?

La physique nous a démontré que les parties douées d'élasticité, la reprennent après une compression quelconque, et qu'elles dépassent le volume qu'elles avaient avant cette compression, si elle a été forte. L'enfant n'a donc pas plutôt franchi le détroit par lequel la nature le conduit au monde, qu'il fait une inspiration qui est l'effet mécanique et naturel de la compression que sa poitrine a éprouvée en sortant du sein de sa mère : l'air entrant dans les poumons à la faveur de cette inspiration, parcourt toutes les bronches de cet organe, lui communique un mouvement d'élévation, et en sortant l'instant après, lui donne un mouvement d'abaissement qui deviennent alternatifs, et ne peuvent plus cesser qu'avec la vie.

Plus on réfléchit sur les cris d'un enfant qui vient au monde, et qui commencent dès le premier moment où il respire, plus il est aisé de se persuader que ce sont les sensations douloureuses que l'air lui fait éprouver en traversant les bronches de ses poumons, qui excitent ses cris.

Non-seulement cet élément est très-différent de celui qu'il quitte, car l'eau dans laquelle nageait l'enfant, est douce, mucilagineuse, chaude, presque au même degré que lui ; mais elle n'avait sur lui aucune action à laquelle il ne fût habitué, comme le poisson ; tandis que l'air dans lequel il entre, quelque chaud qu'il soit, est froid par comparaison, le presse de tous côtés, pénètre des organes et viscères qui n'y sont pas habitués, et change le mode que la nature a suivi jusqu'à ce moment pour le faire exister. Il est tellement affecté de toutes ces sensations nouvelles, qu'il tremble des membre et souvent de la mâchoire même.

Aucun auteur que je connaisse ne s'est occupé jusqu'à présent, du moyen de tempérer et modérer le premier accès de l'air à l'enfant qui naît, parce qu'il lui est de la plus grande nécessité. Cet élément, dont il n'avait pas besoin avant sa naissance, est un nouvel instrument de son existence, et devient dès ce moment un des principaux agens de sa vie ; mais sans le priver d'air, je voudrais qu'on ne découvrît pas la mère, comme on le pratique le plus ordinairement, sans nécessité, au dernier moment de l'accouchement ; parce qu'alors le premier air qui frapperait l'enfant qui pénétrerait la trachée de ses poumons, serait moins actif, car l'atmosphère qui se trouve sous les couvertures de la mère, est moins frais et moins sec, conséquemment plus analogue pour le premier moment. Je voudrais aussi que lorsqu'on retire l'enfant de dessous les couvertures, on prît la précaution

Moyen de modérer les sensations douloureuses de l'air à l'enfant qui naît.

de le couvrir de la tête aux pieds, d'un linge simple, à travers lequel l'air ferait sentir plus doucement ses premiers effets, précaution que je n'ai jamais manqué de prendre dans les accouchemens naturels.

Le froid et la sécheresse doivent faire sur un individu si faible, nouvellement sorti d'une eau chaude, dont sa peau et les houpes nerveuses sont encore imbibées, des sensations si douloureuses, qu'il ne faut pas s'étonner s'il crie dès le premier moment que l'air le frappe et le pénètre.

D'après toutes ces réflexions, il me paraît d'une nécessité absolue, de ne pas l'exposer nud à l'air de la chambre où il vient au monde, et encore moins de le laver à l'eau froide, dès le premier moment, comme le conseille *Tissot;* car l'enfant qui sort du sein de sa mère, quitte un bain chaud, dans nos climats, d'environ 27 à 29 degrés; conséquemment il n'est pas prudent de l'exposer à l'air frais, encore moins de le plonger dans l'eau froide pour le laver : on doit commencer par de l'eau tiède, selon la saison, pour passer successivement les jours après, à une eau moins tiède, puis à l'eau froide.

CHAPITRE XXVI.

*Des Renversemens de l'*uterus.

LES renversemens de l'*uterus* sont des accidens qui ordinairement n'ont lieu qu'au moment de la délivrance ; conséquemment ils doivent trouver leur place ici : ils sont de deux espèces ; savoir, l'incomplet et le complet.

SECTION PREMIÈRE.

Du Renversement incomplet.

LE renversement incomplet de l'*uterus* arrive ordinairement par la dernière contraction expultrice de ce viscère, lorsque la femme s'aide trop, et soutient cette douleur par des efforts prolongés après la sortie de l'enfant ; et aussi par le tiraillement du cordon ombilical qui quelquefois est naturellement trop court, ou devenu tel, par les circonvolutions qu'il fait autour de l'enfant qui entraîne le fond de l'*uterus* auquel adhère le *placenta ;* ou parce que l'Accoucheur, ou la Sage-Femme peu expérimentés, ne se doutant pas de cet évènement, continuent l'extraction de l'enfant sans s'arrêter, au lieu de couper le cordon.

L'effet que produit ce renversement, est une protubérance du fond de l'*uterus* dans son corps qui représente à-peu-près le fond d'un bocal bombé, vu dans le bocal même ; il forme à l'extérieur du ventre, au milieu de la région hypogastrique , une tumeur en demi-cercle sans fond ; tandis que l'*uterus* contracté forme une tumeur arrondie à son fond. L'Accoucheur ne doit jamais délivrer avant que d'avoir passé la main sur la région hypogastrique , pour s'assurer si ce fait n'existe pas : aussi bien que pour reconnaître quelle région de la matrice occupe le *placenta*.

Ce petit renversement occasionne souvent un peu de gêne dans la respiration ; mais de quelque manière que l'accoucheur s'en apperçoive, il doit aussitôt faire cesser cet état en portant la main dans l'*utérus* et en appuyant sur le *placenta ,* pour repousser ce fond : cet accident est de peu de conséquence , quand on s'en apperçoit assez tôt; mais si on n'y faisait pas attention avant de délivrer, il donnerait lieu au renversement complet.

Section II.

*Du Renversement complet de l'*uterus.

Le renversement complet de l'*uterus* est un accident majeur, ordinairement occasionné par une délivrance prématurée et une mauvaise manière de l'opérer ; il n'arrive que quand la solidité du cordon ombilical et son expansion vasculeuse dans la masse du *placenta* permettent les efforts dont j'ai parlé à l'article de la délivrance, et lorsque par oubli , ou par ignorance on tire avec force le *placenta* par le cordon ombilical dans le temps du repos de l'*uterus,* et avant que ce viscère n'ait donné le signal de sa délivrance, parce que l'*uterus* dans son inertie suit le *placenta* qui lui est adhérent : alors la face interne de ce viscère devient sa face externe. Cet accident est heureusement fort rare ; il y avait long-temps que cet évènement n'avait eu lieu, à Paris lorsqu'en 1773, trois femmes éprouvèrent ce malheur dans l'espace de 4 à 5 mois.

La première demeurait rue Dauphine , (aujourd'hui de Thionville) ; après les procédés de différentes personnes, pour réduire ce viscère, et le remettre dans son état naturel, on appela *Levret ;* cet habile Accoucheur ne put tenter la réduction de l'*uterus,* à cause du gonflement de son corps et de la constriction de son orifice : il eut la douleur de voir mourir cette femme le cinquième jour après cet accident, par la gangrène survenue autant par l'étranglement, que par les compressions opérées pour la réduire.

La seconde femme qui éprouva ce malheur, demeurait rue des Prouvaires ; je fus mandé, mais n'étant pas chez moi à ce moment, on amena un autre Accoucheur ; la convulsion et la perte ne lui donnèrent pas le temps de tenter la réduction, la femme mourut presque aussitôt ; voilà ce qui me fut dit par plusieurs personnes, notamment par le Chirurgien de cette maison, que j'y trouvai.

La troisième demeurait rue Traversière ;
du faubourg Saint-Antoine ; j'arrivai chez elle
avant que personne ne l'eût touchée ; la Sage-
Femme ne l'avait pas encore abandonnée ; cette
femme me dit qu'ayant trouvé le *placenta*
adhérent, elle avait tiré le cordon ombilical,
en recommandant à l'accouchée de pousser et
de s'aider ; et que sans beaucoup d'efforts de
sa part, tout ce que je voyais était sorti ; que
la résistance avait été si faible, que quoique
l'accouchée eût jeté un cri, elle aurait cru
n'avoir amené que le *placenta*, si cette femme
n'était tombée en convulsion ; et qu'en attendant du secours, elle avait fait saigner cette
femme, que je trouvai dans un état d'angoisse
et de suffocation effrayant.

Depuis ce renversement, le *placenta* s'était
entièrement détaché ; l'étranglement de l'orifice spécial de l'*uterus*, était tel, que je ne
pus y introduire le doigt ; la perte n'ayant pas
été abondante, je fis faire une seconde saignée ; trois heures après je la fis réitérer, et
pendant ces trois heures, je me précautionnai
de tout ce qui était nécessaire pour baigner la
la malade, si l'étranglement ne cédait pas à
la troisième saignée. Les saignées, le bain, et
une potion anti-spasmodique ne firent que
diminuer la suffocation où javais trouvé cette
femme.

La constriction de l'orifice de l'*uterus*, et
le gonflement de son corps étaient encore le

soir, dans un état désespérant ; je remis les tentatives de réduction au lendemain, dans l'espoir que la potion dont elle devait continuer l'usage, pourrait opérer le relâchement que je desirais. Le lendemain matin, je trouvai les choses au même état que je les avais laissées (1) ; dès-lors je portai tous mes soins à empêcher la gangrène : c'est le seul succès que j'aie obtenu dans cette affaire, car l'orifice de l'*uterus* se resserra toujours en proportion du dégorgement de ce viscère.

Avec des cataplasmes émolliens, puis résolutifs ; des douches et des lotions de quinquina, des boissons de quinquina nitrées, je parvins à réduire ce viscère au plus petit volume possible ; en sorte que vingt jours après, l'*uterus*

---

(1) Je fus tenté de faire cesser l'étranglement de cet *uterus* par un coup de bistouri à gaîne, dans le muscle orbiculaire ; mais comme je n'avais pas d'exemple d'un pareil procédé, je n'osai l'exécuter : plus j'y ai réfléchi, plus je crois à la possibilité de cette opération, *que je soumets au jugement de mes collègues ;* attendu qu'il est reconnu qu'une déchirure au col de viscère, ne compromet pas la santé de la femme qui la supporte, et que cette déchirure n'empêche pas la fécondation.

Je crois que l'espoir d'autres grossesses pourrait ne pas être perdu dans les cas où on se déciderait à la section de la majeure partie seulement du muscle orbiculaire, qui se réunirait plus facilement, en faisant cette section à la partie supérieure, que dans le cas de déchirure. Le lithotome caché serait d'une grande ressource pour cette opération.

n'excédait pas la vulve, et par suite, elle se retira encore, de manière que cette femme porta sa matrice dans le vagin, comme une cloche porte son battant : elle s'est si parfaitement rétablie, que deux mois après elle put reprendre les exercices de son ménage.

J'avais vu un pareil renversement à Dijon pendant le cours de mes premières études chirurgicales ; ce fait n'avait pas eu une fin si heureuse, vraisemblablement à cause des tentatives faites pour la réduction pendant l'étranglement.

Ces quatre faits, et trois autres de ce genre, qui ont eu lieu à Paris depuis cette époque, et dont je n'ai pas connu les détails, mais dans lesquels je suis certain que les femmes ont succombé, m'autorisent à croire et à dire que toute tentative de réduction, lorsqu'il y a étranglement, ne sert qu'à meurtrir l'*uterus*, et à y amener la gangrène, et que dans des cas semblables à ceux que je viens de décrire, il vaut encore mieux abandonner la réduction, que de conduire à une mort certaine la malheureuse victime qui, comme vous le voyez, peut vivre et être encore utile à sa famille, malgré l'infirmité qui résulte de l'accident et de l'abandon.

Depuis la rédaction de ces observations, il est arrivé dans la commune de *Ruel*, département de *Seine* et *Oise*, un renversement complet de l'*uterus*, à la suite d'une délivrance prématurée, après un accouchement naturel, lequel renversement, la Sage - Femme prit d'abord pour une môle. Ce renversement occasionna de si grands accidens, que l'on crut pendant plusieurs jours, qu'on n'aurait pas le temps de faire venir du secours ; cependant la femme étant encore au même état le quatrième, le Chirurgien du lieu décida les parens à faire venir un Accoucheur de Paris : M. Ané, notre collègue, s'y rendit le 13 floréal an 7, qui était le quatrième jour de l'accident.

Quoique la femme fût moribonde, tant par l'accident, que par la quantité de sang qu'elle avait perdu, et par une rétention d'urine qui existait depuis ce renversement, il n'en fallut pas moins la dextérité de ce Chirurgien pour parvenir à la réduction de ce vicère, dont l'orifice lui offrit encore un peu de résistance, à ce qu'il m'a dit.

Ce renversement prouve à quel degré d'atonie l'*uterus* peut parvenir après sa vacuité complète, puisqu'un état aussi contre-nature n'a pu faire renaître l'irritation du muscle orbiculaire, qui produit ordinairement l'étranglement qui accompagne presque toujours cet accident, et qui à lui seul le rend si dangereux, que plusieurs n'ont pu être réduits. Cette observation prouve encore qu'il est intéressant, pour ne pas dire nécessaire, de ne pas tenter la réduction, tant qu'il y a étranglement.

Je suis bien étonné qu'aucun auteur de l'art des accouchemens ne se soit occupé de ces accidens, et n'ait encore prescrit aucune méthode de secourir, en pareil cas, les femmes qui deviennent toujours victimes du trop de précipitation que l'on apporte ordinairement à la réduction de ce viscère ; j'espère que mes observations seront un jour de quelque utilité, puisque de sept évènemens, les deux qui n'ont pas fini tragiquement, sont, 1.º celui où il n'y a pas eu, de ma part, de tentatives pour la réduction ; 2.º celui où la nature abandonnée à elle-même a mis l'Accoucheur dans le cas d'opérer heureusement la réduction le quatrième jour du renversement.

CHAPITRE XXVII.

Des différens genres d'Accouchemens , de leurs définitions et dénominations selon les anciens.

MAINTENANT que vous êtes bien au fait des accouchemens naturels, voyons ceux que nos antécesseurs appellent *laborieux* et *contre-nature*, pour la dénomination desquels je ne puis être de leur avis. Ils appellent accouchement contre-nature, tous ceux où l'enfant ne présente pas la tête ; il est évident qu'ils ont abusé de cette dénomination, car il est dans l'ordre de la nature, que l'enfant sorte du sein de sa mère, par l'une ou l'autre de ses extrémités : ainsi donc toutefois qu'il présente les pieds, il est dans un ordre naturel.

Cependant, en considérant l'accouchement où l'enfant se présente par les pieds, comme un accouchement naturel, nous observons qu'il n'est pas le plus fréquent, ni le plus avantageux pour lui ; car il s'en faut de beaucoup que cet accouchement se termine toujours aussi heureusement pour l'enfant, et spécialement pour l'*enfant mâle* (1), que celui où il présente la tête dans un bonne position ; aussi la nature ne l'offre-t-elle pas une fois sur cent : mais il n'en est pas moins vrai que cet accouchement est bien éloigné d'être *contre - nature* : ces accouchemens sont naturels, mais naturels au second genre ; car il est bien prouvé qu'une partie d'eux, se termine quelquefois par les seuls efforts de la nature, d'autres fois avec un peu d'aide ; mais très-fréquemment avec les seuls secours de la main.

Lorsque l'enfant présente toute autre partie que l'une de ces deux extrémités, savoir la tête ou les pieds, la position est bien *contre-nature*, puisqu'il est impossible qu'il sorte dans cette position ; mais l'accouchement ne peut pas être appelé contre-nature, puisqu'on doit l'opérer en le ramenant dans l'ordre de l'accouchement naturel du second genre ; c'est-à-dire, en le faisant naître par les pieds.

(1) Dont la compression du *scrotum* devient quelquefois mortelle.

En suivant l'étymologie du mot contre-nature, *contra, vel adversus naturam*, on sent que contre-nature est l'opposé de ce qui suit les loix de la nature : or, puisque dans ce cas, on accouche par les voies de la génération, de quelque manière que l'enfant se présente, l'accouchement devient donc naturel ; conséquemment nous ne devons pas appeler accouchement contre-nature, celui où on est obligé de retourner l'enfant, parce qu'il n'y a que sa position qui ne soit pas naturelle ; et que, quelque contre-nature que soit cette position, l'accouchement rentre dans la classe des naturels du second genre (1).

Lorsqu'on voudra donner à chaque espèce d'accouchemens une dénomination qui lui soit propre, on appellera accouchemens naturels irréguliers, ceux où l'enfant présentera les pieds, les genoux ou les fesses ; et *accouchemens non-naturels*, ceux où l'enfant présentera toute autre partie, que l'une ou l'autre de ses extrémités, parce qu'effectivement il ne peut naître sans qu'on le retourne pour le faire sortir par l'extrémité inférieure. Ces genres d'accouchemens peuvent former différentes

______

(1) Si on eût inculqué ce principe incontestable et immuable, aux Chirurgiens et Sages-femmes des campagnes, on les eût empêchés, par cette persuasion, de tirer sur le bras de l'enfant, lorsqu'il présente la main, jusqu'à ce qu'ils l'aient emporté, comme je l'ai vu à *Surêne*, il y a quelques années.

classes,

classes , parce qu'il y en a de plus difficiles les uns que les autres.

Il est surprenant que les Accoucheurs ne se soient pas encore conciliés sur les dénominations à donner aux différens accouchemens. L'épithète de *contre-nature* est employée par des Auteurs pour des accouchemens pénibles et laborieux ; d'autres se sont servis du terme de *laborieux* pour désigner les fortes douleurs d'un accouchement long et pénible pour la mère ; toutes ces dénominations sont erronées dans ces cas.

MORICEAU, dans son traité des Maladies des Femmes grosses, prétend que l'on ne trouve que trois sortes d'accouchemens fâcheux ; savoir, le *laborieux*, le *difficile*, et le *contre-nature*. Le laborieux est fâcheux, dit-il, « pour la mère et l'enfant, quoiqu'il se présente dans une situation naturelle, parce qu'ils éprouvent des douleurs plus longues et plus fortes que de coutume. Le *difficile* est encore celui-là compliqué de quelques accidens qui le retardent, et en occasionnent la difficulté. *L'accouchement contre-nature* est celui qui, à cause de la mauvaise situation de l'enfant, ne peut se terminer sans l'opération de la main d'un Accoucheur expert et capable d'en délivrer la mère. »

Il est évident que les dénominations dont il s'est servi ne conviennent nullement aux définitions qu'il donne ; il ne faut pas s'en étonner, dans le temps où il écrivait, l'art des accouchemens était encore au berceau ; mais on ne s'est pas mieux exprimé depuis.

Le citoyen BAUDELOCQUE dit, seconde partie, chap. 1. p. 186, S. 536, par rapport à la manière dont il s'opère, (l'accouchement) on l'appelle *naturel ; contre-nature, et laborieux*. Ces distinctions scholastiques étant arbitraires, nous considérerons l'accouchement sous trois ordres principaux ; 1.º les accouchemens qui se font naturellement , 2.º les accouchemens qui exigent les secours de l'art , et qu'on peut opérer de la main seule, 3.º les accouchemens qui ne peuvent se faire qu'à l'aide des instrumens, ou dans lesquels il est utile de les employer. » Il paraît que ce professeur eût desiré trouver une classification exacte et bien basée pour éviter les distinctions arbitraires. Il n'est pas le seul qui ait eu ce desir,

DENMAN , traduction de *J. F. Kluyskens*, donne quatre classes d'accouchemens, voyez page 375 , chap. 9, des différentes espèces de travail ; section première , classification du travail où il dit : il faut avant de commencer l'histoire du travail , le diviser en classe ou genre. Malgré qu'on ne puisse faire de classification exacte , il en faut cependant une quelconque , elle est nécessaire pour que nous puissions communiquer nos idées , et elle est d'un usage essentiel à la pratique. Dans cette vue, on divise le travail en quatre classes, savoir en *naturel*, en *laborieux*, en *contre-na-*

ture et en *irrégulier*. On peut réduire sous l'un ou sous l'autre de ces chefs, toute espèce de travail qui puisse se présenter.

Section 2, première classe, travail naturel, pag. 376, il dit :

Le travail naturel est ainsi nommé, par sa fréquence, ou par le peu de temps qu'il faut pour l'achever, par la régularité dont il procède, ou parce qu'il se fait par les efforts seuls de la nature ; c'est à ce travail que nous confronterons les autres classes. Il convient de s'en former une idée ausi exacte que possible. Nous appellerons tout travail naturel, celui où la tête de l'enfant se présente, et où il se termine en dedans les vingt-quatre heures, et où il se fait sans le secours de l'art. »

Voilà déja une grande confusion dans la définition la plus facile à donner ; car pour bien définir l'accouchement naturel le plus parfait, il suffit de dire, c'est celui qui a lieu par les seules forces de la nature, peu importe le temps qu'elle y emploie. Suivons-le dans ses autres définitions, vous verrez que ses autres dénominations ne sont pas mieux appropriées.

S'il manque, dit-il, un de ces trois traits caractéristiques à la définition du travail naturel, il faut le ranger sous une autre dénomination. Or si une autre partie que la tête se présente, le travail s'appellera contre-nature ; s'il se prolonge au-delà de vingt-quatre heures, il s'appellera laborieux ; s'il faut l'assistance de l'art, malgré qu'il ne dure pas au-delà d'une heure, il sera irrégulier, ou à ranger sous quelque autre classe. »

Vous voyez qu'il n'est pas plus exact que les autres dans ses définitions et dénominations ; car encore une fois, on peut appeler contre-nature, toute position autre que celle où l'enfant présente la tête, ou les pieds ; mais l'accouchement ne sera pas pour cela *contre-nature*, il serait seulement *non-naturel*. Un accouchement qui se prolonge au-delà de vingt-quatre heures, peut n'être que lent, sans être laborieux ; tandis qu'un accouchement laborieux, peut être fort prompt entre les mains d'un habile homme ; et que ceux où il faut l'assistance de l'art, sont plus qu'irréguliers, et deviennent souvent *laborieux*.

Toutes ces définitions ne suffisent donc pas et ne sont pas bien dénommées : tant qu'on ne conviendra pas des définitions réelles, et non-arbitraires, les auteurs resteront incompréhensibles dans beaucoup de circonstances, et ne pourront s'entendre entre eux, ni se faire entendre ; ce que nous avons vu arriver entre M.rs *Levret* et *Péan*, qui discutèrent pendant plusieurs mois au sujet de l'enclavement, faute d'avoir basé leurs définitions sur des termes non-équivoques.

Toutes ces fausses dénominations viennent de ce qu'on les tire de la position de l'enfant, et non du procédé par lequel on doit terminer l'accouchement ; car l'enfant n'ayant que deux manières de naître naturellement , ne peut se présenter *naturellement* que de deux maniè-res ; toutes les autres sont contre-nature : mais encore une fois , on ne doit pas pour cela, appeler ces accouchemens *contre-nature ,* puis-qu'on les ramène dans un des ordres naturels. Ces mauvaises dénominations viennent aussi de ce qu'on n'a voulu , jusqu'à présent, enten-dre par accouchement naturel, que celui où l'enfant se présentant par la tête , se termine par les seules forces de la nature ; tandis que nous voyons des accouchemens, où l'enfant présente les pieds, les genoux, ou les fesses , s'effectuer de la même manière, et consé-quemment être des accouchemens naturels : il est donc bien essentiel de donner des déno-minations si bien appropriées aux définitions , que tous puissent les comprendre et en con-venir ; pour ce , il faut les simplifier.

Quelques Accoucheurs ont fait autant de chapitres, ou de sections, qu'il y a de posi-tions différentes d'enfans; notamment le citoyen *Baudelocque* qui a enchéri sur ses antécesseurs, et qui, par grâce, a bien voulu réduire à vingt-trois, les différentes positions de l'en-fant, qu'il pourrait porter à trente-quatre , dit-il, qui, selon lui, forment les accouche-mens *contre-nature*. Mais comme dans toutes ces différentes positions, excepté les six de

la tête qui peut être redressée, l'accouchement doit se terminer en facilitant la sortie de
l'enfant par les pieds ; il est bien plus naturel
de n'en faire qu'un seul et même précepte,
sauf quelques modifications pour la manière
de les commencer.

Je renvoie pour ce, aux préceptes du célèbre
Levret, dans lesquels il y a deux erreurs que
je rectifierai dans un moment.

*Je vais donc essayer de donner des déno-
minations moins contradictoires aux définitions
des différens accouchemens.*

CHAPITRE XXVIII.

*Nouvelles définitions et dénominations conve-
nables aux différens genres d'accouchemens.*

Pour ne pas trop m'éloigner des principes
donnés jusqu'à ce jour, et ne pas beaucoup
changer les idées reçues , je crois convenable
d'admettre quatre genres généraux d'accouchemens.

Savoir :

Nouveauté de l'Auteur.

1.º Le naturel.	3.º L'artificiel.
2.º Le naturel irrégulier.	4.º Le contre-nature.

Appliquons maintenant ces quatre dénominations générales, aux différentes espèces d'accouchemens ; nous trouverons quelques divisions à faire.

Premier Genre.

Des Accouchemens naturels.

Dans ce premier genre, nous comprendrons tous les accouchemens où l'enfant présente la tête ; mais comme dans toutes ces présentations de tête, il s'en trouve qui n'ont pas la bonne situation, et qui ne permettent pas l'accouchement sans le secours de l'art , nous diviserons ce genre en deux classes.

La première comprendra les *accouchemens naturels parfaits*, ceux où la situation et le volume de la tête sont tels, qu'il ne faut que du temps et de la patience pour les voir s'effectuer par les seules forces de la nature.

La seconde classe comprendra les *accouchemens naturels laborieux ,* ceux où l'enfant présentant la tête dans des positions vicieuses , force l'Accoucheur à des procédés plus ou moins variés. Cette espèce d'accouchemens est plus ou moins laborieuse , suivant que les causes qui la rendent telle, sont plus ou moins nombreuses , ou plus ou moins graves par elles-mêmes.

. Dans cette deuxième classe, les *naturels laborieux ,* nous comprendrons, non-seulement les six positions de la tête , dont le cit. *Baudelocque* a fait six sections , depuis la page 213 , jusques et passé 237 , parce que ces six espèces d'accouchemens se terminent de la même manière, à quelques différences près dans les procédés, qui consistent à ramener, autant que faire se peut, la tête dans la direction la plus naturelle, soit avec les doigts seuls, soit avec le secours d'un levier quelconque ; mais nous y comprendrons aussi ceux que les obliquités de la matrice rendent difficiles, ceux où le cordon ombilical précède la tête, ceux que les circonvolutions de ce cordon, autour du cou, ou d'un membre de l'enfant, rendent longs, pénibles et dangereux; et encore ceux où les disproportions de la tête avec la capacité du bassin, obligent à recourir au forceps.

SECOND GENRE.

Accouchemens naturels irréguliers.

DANS ce second genre, sont compris les accouchemens où l'enfant se présente par un ou deux pieds, ou les genoux, ou les fesses : comme quelques-uns d'eux ont souvent lieu par les seules forces de la nature, ou avec de légers secours seulement, tandis que d'autres en nécessitent de très-grands, nous diviserons aussi ce genre en deux classes.

La première comprendra les *accouchemens naturels, mais irréguliers*, et sous cette dénomination, nous entendons ceux où l'enfant se présentant par les pieds, les genoux ou les fesses, n'a besoin que d'un peu d'aide pour venir au monde, quand il n'y vient pas seul. Dans cette classe nous comprendrons ceux décrits par le cit. *Baudelocque*, dans son chapitre II, *Accouchemens contre-nature du premier genre, où l'enfant présente les pieds*, qui commence à la page 401, et se termine à la page 455.

La deuxième classe, que nous nommerons *accouchemens naturels, irréguliers, laborieux*, comprendra tous ceux, où après la sortie du corps de l'enfant, la tête se trouvant dans une disproportion trop grande avec le bassin, soit par son volume, ou par l'étroitesse d'un bassin légèrement vicié, oblige l'Accoucheur à avoir recours au forceps, dont l'utilité est recommandée par *Smellie* pour ne pas décoller l'enfant.

Il n'est pas hors de propos d'observer ici, que le citoyen *Baudelocque*, parmi les préceptes qu'il donne, pour prendre un enfant qui se présente par les pieds, dit, tom. 1, p. 406, §. 1106 : « s'il est souvent nécessaire d'aller chercher le second pied de l'enfant, lorsqu'il ne s'en présente qu'un, il n'est pas moins à-propos, quand on en rencontre trois ou quatre, de distinguer les deux qui appartiennent au même enfant, pour ne pas s'exposer à engager les jumeaux en même temps. On devrait avoir la même attention dans plusieurs cas où l'on ne trouve que deux pieds à l'orifice de la matrice, parce qu'il est possible que chaque jumeau en présente un. »

Croirait-on, si on ne le lisait pas, qu'à la

fin du dix-huitième siècle, un accoucheur français, un professeur d'accouchemens aux écoles de médecine de la ville de Paris, donnât un précepte où l'ignorance est aussi manifeste ? Car ce précepte, tel qu'il est encore dans sa troisième et dernière édition, prouve évidemment que le citoyen *Baudelocque* ne sait pas encore que les jumeaux ne sont pas dans les mêmes membranes, qu'ils n'ont pas les mêmes eaux, et que lorsque le contraire arrive, c'est un événement hors des loix de la nature, et que dans ces cas, les jumeaux sont réunis par une partie quelconque, et que, conséquemment, il est bien difficile de ne pas les faire descendre ensemble, en prenant les quatre pieds au lieu de deux, qu'il y a peu de circonstances où on puisse les faire naître l'un après l'autre. De tous ceux que je connais, pas un seul n'offrait cette possibilité. Ces conceptions sont heureusement si rares, qu'elles sont au nombre des phénomènes.

Le citoyen *Baudelocque* ignore encore que quand il y a dans l'*uterus*, deux, trois et quatre enfans, que ces trois ou quatre œufs ayant été fecondés simultanément ou à des intervalles quelconques, chaque enfant a ses deux membranes, et que le chorion n'est pas commun entre eux, comme il le dit; que les eaux de chaque enfant ne s'écoulent pas en même temps, parce que celui qui le premier occupe l'orifice de l'*uterus*, arrête l'autre, et l'empêche de descendre. La seule différence lorsqu'ils ont été fécondés simultanément, est que le *placenta* est commun à tous, mais chacun a ses membranes et ses eaux séparées ; à la vérité les *chorions* sont adhérens sur les côtés seulement, tandis que lorsqu'ils ont été fécondés à des intervalles différens, les *placenta* sont séparés, et les chorions n'ont nulle adhérence.

Il y a mieux : c'est qu'il est rare que dans les accouchemens de jumeaux, les membranes s'ouvrent d'elles-mêmes. Dans ces cas, les contractions de l'*uterus* ne sont presque jamais assez fortes et assez expultrices pour cela, parce qu'il y a irrégularité dans ses contractions, attendu que l'enfant qui doit arriver le dernier, reste toujours plus haut que celui qui se présente, et conséquemment arrête la contraction, et l'empêche d'avoir son effet direct et complet sur celui qui est à l'orifice.

Si dans quelques-uns de ces cas, les membranes sont très-faibles, elles se rompent dès que l'orifice ne les soutient plus, et laissent écouler les eaux de l'enfant qui se présente ; alors on ne trouve que deux pieds, à moins du cas d'un double enfant entre lesquels il y a adhérence, comme je l'ai dit, il n'y a qu'un moment.

Je voudrais bien que le citoyen *Baudelocque* nous dise combien de fois, et en quelle circonstance il a rencontré trois ou quatre pieds d'enfans à l'orifice de l'*uterus?* Ce serait un fait digne d'être noté.

TROISIÈME GENRE.

Accouchemens artificiels.

Sous cette dénomination doivent être compris tous les accouchemens, où la très-vicieuse position de la tête, et où la présence de toute autre partie que les pieds, les genoux, ou les fesses, exigeant l'art et l'intelligence de l'Accoucheur, le forcent à chercher les pieds de l'enfant.

Quoique tous ces accouchemens doivent se terminer de la même manière, et que je sois de l'avis des auteurs qui ne veulent pas faire autant de sections, que de différentes positions, parce qu'il est impossible que la multiplicité des divisions n'apporte pas beaucoup de confusion dans la mémoire des élèves et des praticiens même ; je ne puis, cependant, me dispenser de diviser encore ce genre en deux classes.

La première classe portera le titre d'accouchemens *artificiels simples,* et sous cette dénomination seront compris les accouchemens qu'on pourra opérer par les seuls secours de la main.

La deuxième classe portera le titre d'*accouchemens artificiels laborieux ,* et sous cette dénomination nous comprendrons ceux où l'Accoucheur désespérant de la vie de l'enfant, et voulant mettre en sûreté celle de la mère, se décidera à employer les instrumens, soit pour vider la capacité qui fera obstacle à la terminaison de l'accouchement, soit pour mutiler un des jumeaux, s'ils sont adhérens, comme cela arrive dans les cas extraordinaires dont nous avons déja parlé, et dont j'ai rapporté des exemples dans l'*Art de procréer les Sexes à volonté*.

QUATRIÈME GENRE.

Accouchemens contre - nature.

PAR accouchemens contre - nature, nous n'entendons parler que de ceux qu'on ne peut effectuer par les voies de la génération, et qui exigent des opérations sur la mère. Comme tous n'exigent pas les mêmes, nous diviserons encore ce genre en deux classes, que nous distinguerons par les épithètes de *simples* et de *compliqués*.

La première classe, *accouchemens contre-nature simples*, comprendra ceux où il ne faut faire que la *gastrotomie* (1), pour les conceptions extra-utérines.

La deuxième classe, accouchemens *contre-nature compliqués*, comprendra ceux où l'*hystérotomotocie* est nécessaire (2).

______

(1) Ouverture de l'*abdomen* seul.

(2) HYSTÉROTOMOTOCIE, ouverture non-seulement

Ainsi, en tout quatre genres d'accouchemens, divisibles en deux classes chaque, ce
qui forme huit classes d'accouchemens, dans
lesquelles on peut ranger tous les accouchemens possibles et même les imaginaires, ci...

Huit classes d'Accouchemens.

1.re classe, accouchemens naturels, parfaits.
2.e classe, accouchemens naturels, laborieux.
3.e classe, accouchemens naturels, irréguliers.
4.e classe, accouchemens naturels, irréguliers, laborieux.
5.e classe, accouchemens artificiels, simples.
6.e classe, accouchemens artificiels, laborieux.
7.e classe, accouchemens contre-nature, simples.
8.e classe, accouchemens contre-nature, compliqués.

Ce serait multiplier les volumes sans nécessité, que de décrire ici la manière de terminer
tous ces accouchemens ; les préceptes que
Levret a donnés sur ces objets sont en général
les meilleurs. Deux seulement sont susceptibles de quelques modifications, que je vais
indiquer, comme je l'ai promis : je crois que
les jeunes gens qui destinent leurs soins et
leurs veilles aux secours des femmes en travail d'enfantement, doivent se bien pénétrer
des principes de cet habile praticien.

Les accouchemens des troisième et cinquième classes, quoiqu'ils n'exigent que la
main de l'Accoucheur, (qui doit toujours
chercher les pieds de l'enfant, pour le faire

---

de l'*abdomen*, mais encore de l'*uterus*, ou d'une des
trompes,

venir par cette extrémité , quand il présente toute autre partie que la tête , ou quand il la présente dans une si mauvaise situation, qu'on ne peut la redresser , et lui donner à-peu-près la naturelle) , n'exigent pas moins de savoir , de dextérité et d'attention que les autres, pour les terminer heureusement et amener l'enfant vivant ; car le plus léger oubli dans les soins et précautions à prendre , peut coûter la vie à l'enfant : il y en a quelquefois de plus laborieux, qu'une partie de ceux qu'il faut terminer avec le forceps ; ces accouchemens exigent pour la mère des positions particulières.

Levret donne pour ces cas des conseils précieux et indispensables à suivre. Voyez tom. 2, chap. 2 , pag. 124 , *des Accouchemens pénibles et laborieux qui peuvent se terminer par la main seule*. Deux choses dans ce chapitre ont provoqué mon étonnement : la première est à la section première , pag. 128 , §. 685, où il conseille à l'Accoucheur d'être debout, les jambes écartées l'une en avant de l'autre, formant un angle de 45 degrés environ.

Cet habile homme , en donnant ce précepte, n'a pas pensé que tous les Accoucheurs ne peuvent être de la même taille , ni de celle dont il était ; que conséquemment, quand même ils resteraient debout, ce qui est quelquefois impossible, quelques - uns ne pourraient, sans gêne, former l'angle au degré qu'il prescrit, tandis que d'autres pourraient aisément le dépasser ; que d'ailleurs tous les lits ne sont pas de la même hauteur, et que dans de certains cas, il est impossible de se le procurer tel qu'on le desire ; car je me suis trouvé, non-seulement dans le cas de m'asseoir, ou de me mettre à genoux pour commencer ; mais quelquefois ayant trouvé la femme couchée sur un seul matelas, par terre, j'ai été forcé de me mettre aussi par terre, et, pour ainsi dire, à plat-ventre, pour ne pas perdre de temps dans des cas urgens. Ce précepte doit donc se réduire à conseiller à l'Accoucheur de se mettre aussi à son aise qu'il le pourra, pour opérer plus facilement et plus sûrement sur les individus qui lui sont confiés.

Le second objet qui m'étonne, est le conseil qu'il donne de dégager les deux bras de l'enfant, dans la crainte que celui qui resterait sous le pubis ne cassât. Voici comme ce savant professeur s'exprime, section 2, page 131, §. 708 et suiv. « Il est souvent *fort avantageux* de dégager les bras de l'enfant sitôt que le corps est sorti jusqu'au cou, avant que d'amener la tête ; on doit pour cet effet dégager le bras qui est le plus près du *coccix* avant celui qui est le plus éloigné, et prendre garde que celui-ci ne soit pris entre le cou de l'enfant et le pubis de la mère, car il est sujet alors à se casser. Il est en pareil cas préférable de tirer l'un après l'autre, le coude de chaque bras le premier, en introduisant un ou deux doigts

dans

dans le pli de chacun de ces coudes, ou bien
en saisissant la partie inférieure de l'*humerus*
entre le pouce et le doigt indicateur. Si on
manquait à cette précaution, on s'exposerait
à casser le bras de l'enfant, ou au moins à
dilacérer les parties de la mère. »

Telle était l'opinion des anciens ; mais *Le-*
vret, tout en donnant ce conseil, ne me paraît
pas en faire un précepte absolu ; car il dit, *il*
est souvent avantageux de dégager les bras de
l'enfant, etc. ; un précepte , et un précepte
qui serait de rigueur, ne serait pas énoncé par
une espèce d'alternative. Je crois que si *Le-*
vret eût cru d'une nécessité absolue de dégager
ger les deux bras, il eût dit, *il faut*, au
lieu de dire, *il est souvent avantageux :* ce
qui signifie, selon moi, on peut s'en dispenser
dans beaucoup de circonstances. Quoi qu'il en
soit, *Levret* a beaucoup trop craint la frac-
ture du bras qui resterait sous le *pubis*.

Rœderer dit pag. 339, « l'enfant étant sorti
jusqu'aux aisselles, on ne lui dégagera pas
les bras, mais en remuant le fœtus de différens sens, le Chirurgien tâchera de les faire
avancer avec la tête ; la malade redoublera ses
efforts. »

Le Docteur Lemoine, traducteur et commentateur de *Burton*, dit : « Les anciens ne
voulaient pas qu'on laissât les bras élevés ;
pensant qu'ils occupaient trop d'espace dans

Gg

cette situation, et qu'ils retardaient l'accouchement ; c'est encore celle de quelques praticiens distingués, qui recommandent de descendre les bras de l'enfant, et de les engager
dans l'orifice avant que la tête passe ; cependant, à bien examiner les avantages et les
désavantages de cette pratique, je crois que les
derniers l'emportent sur les autres : pour en
être convaincu, il ne faut que faire attention
à la difficulté avec laquelle on parvient jusques
dans la matrice, parce que le corps de l'enfant
occupe tout l'espace, et au danger qu'il court
d'avoir les bras luxés ou cassés, si l'Accoucheur ou la Sage-Femme n'agit pas avec la
plus grande dextérité. Peut-on douter que
ces accidens ne soient arrivés plusieurs fois ?
Aussi ne crains-je pas d'avancer qu'il vaudrait
mieux laisser les bras dans la situation où ils
sont quand même ils devraient rendre l'accouchement plus long, faible inconvénient, en
comparaison des malheurs que l'extrême difficulté et l'impéritie peuvent occasionner : mais
d'ailleurs il n'est pas vrai que l'enfant reste
plus long-temps au passage, quand les bras
sont élevés au-dessus de la tête : je vois même
un avantage dans cette situation ; le col de la
matrice ne peut, en se resserrant, comprimer
le cou de l'enfant ; de plus, il se forme un
espace entre le cou de l'enfant et son bras ; on
y introduit de chaque côté un doigt qu'on appuie sur l'épaule en forme de crochet, et à sa

faveur on est bien plus à portée de terminer l'accouchement en moins de temps. »

Le cit. *Baudeloque* est d'une opinion contraie, il dit, tom. 1.er, pag. 409, S. 1114, « aussitôt que les aisselles paraissent à la vulve, on doit dégager les bras de l'enfant : les avantages qu'on en retire ne sont plus contestés aujourd'hui, si ce n'est par des personnes plus attachées aux premières impressions qu'elles ont reçues, qu'instruites des vrais principes de l'art. Il est dangereux, disent-elles, d'abaisser ces extrémités, soit parce qu'étant appliquées le long du *col* (1) de l'enfant, elles préviennent l'étranglement que pourrait produire le resserrement de l'orifice de la matrice sur cette partie, soit parce qu'étant ainsi placées, elles rendent plus régulier l'espèce de coin que forme l'enfant, et favorise la sortie de sa tête. Nous ne perdrons pas le temps à réfuter cette opinion, l'expérience et la raison lui sont contraires. »

Ce Professeur n'a pas fait attention, que ce paragraphe est contre lui-même ; il prouve par la manière de soutenir son précepte, *qu'il est, plus que personne, plus attaché aux premiers principes qu'il a reçus, qu'instruit des*

---

(1) J'observe, en passant, qu'on dit le *col* de la matrice, le *col* d'une chemise ; mais on dit le *cou* d'un homme, par conséquent le *cou de l'enfant.*

Gg..

vrais principes de l'art qu'il professe , puisqu'il s'en tient aux préceptes de nos bons
aïeux en accouchemens. J'observe d'ailleurs
que ce paragraphe est extrêmement captieux ,
et que la dernière phrase est écrite d'un ton
si impérieux, qu'il pourrait en imposer et ôter
à plusieurs le courage d'examiner , si ce maître
dans l'art des accouchemens, peut avoir, ou
non, raison : quant à moi, (quoiqu'attaché
aux premiers principes que j'ai reçus à Dijon
d'un praticien célèbre et consommé dans cet
art, M. *Houin,* qui suivait les préceptes d'alors),
j'en ai quelquefois changé , et spécialement
surcet objet, sous mon second maître *Antoine
Petit,* parce qu'il nous a donné de bonnes raisons pour nous comporter différemment ; et
quoique le cit. *Baudelocque* dise : « il ne m'en
impose pas, et ne me persuade pas, que s'il
eût eu de meilleures raisons que les autres , il
les eût laissées dans son porte-feuille ; ce qui
serait un tort. »

Il est aisé de lui prouver que l'expérience
n'est pas en sa faveur , et que personne n'était
moins que lui, dans le cas de l'invoquer à
l'époque où il rédigea son art des accouchemens, puisque à peine en avait-il fait cent alors ;
et que s'il n'eût pas été plus attaché aux préceptes de son maître (1), qu'aux vrais prin-

____

(1) SOLAIRES n'avait pas eu le temps de mettre la
dernière main à ses cahiers quand il mourut.

cipes de l'art, il ne nous eût pas transmis la doctrine de cet homme qui n'avait encore qu'un jour d'expérience en accouchemens, lorsqu'il mourut ; conséquemment l'expérience n'est pas plus en sa faveur que la raison.

· L'opinion de *Denman* sur cet objet, est à-peu-près celle de *Baudelocque ;* car après avoir rapporté les diverses opinions pour et contre, il nous donne un conseil de Sage-Femme ; il dit, section III *du Manuel du premier ordre des accouchemens contre-nature,* pag. 271, « si l'extraction de la tête, les bras étant tournés en haut, est passablement facile, il est clair qu'il ne faut pas les amener en bas. Mais si la tête reste enclavée, qu'elle résiste à la force qne l'on croit pouvoir exercer avec sûreté et prudence ; alors les bras doivent être amenés, mais avec beaucoup de précautions, de peur qu'ils ne se fracturent, etc. »

Mode très-précieux pour retourner un enfant,
et éviter son décollement.

ANTOINE PETIT qui connaissait la diversité des opinions de son temps sur cet objet, et qui vraisemblablement voulait y remédier, et fixer l'opinion des modernes, nous a recommandé dans ces cas épineux et difficiles, de dégager le bras qui se trouve près du *coccix ;* mais de laisser l'autre s'étendre, pour empêcher que le col de la matrice ne se contracte sur le cou de l'enfant, et n'apporte ainsi un nouvel obstacle à l'heureuse terminaison de l'accouchement.

Quand ce précepte sera préconisé et suivi, on ne décollera plus d'enfans : il faut espérer que le citoyen *Baudelocque* reviendra à cette opinion. C'est exposer les générations à cet accident, que de ne pas s'élever contre un principe qui peut avoir des conséquences funestes.

Je n'ai jamais manqué au précepte d'Antoine Petit, aussi n'ai-je pas encore décollé d'enfant; et quoique j'en aie beaucoup retourné, je n'ai jamais cassé, ni luxé un bras; tandis que j'ai soigné deux enfans à l'un desquels le chirurgien appelé par la sage-femme, avait cassé les deux bras en les amenant suivant les principes de ces messieurs, et à l'autre un seul, parce qu'il n'avait amené que celui-là. Je sais que ce n'est pas au précepte qu'il faut s'en prendre, mais au peu de dextérité de celui qui l'exécuta. *Mais quand ce ne serait que, comme le dit le docteur Lemoine, à cause des malheurs que l'extrême difficulté ou l'impéritie peuvent occasionner, il ne faut pas donner ce conseil.*

Je préfère celui d'Antoine Petit, qui est de ne pas sortir le bras qui est sous le *pubis*.

Indépendamment de l'expérience qui est en sa faveur, la raison nous y invite, parce que ce bras descend plus souvent appuyé sur le cou et derrière la tête, que couché sur l'oreille et la tempe ; et que , quelque place qu'il occupe , il empêche certainement la contraction de l'orifice de l'*uterus* sur le cou de l'enfant , et par cela seul , met l'accoucheur dans l'impossibilité de le décoller. Ce précepte doit être d'autant mieux accueilli , qu'il concilie les deux partis , puisque d'un côté la sortie du bras qui se trouve près le coccix donne plus d'espace et fait descendre l'épaule et la tête , tandis que celui qui reste en haut , préserve de l'étranglement qui pourrait arriver sans cette précaution.

Erreur des anciens et d'un moderne dans les accouchemens irréguliers.

Presque tous les anciens auteurs conseillent de mettre **un** , ou deux doigts dans la bouche de l'enfant pour faire baisser le menton sur la poitrine , et aider par là l'extraction de l'enfant, lorsqu'il vient ou qu'on le fait venir par les pieds. Le citoyen *Baudelocque* , quoique moderne, partage cette erreur , ce qui prouve *qu'il est encore plus attaché aux premiers principes qu'il a reçus, qu'aux vrais principes de l'art;* cependant en donnant ce conseil, c'est bien moins pour accrocher la mâchoire inférieure et tirer dessus, que pour faire décrire au menton un plan contigu avec la poitrine et empêcher qu'il ne s'accroche en quelqu'endroit du bassin. Voilà ce qu'il dit : chap. II, article premier, Accouchemens contre-nature.

du premier genre, ou dans lesquels l'enfant présente les pieds, p. 414, §. 1125, édition de 1781. Ce professeur n'a pas pensé aux accidens qui peuvent résulter, et qui ne résultent effectivement que trop souvent de ce procédé.

ANTOINE PETIT l'ayant reconnu meurtrier pour l'enfant, nous a recommandé, 1.º de tenir toujours la face de côté ; 2.º de porter deux doigts, puis la main le long de la colonne vertébrale, pour pousser l'*occiput*, et par ce moyen, faire baisser le menton sur la poitrine, sans courir le risque, ou de luxer la mâchoire inférieure, ou de séparer la symphyse, ou au moins de mettre l'enfant dans l'impossibilité de prendre le teton.

RŒDÉRER, BURTON, ANTOINE PETIT et LEMOINE, craignant un de ces malheurs, conseillent de glisser quelques doigts, puis la main, le long de la colonne vertébrale, ce qui s'exécute avec de la patience et de l'adresse, non-seulement pour faire baisser le menton sur la poitrine, mais pour chasser de l'excavation du bassin la tête de l'enfant dont il faut toujours laisser la face sur le côté, *et non pas la tourner sur le* sacrum, *ou en dessous, lorsqu'elle occupe l'excavation du bassin, comme le recommande le cit.* Baudelocque, au §. 1125, page précitée.

Ce mauvais et très-dangereux précepte du cit. Baudelocque, *de tourner la face en dessous lorsque la tête occupe l'excavation du bassin,* est encore le même dans sa troisième et dernière édition , pag. 466, §. 1197, il est entièrement contraire au vœu de la nature et à la bonne pratique, puisqu'il tend à multiplier les difficultés qui sont déja assez nombreuses et assez grandes chez certains individus ; il force à introduire, une fois de plus, la main dans la matrice, ce qui n'est pas une chose indifférente dans cette circonstance, parce qu'elle occasionne une nouvelle pression sur la poitrine de l'enfant ; pression qui pouvant être prolongée plus ou moins long-temps, peut décider de son sort ; tandis que par la méthode d'*Antoine Petit,* non-seulement on porte la main par derrière ; mais en même temps qu'on abaisse le menton sur la poitrine, on chasse la tête de la même main, tandis que de l'autre on tire l'enfant : cette méthode évite les grands accidens dont on coure les dangers par celle du cit. *Baudelocque.*

Le diamètre oblique du bassin étant plus grand que l'*antero-postérieur,* et le plus grand diamètre de la tête de l'enfant étant de la face à l'occiput, il est dans l'ordre naturel de laisser la face de côté ; c'est bien suivre la loi de la nature , que de faire passer la partie la plus large de la tête par la partie la plus spacieuse du bassin , comme l'ont recommandé tous les bons praticiens, notamment *Levret,* qui nous dit à ce sujet, tom 2 , pag. 131, §. 712 : « *On* » *doit toujours s'appliquer à faire descendre*

» *la tête de l'enfant, le visage tourné laté-*
» *ralement , par préférence à toute autre*
» *position : elle se tournera d'elle-même en*
» *dessous pour sortir de la vulve* ».

SMELLIE, tom. premier, pag. 331, dit : « si le front n'est pas tourné d'un côté, qu'au contraire, il soit engagé à la partie supérieure de l'*os sacrum*, particulièrement lorsque le bassin est étroit, il faut mettre ses doigts dans la bouche de l'enfant, pour essayer de le retourner vers un des côtés de la saillie de l'*os sacrum*, parce que le bassin a plus de diamètre sur les côtés, etc. »

BURTON dit : « quand on réfléchit à l'union délicate des deux côtés de la mâchoire inférieure de l'enfant, on a beaucoup lieu de craindre qu'elle ne soit luxée par l'Accoucheur, s'il n'apporte la plus grande adresse et la plus grande précaution ; il ne faut donc pas qu'il la tire avec violence, mais seulement qu'il la conduise un peu en bas vers la poitrine.

« Voici une autre méthode que j'ai imaginée, et que les expériences répétées m'ont fait croire la meilleure, tant pour la mère, que pour l'enfant : aussitôt que les épaules de celui-ci ont franchi l'orifice, sa face étant tournée vers le dos de la mère, je glisse ma main le long de son dos, jusqu'à ce que je puisse porter un doigt au-dessus de l'épaule, à côté du cou, ensorte que son extrémité pousse la partie postérieure de la tête ; alors le menton de l'enfant se rapproche de sa poitrine, et avec l'autre main, je le fais sortir du vagin (1). Par ce moyen, il n'y a nul danger de luxer la mâchoire, ou de déchirer le périné : c'est pourquoi je crois devoir toujours lui donner la préférence, et d'autant plus qu'elle ne manque jamais de réussir, si on l'exécute bien. »

Le D.ʳ LEMOINE ajoute à ce paragraphe ; c'est avec raison que *Burton* condamne cette pratique d'abaisser le menton de l'enfant, en mettant un doigt dans la bouche. Il vaut beaucoup mieux glisser la main le long de la poitrine, la conduire jusqu'au menton qui est appuyé sur le *sacrum*, s'en saisir, et d'une partie du visage en même temps, et le pousser un peu de côté, pour le porter diagonalement ; car il faut faire attention que le grand diamètre de la tête de l'enfant répond au petit diamètre du bassin, lorsque le menton est appuyé sur le *sacrum* ; d'où il il est impossible qu'elle avance dans cette situation. L'art de l'Accoucheur consiste donc alors à la détourner un peu, de façon que le visage regarde l'échancrure *ilio-pectinée* : au reste, il faut toujours observer de détourner la tête, ce qui est facile quand on se saisit du menton de l'enfant. »

Le citoyen Baudelocque venu après tous ces bons auteurs, ne les a pas mis à profit ; il n'a pas raison d'enseigner aujourd'hui les plus

____

(1) Ce procédé sera encore plus facile, la face tournée sur le côté.

anciennes méthodes proscrites par des hommes qui en font connaître les dangers. (1).

DENMAN , quoique son copiste dans beaucoup de circonstances , n'a pu être ici de l'avis

---

(1) M. *Herbiniau* , Accoucheur à *Bruxelles* , dit, dans son *Traité sur divers Accouchemens laborieux,* tom. I , pag. 160 et 161 :

« Qu'il faut faire voir aux lecteurs et élèves du professeur *Baudelocque,* que *quelques parties de sa doctrine ont besoin de commentaires, et que plusieurs doivent être rejetées,* parce qu'elles ne tendent qu'à propager *l'erreur* dans l'art des accouchemens. » C'est ce que j'ai prouvé dans le cours de cet ouvrage, quoique ce ne soient pas les mêmes fautes qui fassent le sujet de nos observations, car je n'ai pas cherché à faire la critique de tout son ouvrage ; je me suis seulement permis celle des articles que j'ai traités, lorsque je ne les ai pas trouvés conformes à la saine doctrine.

Mais je ne puis pardonner à *Herbiniau* l'accusation qu'il forme contre l'Académie de Chirurgie, à laquelle il reproche d'avoir couronné l'*ignorance* et la *mauvaise foi,* et de s'être laissé séduire par le cit. *Baudelocque* , en lui accordant l'approbation de son art des accouchemens. Voyez p. 344 de l'ouvrage précité.

Je puis répondre à *Herbiniau* que l'Académie de Chirurgie était incapable de séduction ; mais que les deux commissaires nommés pour l'examen de cet ouvrage, étaient l'un et l'autre de très-habiles Chirurgiens qui n'avaient que très-peu pratiqué les accouchemens ; qu'en conséquence, ils ne purent reconnaître les vices de l'ouvrage dont il est question, et que, dans ce temps-là, très-peu de Chirurgiens étudiaient à fond cet art ; et que beaucoup moins encore, se livraient à la pratique de cette branche de la Chirurgie.

de notre professeur, parce que le précepte est trop évidemment dangereux. Il dit à cette occasion, tom 2, section 3 du manuel du premier ordre des accouchemens contre-nature, p. 270, ligne 19 : « Aussitôt donc que le siège est expulsé, etc. de telles règles ne sont pas fondées sur l'observation pratique, mais sur *l'opinion erronée* que la tête de l'enfant ne peut seulement, ou avec la plus grande facilité, être extraite, que lorsque la face en est tournée vers le *sacrum* de la mère. Cependant *on connaît maintenant que la tête peut franchir le bassin, une oreille tournée vers le* pubis, *et l'autre vers le* sacrum, *ou dans une direction plus ou moins diagonale, par rapport à la cavité.* »

Vous voyez d'après les auteurs que je cite, qu'il est non-seulement préférable, mais même nécessaire de laisser la face de côté, et de glisser quelques doigts par derrière la tête de l'enfant, pour la pousser en avant, et par ce moyen, la fléchir sur la poitrine, au lieu de faire l'extraction de cette tête en tirant sur le corps de l'enfant, et d'avoir pendant ce temps-là quelques doigts dans sa bouche « *pour faire décrire au menton un* » *plan contigu avec la poitrine, et empê-* » *cher qu'elle ne s'accroche en quelqu'en-* » *droit du bassin,* comme le dit le citoyen » *Baudelocque.* (1)

____

(1) Cette expression du cit. *Baudelocque, que la tête*

Raison de préférer encore dans cette occasion la méthode d'Antoine Petit.

La méthode d'*Antoine Petit* est préférable à toutes ; elle évite à l'enfant l'alongement forcé de son cou , tandis qu'on ne peut s'en dispenser par le procédé du citoyen *Baudelocque* , chose si fâcheuse , qu'elle occasionne souvent la mort de l'enfant.

C'est par les soins et procédés que j'indique, que j'ai toujours été heureux dans ma pratique.

Je suis persuadé que le citoyen *Baudelocque* qui a acquis maintenant l'expérience qui lui manquait, quand il rédigea son art des accouchemens , a abjuré beaucoup de ses erreurs , et qu'il a abandonné une partie de ses principes.

Mon opinion sur la pratique des accouchemens par Denman.

Je ne puis trouver la raison pour laquelle on nous a annoncé *Denman* , comme le *perfecteur* de l'art des accouchemens ; si ce n'est l'*anglomanie* qui nous a gagné dans tous les genres. Je le trouve si peu supérieur à ses antécesseurs, que si une traduction n'était pas un présent estimable , fait à la société , je dirais à quoi bon l'avoir traduit.

Je voudrois que l'on se contentât de rendre justice aux *Anglais*, et de leur accorder la su-

---

ne *s'accroche en quelqu'endroit du bassin* , me paraît bien ridicule, car dans ce genre d'accouchement, elle ne peut s'accrocher qu'au *pubis*, lorsque la face est restée en dessus ; si elle s'arrete par-tout ailleurs, elle est enclavée, et non pas accrochée.

périorité dans les parties où ils excellent réellement, et qu'on ne les prônât pas au détriment
des Français qui sont encore leurs supérieurs,
ainsi que de tous les voisins, dans l'art des
accouchemens.

Nous n'avons encore sur cette partie aucun
traité aussi bon que celui de *Levret* : si cet
ouvrage était bien commenté, et qu'on y
ajoutât les connaissances acquises depuis lui,
nous aurions le meilleur de tous les ouvrages
possibles en ce genre.

Je ne puis m'empêcher de faire ici au nom
des milliers d'individus qui doivent la vie au
perfectionnement du forceps par *Levret*, la
demande expresse à notre gouvernement, qui
aime les sciences, de faire placer le buste de
ce célèbre professeur d'accouchemens à l'Ecole
de Médecine, avec une inscription analogue
aux services rendus à l'humanité ; parce que
le forceps, (cet instrument si heureusement
imaginé, il y a environ cent cinquante ans,
pour les cas où la nature, la science, et les talens de l'accoucheur ne peuvent suffire pour
délivrer une mère agonisante, ainsi que son
enfant), a été porté à un grand point de perfection, par ce Professenr si justement célèbre. Avec cet instrument on parvient enfin
à terminer avec succès, pour la mère et pour
l'enfant, ces accouchemens qui jadis entraî-
naient dans la même tombe les deux individus
qui en étaient le sujet et l'objet : c'est par cet

instrument, et les préceptes de ce grand maître, que nous avons vu l'art des accouchemens marcher au degré d'amélioration où il est aujourd'hui.

Voulez-vous hâter le progrès de la chirurgie, disait M. *de la Peyronie* à Louis XIV, ennoblissez cet état, et faites qu'il soit honoré? Aussi quels progrès n'a pas fait depuis ce temps cette partie de la chirurgie?

MILLOT. (Jacques-André)

Le monument que je demande pour Levret, sera non-seulement une justice due à ses talens; mais un encouragement à la perfection de cette branche de la chirurgie. Cet encouragement est d'autant plus nécessaire, que l'homme doué des talens utiles au progrès des sciences, et des arts, a pour perspective première, la gloire de sa patrie, comme la sienne. Elle seule donne la force et le courage de braver les cabales, et surmonter les calomnies dont on abreuve ordinairement ceux qui font quelques découvertes utiles.

F I N.

EXPLICATION DES FIGURES.

PLANCHE Ire — FIGURE Ire

L'uterus et la partie gauche de ses dépendances, ou appareil de la génération et fécondation.

1. Le fond de l'*utérus*.
2. Son corps, sur lequel on a mis en évidence l'enlacement des fibres longitudinales et circulaires.
3. Le col de l'*uterus*.
4. Son orifice spécial, ou le museau de tanche.
5. Portion de la membrane vulvo-vaginale, à laquelle on a conservé ses rides transversales seules.
6. Le ligament rond, ou sus-pubien.
7. 7. Portion d'un des prolongemens péritoneaux.
8. L'ovaire gauche, ou appareil de la germification.
9. La trompe du même côté, ou tube organique de la génération.

PLANCHE Ire — FIGURE II.

Deux tiers d'une coupe horizontale et longitudinale de l'*uterus*, sur les bords duquel on voit son épaisseur parsemée de lacunes et cellules de son tissu spongieux, et sa cavité dans laquelle on observe,

1. le muscle orbiculaire, formant l'orifice spécial de ce viscère avec la fin des longitudinaux de son corps et de celle du vagin.
2. Le trousseau de fibres musculaires, ou petit muscle longitudinal qui, avec son congénère de la partie supérieure détachée (*Voyez* la fig. 3), divise, pendant le coït, la cavité de l'*uterus* en deux loges égales, qui reçoivent la liqueur seminale de l'homme, et conduisent à chaque trompe l'*aura seminalis*, quand la femme est dans un parfait à plomp, ou à une seule, quand elle est inclinée sur un côté plus que sur l'autre.

Hh

3. 3. Les deux angles équilatéraux du triangle que représente l'intérieur de *l'uterus* avant la féconda ion ,
lesquels correspondent aux orifices internes des trompes , dans un cercle de fibres musculaires, tandis que
la pointe de ce triangle se termine au muscle orbiculaire formant l'ouverture utérine de l'orifice spécial
de ce viscère.

PLANCHE II. — FIGURES I et II.

Une cuiller et spatule d'acier ou d'argent, de 9 centimètres de long.
Le cuilleron de 5 centimètres de long sur 2 de large ,
terminé par un oval large d'un demi-centimètre ,
creusé et fenestré dans son milieu.
L'autre extrémité terminée par une spatule ovale, d'un
centimètre dans sa plus grande largeur sur 4 de
long , légèrement courbée.

PLANCHE II. — FIGURES III et IV.

3. Une canule d'argent de 7 centimètres de long.
4. Un trocart d'argent de deux centimètres de long ,
dont la tige , longue de 7 centimètres , doit être flexible,
pour suivre la légère courbure de la canule ; son talon ,
excédant la canule de 3 centimètres , et le trocart de 2 ,
doit donner à cette tige 5 centimètres de plus qu'à
la canule.
Ces figures sont réduites au tiers de leur grandeur naturelle.

———

Nota. L'espèce de double trocart n'est que l'ombre ,
ou la projection du trocart, que l'on pouvait se dispenser
d'exprimer ici.

Pl. 1.ere

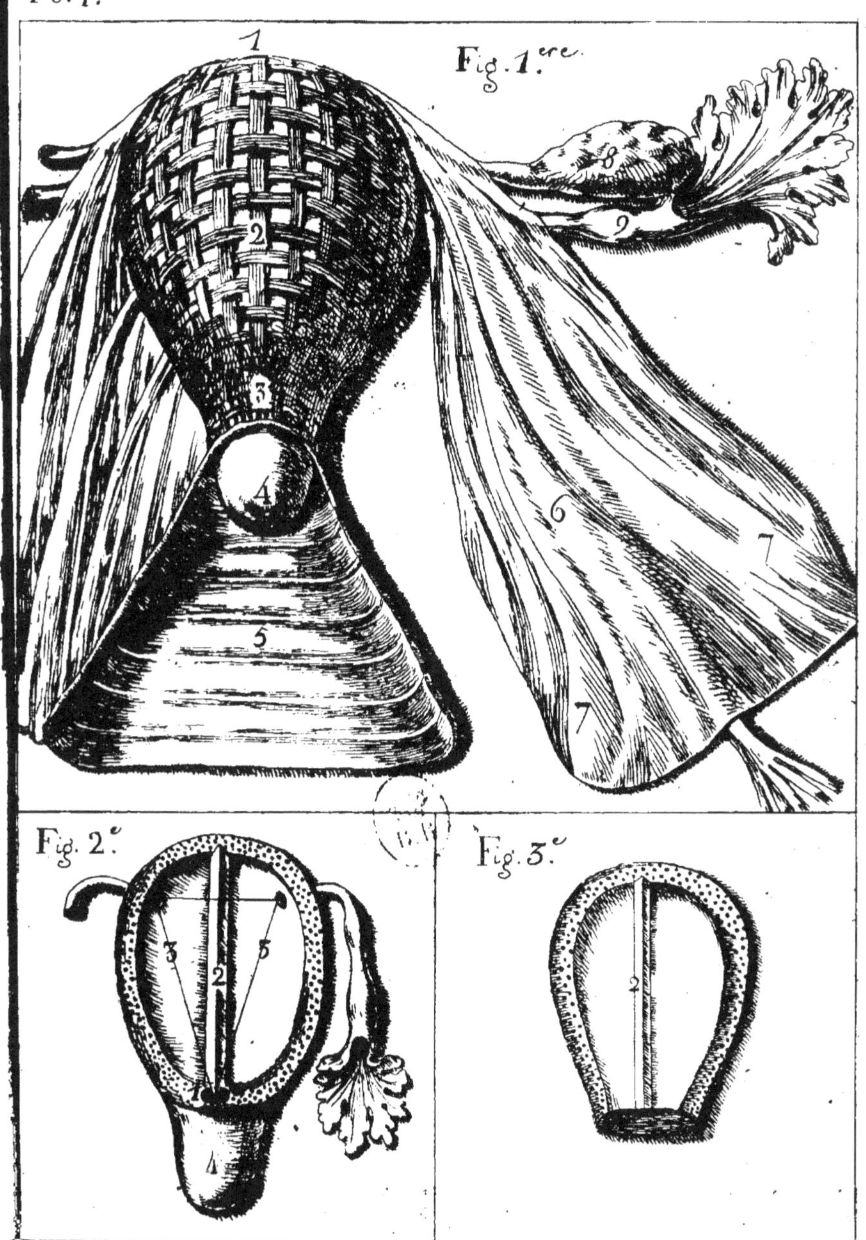
Fig. 1.ere
Fig. 2.e
Fig. 3.e

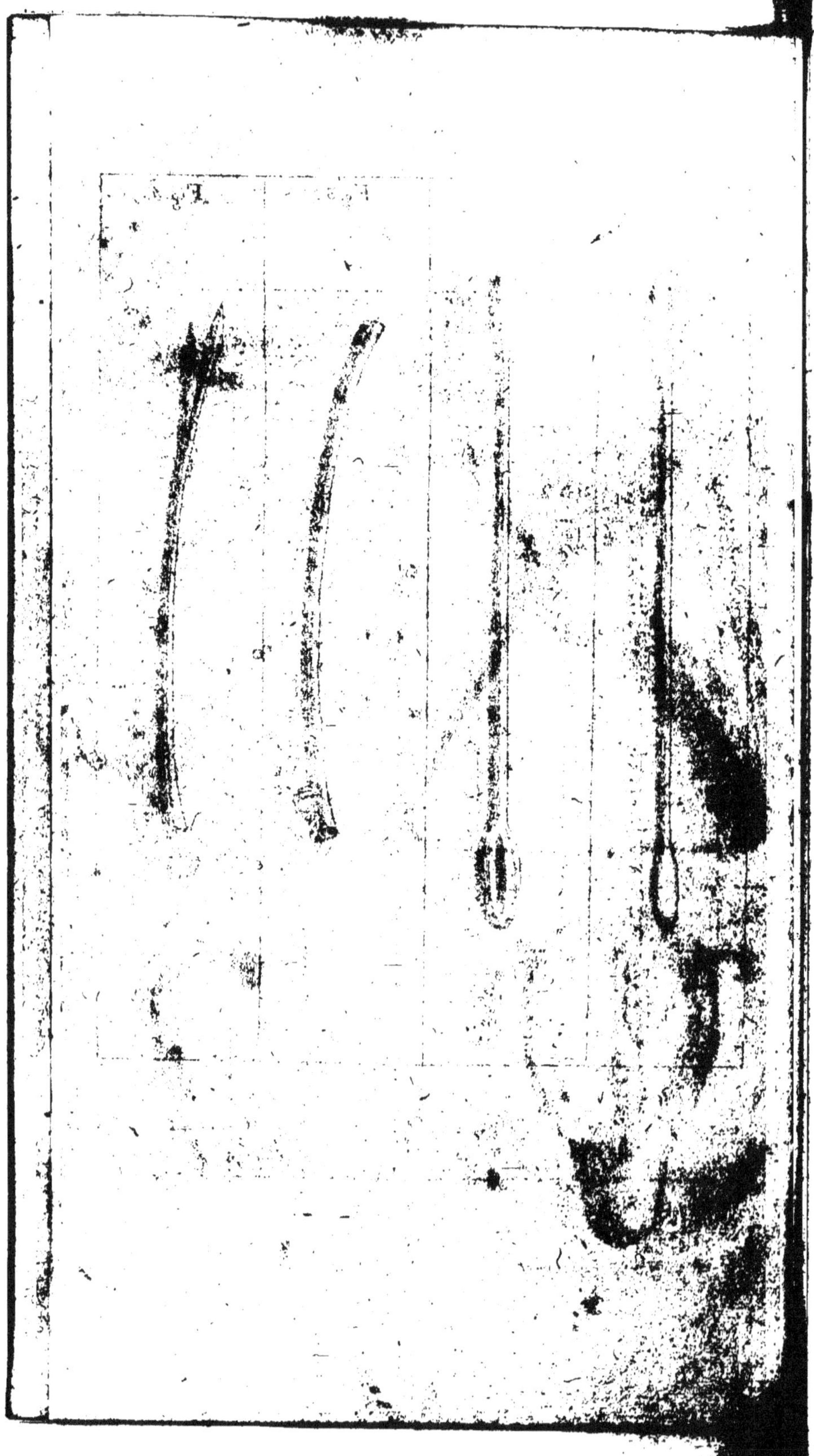

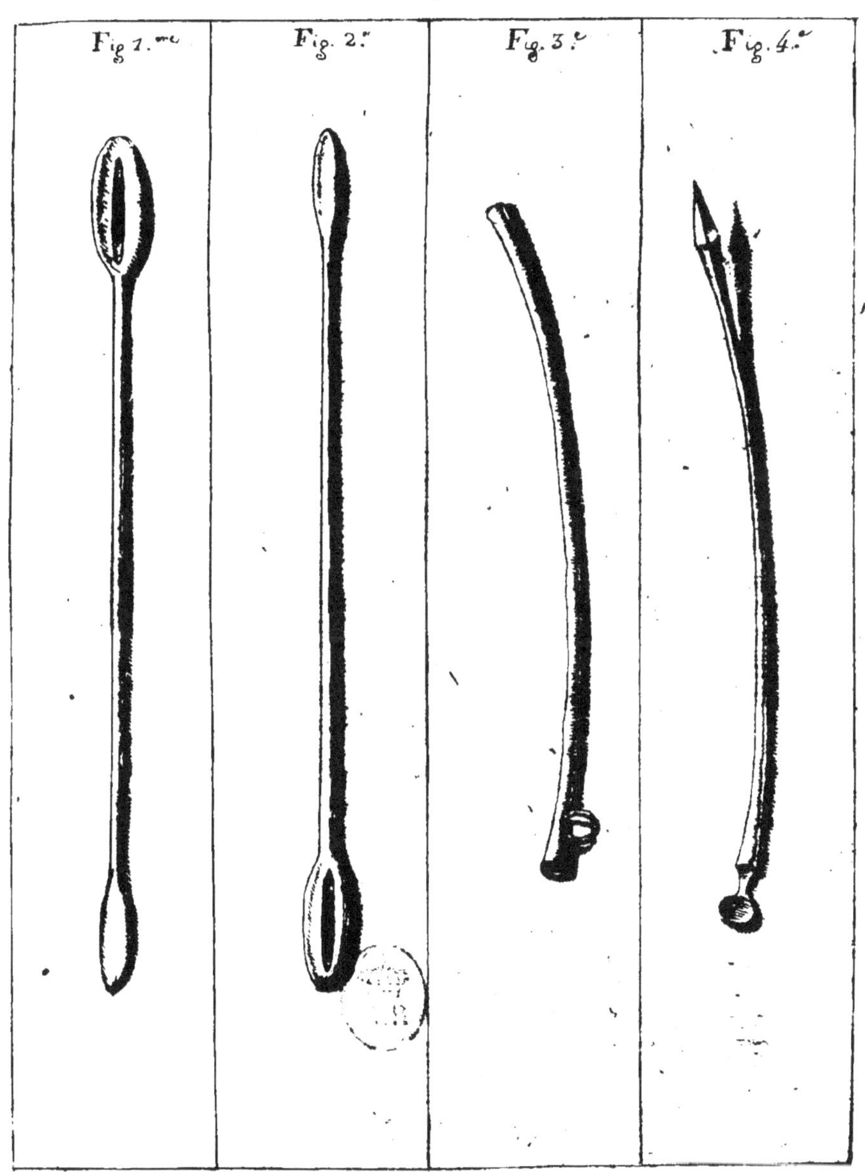

Fig. 1.re
Fig. 2.e
Fig. 3.e
Fig. 4.e

TABLE.

Hh..

FIN DE LA TABLE.